U0298917

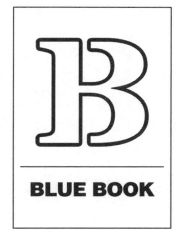

BLUE BOOK

智 库 成 果 出 版 与 传 播 平 台

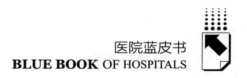

医院蓝皮书
BLUE BOOK OF HOSPITALS

中国医院竞争力报告（2023）

ANNUAL REPORT ON CHINA'S HOSPITAL COMPETITIVENESS(2023)

提质增效　促进医院新效能提升

组 织 编 写 / 广州艾力彼医院管理中心（GAHA）
编 委 会 主 任 / 曹荣桂
编委会副主任 / 方来英
主　　　　编 / 庄一强　廖新波
副　主　编 / 姚淑芳　刘先德　卓进德　蔡　华

社会科学文献出版社
SOCIAL SCIENCES ACADEMIC PRESS (CHINA)

图书在版编目（CIP）数据

中国医院竞争力报告 .2023：提质增效　促进医院
新效能提升 / 庄一强，廖新波主编 .--北京：社会科
学文献出版社，2023.5
　（医院蓝皮书）
　ISBN 978-7-5228-1625-8

Ⅰ.①中… Ⅱ.①庄… ②廖… Ⅲ.①医院-管理-
研究报告-中国-2023　Ⅳ.①R197.32

中国国家版本馆 CIP 数据核字（2023）第 052874 号

医院蓝皮书

中国医院竞争力报告（2023）
——提质增效　促进医院新效能提升

主　　编／庄一强　廖新波

出 版 人／王利民
组稿编辑／周　丽
责任编辑／张丽丽
文稿编辑／张　爽　李惠惠　孙玉铖
责任印制／王京美

出　　版／社会科学文献出版社·城市和绿色发展分社　（010）59367143
　　　　　地址：北京市北三环中路甲 29 号院华龙大厦　邮编：100029
　　　　　网址：www. ssap. com. cn
发　　行／社会科学文献出版社（010）59367028
印　　装／三河市东方印刷有限公司

规　　格／开 本：787mm×1092mm　1/16
　　　　　印 张：25.5　字 数：390 千字
版　　次／2023 年 5 月第 1 版　2023 年 5 月第 1 次印刷
书　　号／ISBN 978-7-5228-1625-8
定　　价／178.00 元

读者服务电话：4008918866

《中国医院竞争力报告（2023）》
编　委　会

王昆华　云南大学副校长

王省良　教育部中医药产教融合促进委员会常务副会长、中国中医药研究促进会副会长、广州中医药大学原校长

王兴琳　广东省卫生经济学会绩效管理与评估分会会长

王耀献　北京中医药大学副校长

韦　波　中国医院协会副会长、广西医院协会会长

肖海鹏　中山大学常务副校长

徐建光　上海市人大教科文卫委员会主任委员、上海市医学会会长、上海中医药大学原校长

姚冠华　厦门市卫健委党组书记、主任

于爱平　新疆维吾尔自治区卫健委主任

岳经纶　中山大学政治与公共事务管理学院原副院长、中山大学社会保障与社会政策研究所所长

曾志嵘　广东医科大学副校长

张振忠　中国卫生经济学会副会长兼秘书长

张宗久　国家卫健委医政医管局原局长、清华大学医院管理研究院常务副院长

赵洪涛　中国器官移植发展基金会执行理事长

赵作伟　大连市人民政府副秘书长，大连市卫健委党组书记、主任

周尚成　广州中医药大学公共卫生与管理学院院长

主　编　庄一强　广州艾力彼医院管理中心主任、中国器官移植发展基金会副秘书长

廖新波　中国医师协会智慧医疗专业委员会副主任委员，

广州艾力彼医院管理中心简介

广州艾力彼医院管理中心（以下简称"艾力彼 GAHA"），是一家以大数据为基础的独立第三方医院评价机构，它结合十多年来医院竞争力排名、智慧医院排名所累积的经验与数据库，建立对医院的综合竞争力和专科能力评价体系、星级医院评价体系、智慧医院 HIC（Hospital Information Competitiveness）评价体系。其星级医院评价标准于 2019 年获得 ISQua（International Society for Quality in Health Care，国际医疗质量协会，WHO 战略合作机构）的国际认可证书，是中国内地首个获得国际认可的第三方医院评价标准。2021 年，艾力彼 GAHA 的"认证官培训体系"也获得 ISQua 的国际认可证书。同时，艾力彼 GAHA 是全球首批获准采用世界银行医疗伦理原则的第三方医院评价机构，还是广东省卫生经济学会绩效管理与评估分会会长单位、广东省器官医学与技术学会创新技术发展与评价分会会长单位。此外，2018 年经广东省教育厅批准，艾力彼 GAHA 成为南方医科大学卫生管理学院的在校生实习基地，2021 年进一步获批成为广东省联合培养研究生示范基地。2021 年 9 月，艾力彼 GAHA 医院评价研发人员获批担任广州中医药大学社会医学与卫生事业管理（医院评价学方向）硕士研究生导师。

艾力彼 GAHA 愿景：以大数据为基础，努力成为中国最佳的第三方医院及创新医疗产业评价机构，与国际接轨。

艾力彼 GAHA 使命：推动医院管理职业化、推动医疗数据透明化、推动医疗产业智慧化、推动创新产品价值最大化。通过医院竞争力排名、星级医院评价、北极星医院运营与绩效对标、管理咨询和艾力彼医管培训，努力推动医院管理职业化；通过大数据挖掘与研究、智慧医院 HIC 评价、HIC 排名、HIT 智慧技术·医院满意度排行榜、HIC 案例大赛、HQ-Share 共享平台、医院运营与绩效对标等数据产品，努力推动医疗数据透明化。

艾力彼 GAHA 组织开展医院第三方评价、医疗大数据、医院专科发展、医院运行效率、民营医院投融资及医院发展战略等学术研究，先后在各类医管杂志发表几十篇医院管理论文；核心成员主编 2016~2022 版《医院蓝皮书：中国医院竞争力报告》、2018 年与 2020 年《中国医院评价报告》、2014 版与 2015 版《中国民营医院发展报告》、《医院品牌战略发展实录》，主译《美国 JCI 医院评审标准》（第四版）等十几本专著。其中《医院蓝皮书：中国医院竞争力报告（2017~2018）》于 2019 年获得"优秀皮书奖"三等奖，评价得分在参评的 400 余部皮书中排第 37 名，在大健康类皮书中排第 1 名。从 2016 年起，《医院蓝皮书：中国医院竞争力报告》每年出版一本，涵盖艾力彼 GAHA 通过分层分类评价、中外医院对照得出的排名结果，是对不同层级、不同类别的国内外 3000 多家上榜医院进行横向和纵向的对比研究、总结分析而成的年度行业报告。

主要编撰者简介

    庄一强 博士，广州艾力彼医院管理中心创始人，兼任中国器官移植发展基金会副秘书长，中国医院协会原副秘书长（全职驻会），广东省器官医学与技术学会创新技术发展与评价分会会长，广东省医院协会顾问，社会科学文献出版社皮书研究院理事会常务理事，福建省医疗保障研究院学术研究和工作指导委员会委员，香港医务行政学院 HKCHSE 副院士。长期从事医院管理研究、评价和教学工作，开设"医疗大数据与第三方评价"以及"医院评价学"课程，从 2021 年起招收社会医学与卫生事业管理（医院评价学方向）硕士研究生。中国医院竞争力排名、星级医院评价、智慧医院 HIC 评价、"北极星：医院运营与绩效对标"体系创始人；研究并发布中日韩最佳医院100 强、中国·东盟最佳医院 100 强、中国·中东欧最佳医院 100 强等国际榜单；发表了几十篇医院管理论文；主编及主译十几本医管类图书，包括 2016~2022 版《医院蓝皮书：中国医院竞争力报告》、《医院蓝皮书：中国智慧医院发展报告（2022）》、2018 年与 2020 年《中国医院评价报告》、2014 版与2015 版《中国民营医院发展报告》、《美国 JCI 医院评审标准》（第四版）、《医院品牌战略发展实录》、《医患关系的思考与对策》、《医院品牌营销》。2008 年汶川地震后编写《当苦难来临时》，记录大灾大难中医务人员的人道主义精神。其中《医院蓝皮书：中国医院竞争力报告（2017~2018）》在 2019年获得"优秀皮书奖"三等奖，评价得分在参评的 400 余部皮书中排第 37名，在大健康类皮书中排第 1 名。曾主持 20 个大城市 100 多家"大型医院品牌研究与评价"项目、1000 家"县级医院的生存发展与评价调研"项目。目前是 3 家上市民营医院的独立董事。

廖新波　中国医师协会智慧医疗专业委员会副主任委员，曾任广东省卫生厅副厅长、巡视员，广东省保健局局长，广东省人民医院副院长。擅长医院管理、医院信息化、后勤社会化和公共卫生管理工作。兼任中山大学、南方医科大学、广州医科大学客座教授，北京交通大学博士后合作导师，2016~2019 版《医院蓝皮书：中国医院竞争力报告》副主编。著有《医院前线服务》《变革时代的医院管理》《医改，何去何从》等专著。注重医疗安全与医生价值在医改中的作用。

姚淑芳　南方医科大学卫生管理学院公共卫生政策与管理在读博士研究生，广州艾力彼医院管理中心副主任，广东省卫生经济学会常务理事，广东省卫生经济学会绩效管理与评估分会副会长兼秘书长，广东省医用耗材管理学会副秘书长。拥有 19 年医疗医药行业项目管理经验。参与《医院蓝皮书：中国医院竞争力报告（2017）》的编写，担任《医院蓝皮书：中国医院竞争力报告（2018~2019）》《医院蓝皮书：中国医院竞争力报告（2020~2021）》《医院蓝皮书：中国医院竞争力报告（2022）》副主编，参加过医院星级认证、投融资、品牌建设、战略规划、绩效考核等十多类管理咨询项目。

刘先德　星级医院标准化管理高级专家，国家认证认可监督管理委员会（CNCA）服务认证审查员。主任医师，1982 年大学毕业后在公立三甲医院工作 20 余年，历任临床科主任、医务科科长、副院长。此后长期专注于医院质量管理及评价工作，先后在外资医院（JCI 认证）、医学院附属医院和民营医院（三甲医院）、某特区医院（ACHS 及三甲双认证）工作，工作范围包括医务管理、人力资源管理、质量管理、医院评审等。2018 年开始专职从事医院管理研究与评价工作。

卓进德 博士，广州艾力彼医院管理中心星级医院评价部总经理，国际注册管理咨询师。《星级医院评价标准》编著团队主要成员，该标准于2019年获得国际医疗质量协会外部评价协会（ISQua IEEA）的认可，成为中国内地唯一获得国际认可的医院评价标准。艾力彼 GAHA 认证官培训体系创建团队主要成员，该体系于2021年获得国际认可。现专职从事医院管理评审评价与管理咨询工作，已陆续为数十家三甲医院提供上百次管理咨询与医院辅导服务。

蔡 华 广州艾力彼医院管理中心副主任、广东省卫生经济学会绩效管理与评估分会副会长兼副秘书长、广东省医院协会民营医疗机构管理分会常务委员、高级咨询师，拥有18年医院管理咨询经验。特长领域为战略规划、医院及专科评价、重点专科建设、医院品牌建设、人力资源管理、文化建设等。主持并参与了180多家医院管理咨询项目，对医院管理现状有深刻的理解。参与《医院品牌营销》《医患关系的思考与对策》《医院品牌战略发展实录》等图书的编撰。2016~2021 版《医院蓝皮书：中国医院竞争力报告》编委之一，《医院蓝皮书：中国医院竞争力报告（2022）》副主编之一，《医院蓝皮书：中国智慧医院发展报告（2022）》编委之一。

序　言

2021 年 3 月，十三届全国人大四次会议通过了第十四个五年规划。强调深化医药卫生体制改革要以提高医疗质量和效率为导向，以公立医疗机构为主体，扩大医疗服务资源供给。2022 年 12 月 14 日，中共中央、国务院印发《扩大内需战略规划纲要（2022—2035 年）》，其中提到"通过增加高质量产品和服务供给，满足人民群众需要"。高质量的医疗服务是扩大内需的重要保障，高效率、高效益的医院运营是医院永续发展的前提。因此，"提质增效，促进医院新效能提升"将是未来一段时间医院发展的主旋律。

提升公立医院高质量发展新效能需要做到以下几点。一是健全运营管理体系。建立医院运营管理决策支持系统，推动医院运营管理的科学化、规范化、精细化。二是加强全面预算管理。强化预算约束，促进资源有效分配和使用。三是完善内部控制制度。开展风险评估和内部控制评价。四是健全绩效评价机制。开展公立医院绩效考核，持续优化绩效考核指标体系。

公立医院收支规模不断扩大，医教研防等业务活动，预算资金管理等经济活动，人、财、物、技术等资源配置活动愈加复杂，经济运行压力逐渐加大，亟须加快补齐与加强内部运行管理的短板和弱项，向精细化管理要效益。面对疫情的影响和按疾病诊断相关分组付费等支付方式改革的倒逼，加强医院精细化运行管理，提高运行管理效率和质量成为必然之举。

《医院蓝皮书：中国医院竞争力报告（2023）》主题为"提质增效　促进医院新效能提升"。本书从提高医疗质量与运营效率的角度对不同层级、不同类别的 3000 多家医院以及顶级医院 18 个专科、省单医院 17 个专科、

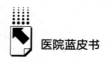

地级城市医院 17 个专科、县级医院 16 个专科、中医医院 17 个专科进行横向和纵向的对标研究。我希望它的出版能为卫生行政部门、医院管理者、医管学者提供有价值的参考资料，能帮助不同层级的公立医院在高质量发展过程中找准自己的定位和方向。

曹荣桂

卫生部原副部长、中国医院协会创会会长

2023 年 1 月 9 日

前言：提质增效　促进医院新效能提升

2021 年 6 月 4 日，《国务院办公厅关于推动公立医院高质量发展的意见》发布，提出构建公立医院高质量发展新体系，引领公立医院高质量发展新趋势，提升公立医院高质量发展新效能的要求。2020 年 12 月，国家卫生健康委、国家中医药管理局联合印发《关于加强公立医院运营管理的指导意见》，强化分析评价等管理手段，将运营管理转化为价值创造，有效提升运营管理效益和投入产出效率。

医院运营管理处于求变发展的阶段，需要创新思考医院发展路径和具体模式，统筹考虑医院运行管理、财务管理、成本控制、资金使用效率、资金资源获取的形式和途径。"提质增效"是医院高质量发展的重要考量内容。各级医院尤其是地级城市医院、县级医院都存在如何高质量发展的问题，高质量发展并非顶级医院的"专利"。

2022 年 7 月 4 日，《国家卫生健康委办公厅关于 2020 年度全国三级公立医院绩效考核国家监测分析情况的通报》显示，2020 年全国 20 个省份医疗盈余为负，占比为 62.50%，较 2019 年增加 56.25 个百分点；753 家三级公立医院医疗盈余为负，占比为 43.50%，较 2019 年增加 25.89 个百分点。全国三级公立医院医疗盈余率为 -0.60%，较 2019 年下降 3.60 个百分点；医院资产负债率为 44.09%，与 2019 年基本持平。为此，各医院应着力提高运营效能，在重存量的基础上，掌握在减量中求发展的本领，同时在深刻理解患者的基础上建立成本概念。

自 2018 年起，广州艾力彼医院管理中心成立"公立医院生存发展研究

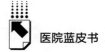

小组"，每隔两年进行全国性问卷调查，用量化评价的方法对公立医院的生存发展现状进行研究。本研究由广东省钟南山医学基金会资助。《2020 中国公立医院生存与发展调研（一）——医院面临的现状和发展策略》《2020中国公立医院生存与发展调研（二）——公立医院发展方向和新挑战》两篇文章发表于 2022 年第 7 期《现代医院》。研究发现：与 2018 年相比，2020 年疫情下公立医院运营普遍面临巨大压力，超过七成的医院出现亏损，尤其是县级等基层医院面临的运营压力更大。疫情期间互联网医疗发展迅速，超九成医院开展线上诊疗，但线上诊疗产生的医疗收入占比较小，公立医院互联网诊疗的发展模式仍需探索。

《医院蓝皮书：中国医院竞争力报告（2023）》通过顶级医院、省单医院、地级城市医院、县级医院以及中医医院的排名数据，对 3000 多家不同级别、不同类型、不同区域的医院进行运营新效能分析。希望本书能为医院管理者提供一张"医院运营效率的全国地图"，为政府决策者提供参考、为学者提供理论依据、为医院院长提供客观依据，从多方面助力医疗行业高质量、高效能发展。

庄一强

广州艾力彼医院管理中心主任

2023 年 1 月 9 日

摘　要

　　《医院蓝皮书：中国医院竞争力报告（2023）》是根据广州艾力彼医院管理中心（GAHA）构建的全国综合性医院之顶级医院100强、省单医院100强、地级城市医院500强、县级医院500强、中医医院500强，以及专科医院之肿瘤医院80强，妇产、儿童医院100强等医院竞争力排行榜，以分层分类为重点，通过横向和纵向的对比研究、总结分析而成的年度行业报告。本报告秉持"数据说话，时间说话"的原则，通过统计分析、文献检索、数据比较、定量和定性分析的方法对全国3000多家不同层级、不同类别的医院进行系统分析，挖掘目前国内在医疗资源配置、提质增效等方面存在的问题，探索医院高质量发展的新思路，为医院管理者提供有价值的决策参考。

　　本报告主题为"提质增效　促进医院新效能提升"，根据2021~2022年中国医院竞争力15个排行榜的结果对中国医院进行分层分类分析，以提供医院发展的参考标杆。一是通过对医疗资源配置方面进行分析，发现医疗资源发展不平衡和分布不均衡的问题仍然存在，东部地区各个类型的医院都占有绝对的竞争优势。未来国家医疗资源需要整体向中西部倾斜，并向人口密集、基础薄弱的省份倾斜。从医院运营效能方面来看，顶级医院、地级城市医院、县级医院之间总收入的差距大于人均收入。对比七大地区不同层级榜单的数据，发现华中地区各层级医院总收入差距较大，华北地区各层级医院的人均收入差距较大。西北地区没有县级医院进入百强，说明西北地区县级医院医疗资源配置投入和医疗服务能力有待提升。二是从不同角度研究粤港

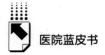

澳大湾区城市群的医疗发展现状和整体水平，并对 2021 年粤港澳大湾区最佳医院 100 强进行横向和纵向的对比分析。研究发现，粤港澳大湾区优质医疗资源主要集中在香港、广州、深圳三个城市，其中广州、香港优质医疗资源最丰富、医院综合竞争力最强，深圳发展潜力巨大。在学科建设上，香港处于国际领先地位。未来可推动粤港澳大湾区城市群间的医师、护士互认，充分发挥香港、澳门、广州、深圳四大中心城市的引领作用，实现资源互补，打造面向国际的粤港澳大湾区医疗高地。三是从医疗技术、资源配置、提质增效、医院运营、学术科研等维度对上榜医院进行综合分析，发现东部地区的医院依然有绝对的竞争优势，而西部地区的县级医院在医疗服务能力方面正逐步缩小与东部和中部地区的差距。

近年来，虽然各地医疗资源分布不均的现象依然存在，但是随着医联体、医共体建设的深化，相信未来县级医院的医疗技术、服务能力将得到进一步提升，群众就近就医的问题也将得到进一步解决。

关键词： 医院竞争力　医院排名　资源配置　提质增效　新效能

Abstract

Blue Book of Hospitals: *Annual Report on China's Hospital Competitiveness* (*2023*) is an annual industrial report based on a series of rankings of "Third-party Hospital Stratified Evaluation System" by GAHA and a comparative study and summary analysis of the China Hospital Competitiveness Ranking's results including top 100 Hospitals in China, top 100 municipal hospitals in capital cities and separately listed cities, top 500 hospitals in prefecture-level cities, top 500 county-level hospitals, top 500 Chinese medicine hospitals, top 80 cancer hospital, top 100 Women's and Children's Hospital. Complying with the principle of data-driving and fact-based, this report analyzes more than 3000 Chinese hospitals at different levels, through methods of statistical analysis, literature review, data comparison, quantitative and qualitative analysis, in order to explore the existing problems in the allocation of medical resources and quality and efficiency improvement in China and also explore the methods for the high-quality development of hospitals, which will provide valuable references for hospital managers to make decisions.

Based on the results of 15 rankings of China's hospital competitiveness from 2021 to 2022, this report with theme of improving quality and efficiency to promote new hospital effectiveness, conducts a stratified and classified analysis of Chinese hospitals to provide a reference for hospital development. First of all, it analyzes the allocation of medical resources and finds that the problem of imbalanced and uneven distribution of medical development still exists, and all types of hospitals in the eastern region have absolute competitive advantages. In the future, the overall development of national medical resources will be inclined to the central and western regions, and to the provinces with dense population and weak foundation.

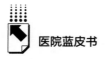

From the perspective of hospital efficiency, it is found that the difference in total income between top-level, prefecture-level, and county-level hospitals is greater than the per capita income. Comparing data from different levels of rankings in seven major regions, it is found that the total income gap of hospitals at all levels in Central China is relatively large; while there is a large gap in per capita income between hospitals of different levels in the North China region. No county-level hospital in Northwest China has entered the top 100, indicating that resource allocation and medical service capabilities of county-level hospitals in Northwest China need to be improved.

The second is to study the medical development status and overall level of the Guangdong-Hong Kong-Macao Greater Bay Area urban agglomeration from different perspectives, and conduct a horizontal and vertical comparative analysis of the top 100 hospitals in the Guangdong-Hong Kong-Macao Greater Bay Area in 2021. The study found that high-quality medical resources in the Guangdong-Hong Kong-Macao Greater Bay Area are mainly concentrated in Hong Kong, Guangzhou, and Shenzhen. Among them, Guangzhou and Hong Kong have the richest high-quality medical resources and the strongest comprehensive competitiveness of hospitals, and Shenzhen has great potential for development. In terms of discipline construction, Hong Kong is in an international leading position. In the future, it can promote the mutual recognition of doctors and nurses among the urban agglomerations of the Guangdong-Hong Kong-Macao Greater Bay Area, give full play to the leading role of the four central cities of Hong Kong, Macau, Guangzhou and Shenzhen, realize resource complementarity, and create an international-oriented medical highland in the Guangdong-Hong Kong-Macao Greater Bay Area.

Thirdly, the report comprehensively analyzes the hospitals on the list from dimensions such as medical technology, resource allocation, quality improvement, hospital operations, and academic research. It finds that hospitals in the eastern region still have an absolute competitive advantage, while county-level hospitals in the western region are gradually narrowing the gap with those in the eastern and central regions in terms of medical service capabilities.

In recent years, although the phenomenon of uneven distribution of medical resources in various regions still exists, with the deepening of the construction of medical alliances and medical communities, it is believed that the medical technology and service capabilities of county-level hospitals will be further improved in the future, the issue of people seeking medical treatment nearby will also be further addressed.

Keywords: Hospital Competitiveness; Hospital Ranking; Resource Allocation; Quality and Efficiency Improvement; New Effectiveness

目 录 ⟆

Ⅰ 总报告

Ⅱ 主题报告

Ⅲ 分报告

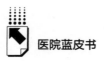

皮书数据库阅读**使用指南**

CONTENTS ⬊

I General Report

II Theme Report

III Sub—reports

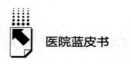

总 报 告

General Report

B.1

2022年中国医院运营新效能分析

庄一强　姚淑芳　刘剑文[*]

摘　要： 为加快构建强大的公共卫生体系，推动优质医疗资源扩容和区域均衡布局，提高全方位、全周期健康服务与保障能力，更好地推动公立医院高质量发展，本报告从全国医疗资源分布现状、分层分类医院运营效能分析两方面入手，对医院运营效能进行分析，为医院高质量发展提供参考。从区域内医疗资源分布情况来看，东部地区与西部地区相比，依然有绝对的竞争优势，而西部地区的县级医院在医疗服务能力方面正逐步缩小与东部、中部地区的差距。从医院运营效能方面来看，顶级医院总收入和人均收入都远高于地级城市、县级和中医医院。顶级、地级城市、县级三个不同层级医院榜单之间，总收入的差距大于人均收入，这反映出层级高的医院不但规模更大且人均效益更高。不同榜单各组之间总收入差距最大的是中医医院，人均收入差距最大的是顶级医

---

* 庄一强，博士，广州艾力彼医院管理中心主任；姚淑芳，广州艾力彼医院管理中心副主任；刘剑文，广州艾力彼医院管理中心数据分析师。

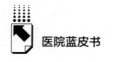

院，地级城市、县级医院内部收入差距不大。

关键词： 资源组合　医院运营　新效能　提质增效

2021年7月1日国家发改委等四部门印发的《"十四五"优质高效医疗卫生服务体系建设实施方案》（以下简称《方案》）提到，优质医疗资源总量不足，区域配置不均衡。为此，我国应加快构建强大的公共卫生体系，推动优质医疗资源扩容和区域均衡布局，提高全方位、全周期的健康服务与保障能力，更好地推动公立医院高质量发展。《方案》中提到要按照"省市共建、网格布局、均衡配置"的工作思路，通过引导省会城市和超（特）大城市中心城区医院向资源薄弱地区疏解、加强地市现有医院建设等方式，推动省域内优质医疗资源扩容和向群众身边延伸。2021年6月4日，国务院办公厅发布的《国务院办公厅关于推动公立医院高质量发展的意见》强调坚持医防融合、平急结合，加快优质医疗资源扩容和区域均衡布局，公立医院发展方式从规模扩张转向提质增效，运行模式从粗放管理转向精细化管理，资源配置从注重物质要素转向更加注重人才技术要素。

受疫情的影响和冲击，医院增收乏力，医院收入增长遇到瓶颈，亏损面和亏损额都呈扩大之势，经济运营压力凸显。2022年7月4日，《国家卫生健康委办公厅关于2020年度全国三级公立医院绩效考核国家监测分析情况的通报》显示，2020年全国20个省份医疗盈余为负，占比62.5%；753家三级公立医院医疗盈余为负，占比43.5%。在疫情防控需求下，医院诊疗成本提升，医院面临提升运营效率和经济效益的巨大压力。为彻底扭转医院轻资源配置、运营管理的倾向，要促使各级医院提升精细化运营管理水平，向强化内部管理要效益。2020年12月，国家卫生健康委出台《关于加强公立医院运营管理的指导意见》，该意见提出要强化分析评价等管理手段，将运营管理转化为价值创造，有效提升医院运营管理效益和投入产出效率。

本报告以"中国医院运营新效能分析"为主题，从以下两个方面进行研究和分析。一是全国医疗资源分布现状。通过对全国31个省（区、市）、32个省会（首府）城市和计划单列市以及50个地级城市进行医疗资源配置分析，发现医疗资源发展不平衡和分布不均衡的问题依然存在，东部、中部和西部地区之间的差距有所缩小。二是分层分类医院运营效能。广州艾力彼医院管理中心定期对公立医院的生存与发展状况进行调研，本报告参考调研结果，以医院的总收入、人均收入为切入点，对医院运营效能进行分析。

一 全国医疗资源分布现状分析

（一）各省（区、市）医院综合竞争力总体评价

2022年全国31个省（区、市）医院综合竞争力指数见表1，综合竞争力指数排名前三的仍然是广东、江苏和山东，广东医院综合竞争力指数连续多年稳居第一。部分省（区、市）的名次发生了一些变动，排名上升1位的省（区、市）分别是上海、四川、广西，上升2位的省（区、市）分别是天津、江西、内蒙古，排名下降1位的省（区）分别是湖北、福建、黑龙江、新疆、海南，下降2位的省分别是云南、山西。各省（区、市）优质医疗资源分布状况可以根据不同层级医院综合竞争力指数贡献度的高低进行分析（见表2）。广东综合竞争力指数贡献度最大的医院是地级城市医院，贡献度达到29%，其次是顶级医院，贡献度为23%，贡献度较低的是社会办医·单体医院（5%）和县级医院（4%），说明广东社会办医·单体医院和县级医院的发展空间受到顶级医院和地级城市医院的挤压，广东实现"大病不出县"还有很长的路要走。江苏的地级城市医院综合竞争力指数贡献度最大，达39%，可见江苏地级城市医院的核心竞争力非常强。江苏的县级医院综合竞争力指数贡献度是13%，与江苏的顶级医院贡献度一样，江苏贡献度最低的是省单医院（4%）。山东医院

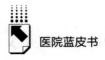
综合竞争力指数位居第三，但与江苏、广东相比仍有较大差距，其中，地级城市医院综合竞争力指数贡献度最大，达30%。

表1　2022年31个省（区、市）医院综合竞争力指数

名次	名次变化	人均GDP排名	省（区、市）	顶级医院	省单医院	地级城市医院	县级医院	中医医院	社会办医·单体医院	肿瘤医院	妇产、儿童医院	综合竞争力指数
1	—	7	广东	0.262	0.153	0.335	0.048	0.117	0.063	0.075	0.099	1.152
2	—	3	江苏	0.134	0.037	0.391	0.134	0.073	0.078	0.085	0.080	1.013
3	—	11	山东	0.122	0.059	0.206	0.123	0.052	0.022	0.043	0.055	0.682
4	—	6	浙江	0.153	0.042	0.143	0.113	0.078	0.040	0.046	0.053	0.668
5	—	1	北京	0.360	0.058	0.000	0.000	0.106	0.028	0.060	0.036	0.648
6	↑1	2	上海	0.304	0.033	0.000	0.000	0.067	0.005	0.042	0.071	0.521
7	↓1	9	湖北	0.135	0.010	0.140	0.032	0.046	0.032	0.013	0.019	0.427
8	—	22	河南	0.051	0.049	0.086	0.013	0.053	0.048	0.047	0.026	0.373
9	↑1	18	四川	0.059	0.034	0.117	0.033	0.047	0.006	0.023	0.029	0.349
10	↓1	4	福建	0.107	0.052	0.067	0.010	0.033	0.030	0.015	0.030	0.344
11	—	14	湖南	0.105	0.011	0.093	0.022	0.052	0.000	0.036	0.025	0.343
12	—	27	河北	0.040	0.037	0.080	0.015	0.025	0.034	0.022	0.020	0.273
13	—	16	辽宁	0.099	0.057	0.012	0.009	0.015	0.018	0.028	0.018	0.256
14	—	13	安徽	0.048	0.039	0.037	0.015	0.029	0.026	0.042	0.018	0.253
15	—	12	陕西	0.066	0.028	0.013	0.000	0.054	0.000	0.012	0.021	0.230
16	↑1	29	广西	0.022	0.041	0.039	0.010	0.037	0.000	0.020	0.015	0.184
17	↓1	30	黑龙江	0.047	0.024	0.030	0.000	0.036	0.009	0.031	0.005	0.183
18	↑2	5	天津	0.068	0.032	0.000	0.000	0.038	0.000	0.021	0.018	0.178
19	↑2	15	江西	0.041	0.013	0.024	0.000	0.021	0.004	0.028	0.020	0.151
20	↓2	23	云南	0.021	0.059	0.013	0.004	0.011	0.003	0.023	0.010	0.143
21	↓2	17	山西	0.019	0.050	0.000	0.000	0.029	0.011	0.023	0.008	0.141
22	—	26	吉林	0.068	0.012	0.000	0.006	0.014	0.009	0.026	0.005	0.140
23	—	8	重庆	0.048	0.028	0.000	0.005	0.014	0.005	0.014	0.019	0.134
24	—	28	贵州	0.018	0.015	0.026	0.006	0.021	0.010	0.011	0.007	0.115
25	—	31	甘肃	0.039	0.014	0.000	0.000	0.022	0.000	0.021	0.009	0.105
26	↑2	10	内蒙古	0.000	0.028	0.011	0.004	0.007	0.000	0.029	0.006	0.085
27	↓1	21	新疆	0.044	0.000	0.000	0.000	0.013	0.007	0.013	0.004	0.081

续表

名次	名次变化	人均GDP排名	省(区、市)	顶级医院	省单医院	地级城市医院	县级医院	中医医院	社会办医·单体医院	肿瘤医院	妇产、儿童医院	综合竞争力指数
28	↓1	19	海南	0.000	0.046	0.000	0.000	0.005	0.006	0.010	0.004	0.071
29	—	25	青海	0.000	0.026	0.000	0.000	0.006	0.000	0.010	0.000	0.046
30	—	20	宁夏	0.020	0.013	0.000	0.000	0.006	0.000	0.000	0.000	0.038
31	—	24	西藏	0.000	0.000	0.000	0.000	0.000	0.000	0.000	0.000	0.000

注:"—"表示名次无变化;综合竞争力指数是数据标准化之后各层次、各类型医院竞争力加权之和。

数据来源:广州艾力彼医院管理中心。

2022年4月,国家卫生健康委办公厅发布《"千县工程"县医院综合能力提升工作县医院名单》(以下简称《县医院名单》),1233家县医院成为首批"千县工程"示范单位。《县医院名单》的发布标志着"千县工程"县医院综合能力提升工作全面启动,这也意味着县域医疗市场将迎来重要利好。全面推动县级医院综合能力提升、推进分级诊疗制度建设、发挥县域医疗中心作用是国家的重要战略部署,县级医院综合能力的提升与其高质量发展将进入新阶段。2022年全国31个省(区、市)医院综合竞争力指数贡献度表明,山东、浙江、江苏的县级医院综合竞争力指数贡献度排名前三,贡献度分别是18%、17%、13%,山东、浙江、江苏分别有78家、53家、38家县级医院进入《县医院名单》。全国仅河南(104家)和云南(101家)两省有超过100家县级医院进入《县医院名单》。可见,国家挑选进入"千县工程"的县级医院时,充分考虑了区域内医疗服务的人口数量和经济发展水平等多种因素,并且中期会对县级医院医疗服务能力提升进展情况进行阶段性评估,这也给很多县级医院带来一定的紧迫感。全国共有13个省(区、市)县级医院综合竞争力指数贡献度为0,另有11个省(区、市)县级医院综合竞争力指数贡献度大于0但低于或等于5%,包括河南(4%)和广东(4%)这两个人口大省。可见,要做到"大病不出县",老百姓能

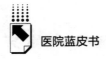

在自己所在的县域享受到优质医疗卫生资源还需要一个漫长的过程。

除了直辖市以外，全国共有9个省（区）顶级医院和省单医院的综合竞争力指数贡献度合计在50%及以上，分别是辽宁、云南、山西、吉林、甘肃、新疆、海南、青海和宁夏，充分说明这些省（区）的优质医疗资源分布有较大的优化和调整空间。

中国政府一直致力于传承中医药，充分发挥中医药的特色和优势。近年来中医医院在各项政策的支持下得到快速发展，中医医院综合竞争力指数贡献度排名前六的省（区、市）分别是陕西（23%）、天津（21%）、甘肃（21%）、广西（20%）、山西（20%）、黑龙江（20%），说明这几个省（区、市）的中医医院在本省（区、市）处于比较重要的位置。

2022年各省（区、市）社会办医·单体医院综合竞争力指数贡献度普遍偏低，贡献度最高的是陕西（16%），其次是河南（13%）、河北（13%）。全国有8个省（区、市）社会办医·单体医院综合竞争力指数贡献度为0，表明这些省（区、市）社会办医·单体医院在提升核心竞争力、打造自身实力方面任重道远。

表2 2022年31个省（区、市）医院综合竞争力指数贡献度

单位：%

医院综合竞争力指数名次	省（区、市）	顶级医院	省单医院	地级城市医院	县级医院	中医医院	社会办医·单体医院	肿瘤医院	妇产、儿童医院
1	广东	23	13	29	4	10	5	6	9
2	江苏	13	4	39	13	7	8	8	8
3	山东	18	9	30	18	8	3	6	8
4	浙江	23	6	21	17	12	6	7	8
5	北京	56	9	0	0	16	4	9	6
6	上海	58	6	0	0	13	1	8	14
7	湖北	32	2	33	7	11	7	3	4
8	河南	14	13	23	4	14	13	13	7
9	四川	17	10	33	10	13	2	7	8
10	福建	31	15	20	3	10	9	4	9

续表

医院综合竞争力指数名次	省(区、市)	顶级医院	省单医院	地级城市医院	县级医院	中医医院	社会办医·单体医院	肿瘤医院	妇产、儿童医院
11	湖南	31	3	27	6	15	0	10	7
12	河北	15	13	29	5	9	13	8	7
13	辽宁	39	22	5	3	6	7	11	7
14	安徽	19	16	15	6	11	10	16	7
15	陕西	29	12	6	0	23	16	5	9
16	广西	12	22	21	5	20	0	11	8
17	黑龙江	26	13	17	0	20	5	17	3
18	天津	39	18	0	0	21	0	12	10
19	江西	27	8	16	0	14	3	18	13
20	云南	15	41	9	3	7	2	16	7
21	山西	14	36	0	0	20	8	16	6
22	吉林	48	9	0	5	10	6	19	3
23	重庆	36	21	0	3	11	4	10	14
24	贵州	16	13	23	5	18	9	9	6
25	甘肃	37	14	0	0	21	0	20	8
26	内蒙古	0	33	13	4	8	0	34	7
27	新疆	54	0	0	0	16	8	16	5
28	海南	0	65	0	0	7	8	14	6
29	青海	0	55	0	0	13	0	22	10
30	宁夏	51	34	0	0	15	0	0	0
31	西藏	0	0	0	0	0	0	0	0

数据来源：广州艾力彼医院管理中心。

根据 2021 年 31 个省（区、市）经济与人口概况（见表3），医院综合竞争力指数排名与各省（区、市）GDP 的相关系数为 0.860，与常住人口的相关系数为 0.769，可见，各省（区、市）医院综合竞争力指数排名与 GDP、常住人口呈现较强的相关性。医院综合竞争力指数排名前三的省份分别是广东、江苏、山东，其 GDP 排名也是前三，而常住人口排名前三的省份是广东、山东和河南，这表明医院综合竞争力指数与 GDP 的相

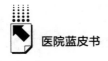

关性更强。

在四个直辖市中，北京和上海优势明显，其医院综合竞争力指数分别排在第 5 位和第 6 位，排名高于天津（第 18 位）和重庆（第 23 位）。在四个直辖市中，顶级医院的综合竞争力指数贡献度都是最高的，上海和北京顶级医院的贡献度已超过 50%，其中上海顶级医院的贡献度为 58%，北京为 56%。天津、重庆顶级医院贡献度虽然没有上海和北京高，但在当地顶级医院的贡献度仍然是最高的，天津和重庆的顶级医院贡献度分别为 39% 和 36%。值得一提的是北京和天津中医医院综合竞争力指数贡献度在当地仅次于顶级医院，其中北京中医医院贡献度为 16%，天津为 21%。社会办医·单体医院在直辖市有较大的发展空间，北京、重庆、上海和天津社会办医·单体医院的贡献度分别为 4%、4%、1% 和 0，由此看来天津没有社会办医·单体医院进入 100 强。四个直辖市人均 GDP 的排名依次是北京、上海、天津、重庆，常住人口排名依次是重庆、上海、北京、天津。可见，医院综合竞争力指数排名次序与人均 GDP 排名次序更加一致。

表 3　2021 年 31 个省（区、市）经济与人口概况

2022 年医院综合竞争力指数名次	省（区、市）	GDP（亿元）	常住人口（万人）	人均 GDP（元）
1	广东	124370	12684	98285
2	江苏	116364	8505	137039
3	山东	83096	10170	81727
4	浙江	73516	6540	113032
5	北京	40270	2189	183980
6	上海	43215	2489	173630
7	湖北	50013	5830	86416
8	河南	58887	9883	59410
9	四川	53851	8372	64326
10	福建	48810	4187	116939
11	湖南	46063	6622	69440
12	河北	40391	7448	54172
13	辽宁	27584	4229	65026

2022 年医院综合 竞争力指数名次	省(区、市)	GDP(亿元)	常住人口(万人)	人均 GDP(元)
14	安徽	42959	6113	70321
15	陕西	29801	3954	75360
16	广西	24741	5037	49206
17	黑龙江	14879	3125	47266
18	天津	15695	1373	113732
19	江西	29620	4517	65560
20	云南	27147	4690	57686
21	山西	22590	3480	64821
22	吉林	13236	2375	55450
23	重庆	27894	3212	86879
24	贵州	19586	3852	50808
25	甘肃	10243	2490	41046
26	内蒙古	20514	2400	85422
27	新疆	15984	2589	61725
28	海南	6475	1020	63707
29	青海	3347	594	56398
30	宁夏	4522	725	62549
31	西藏	2080	366	56831

数据来源：国家卫生健康委员会编《2020 中国卫生健康统计年鉴》，中国协和医科大学出版社，2020。

（二）省会（首府）城市、计划单列市医院综合竞争力评价

省会（首府）城市通常是一个省（区）的政治、文化、经济中心，往往聚集了全省（区）最优质的医疗资源。医院综合竞争力指数前 5 位的省会（首府）城市与上年相比没有发生变化，依次是广州、杭州、武汉、南京和长沙，其中广州连续多年稳居省会（首府）城市医院综合竞争力指数首位。计划单列市的医院综合竞争力指数排名依次是深圳、厦门、大连、青岛和宁波，其中深圳的名次上升了 4 位，青岛上升了 1 位，厦门和宁波的名次均下降了 7 位，大连名次下降了 2 位。医院综合竞争力指数排名变化较大的省会（首府）城市有福州（上升 6 位），合肥、长春和贵阳（上升 4 位），而昆明名次下降 6 位，太原下降 3 位。在省会（首府）城市中，有 14 个城市的名次没有发生变

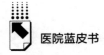
化，说明这些省会（首府）城市的医院竞争力格局趋于稳定。从地区分布情况来看，排名前5的省会（首府）城市有3个位于东部地区①，2个位于中部地区；排名后5位的省会（首府）城市和计划单列市中有4个位于西部地区，呼和浩特、西宁、拉萨至今未有一家顶级医院进入全国100强（见表4）。由此可见，省会（首府）城市的医院综合竞争力地区分布差异较大，优质医疗资源分布不均衡的现象依然存在。

表4 2022年省会（首府）城市、计划单列市医院综合竞争力指数

名次	名次变化	人均GDP排名	城市	顶级医院	省单医院	县级医院	中医医院	社会办医·单体医院	肿瘤医院	妇产、儿童医院	综合竞争力指数
1	—	4	广州	0.241	0.075	0.000	0.049	0.012	0.046	0.027	0.451
2	—	5	杭州	0.131	0.012	0.000	0.061	0.016	0.030	0.033	0.283
3	—	8	武汉	0.135	0.010	0.000	0.035	0.022	0.013	0.019	0.235
4	—	1	南京	0.084	0.037	0.000	0.026	0.021	0.025	0.028	0.221
5	—	10	长沙	0.105	0.011	0.013	0.043	0.000	0.022	0.025	0.218
6	—	15	郑州	0.051	0.049	0.004	0.035	0.012	0.024	0.026	0.202
7	↑2	17	成都	0.059	0.034	0.013	0.027	0.006	0.023	0.029	0.193
8	—	11	济南	0.077	0.039	0.000	0.024	0.000	0.018	0.021	0.180
9	↓2	22	西安	0.066	0.028	0.000	0.022	0.030	0.012	0.017	0.174
10	↑4	2	深圳*	0.021	0.078	0.000	0.013	0.012	0.010	0.026	0.160
11	—	23	沈阳	0.059	0.038	0.000	0.015	0.008	0.021	0.009	0.149
12	↑4	12	合肥	0.048	0.039	0.000	0.014	0.000	0.027	0.015	0.148
13	↑6	7	福州	0.069	0.018	0.004	0.021	0.000	0.015	0.013	0.139
14	↓2	32	哈尔滨	0.047	0.024	0.000	0.036	0.000	0.024	0.005	0.137
15	↑2	31	石家庄	0.040	0.037	0.000	0.013	0.009	0.014	0.013	0.127
16	↑4	25	长春	0.068	0.012	0.000	0.014	0.004	0.020	0.005	0.123
17	↓7	9	厦门*	0.038	0.034	0.000	0.012	0.000	0.000	0.014	0.120
18	↓3	16	太原	0.019	0.050	0.000	0.029	0.000	0.013	0.008	0.120
19	↓6	20	昆明	0.021	0.059	0.000	0.011	0.003	0.015	0.007	0.116
20	↓2	30	南宁	0.022	0.041	0.000	0.026	0.000	0.013	0.008	0.110

① 本蓝皮书东、中、西部划分标准如下：东部地区包括北京、福建、广东、海南、河北、江苏、辽宁、山东、上海、天津、浙江，中部地区包括安徽、河南、黑龙江、湖北、湖南、吉林、江西、山西，西部地区包括甘肃、广西、贵州、内蒙古、宁夏、青海、陕西、四川、西藏、新疆、云南、重庆。

续表

名次	名次变化	人均GDP排名	城市	顶级医院	省单医院	县级医院	中医医院	社会办医·单体医院	肿瘤医院	妇产、儿童医院	综合竞争力指数
21	↑2	14	南昌	0.041	0.013	0.000	0.013	0.000	0.013	0.017	0.096
22	↑2	27	兰州	0.039	0.014	0.000	0.022	0.000	0.012	0.009	0.096
23	↑4	26	贵阳	0.018	0.015	0.000	0.021	0.010	0.011	0.007	0.083
24	↓2	13	大连*	0.040	0.019	0.009	0.000	0.004	0.000	0.009	0.082
25	—	18	乌鲁木齐	0.044	0.000	0.000	0.013	0.007	0.013	0.004	0.081
26	—	28	海口	0.000	0.046	0.000	0.005	0.006	0.010	0.004	0.071
27	↑1	6	青岛*	0.025	0.020	0.005	0.000	0.000	0.008	0.011	0.070
28	↓7	3	宁波*	0.000	0.030	0.021	0.000	0.006	0.000	0.008	0.066
29	—	19	呼和浩特	0.000	0.028	0.000	0.007	0.000	0.011	0.006	0.052
30	—	29	西宁	0.000	0.026	0.000	0.000	0.000	0.010	0.004	0.046
31	—	24	银川	0.020	0.013	0.000	0.006	0.000	0.000	0.000	0.038
32	—	21	拉萨	0.000	0.000	0.000	0.000	0.000	0.000	0.000	0.000

注："—"表示无名次变化；综合竞争力指数是数据标准化之后各层次、各类型医院竞争力加权之和；标*的为计划单列市。

数据来源：广州艾力彼医院管理中心。

广州的医院综合竞争力指数连续多年稳居全国省会（首府）城市第一，且与其他省会（首府）城市相比优势明显。从2022年省会（首府）城市、计划单列市医院综合竞争力指数贡献度来看（见表5），广州各类型医院综合竞争力指数贡献度分别是顶级医院54%，省单医院17%，中医医院11%，肿瘤医院10%，妇产、儿童医院6%，社会办医·单体医院3%，可见广州的优质医疗资源还是比较丰富的，但是呈现分布不均衡的现象。相比之下，排名第二的省会城市杭州各类型医院综合竞争力指数贡献度分别是顶级医院46%，中医医院22%，妇产、儿童医院12%，肿瘤医院11%，社会办医·单体医院6%，省单医院4%。这表明杭州的医疗资源均衡性好于广州，尤其是杭州的优质中医资源较为突出。2022年中医医院贡献度最高的省会城市是哈尔滨，贡献度高达26%，拉萨中医医院的贡献度是0，意味着拉萨至今还没有中医医院进入全国中医医院100强。全国各省会（首府）城市的社会办医·单体医院贡献度整体偏低，其中西安的社会办医·单体医院贡献度最高，达17%。全

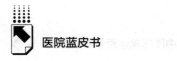

国仍然有 13 个省会（首府）城市社会办医·单体医院贡献度为 0，说明社会办医·单体医院在省会（首府）城市的发展空间受到一定程度的挤压，各类型医院发展存在明显的不均衡。

在计划单列市中，除宁波外，深圳、厦门、大连、青岛均有医院进入顶级医院 100 强，且大连顶级医院综合竞争力指数贡献度高达 49%。厦门的社会办医·单体医院综合竞争力指数贡献度高达 18%，大连、宁波和青岛依然没有中医医院进入 100 强。

表 5 2022 年省会（首府）城市、计划单列市医院综合竞争力指数贡献度

单位：%

医院综合竞争力指数名次	城市	顶级医院	省单医院	县级医院	中医医院	社会办医·单体医院	肿瘤医院	妇产、儿童医院
1	广州	54	17	0	11	3	10	6
2	杭州	46	4	0	22	6	11	12
3	武汉	58	4	0	15	9	6	8
4	南京	38	17	0	12	9	11	13
5	长沙	48	5	6	20	0	10	11
6	郑州	25	24	2	17	6	12	13
7	成都	31	18	7	14	3	12	15
8	济南	43	22	0	13	0	10	12
9	西安	38	16	0	13	17	7	10
10	深圳*	13	49	0	8	7	6	16
11	沈阳	40	25	0	10	5	14	6
12	合肥	32	27	3	10	0	18	10
13	福州	50	13	3	15	0	10	9
14	哈尔滨	35	18	0	26	0	18	4
15	石家庄	32	29	0	10	7	11	11
16	长春	55	10	0	11	4	16	4
17	厦门*	31	28	0	10	18	0	12
18	太原	16	42	0	24	0	11	7
19	昆明	18	51	0	9	3	13	6
20	南宁	20	37	0	24	0	12	7
21	南昌	43	13	0	14	0	13	17
22	兰州	40	15	0	23	0	12	9
23	贵阳	22	18	0	25	12	13	9

续表

医院综合竞争力指数名次	城市	顶级医院	省单医院	县级医院	中医医院	社会办医·单体医院	肿瘤医院	妇产、儿童医院
24	大连*	49	24	11	0	5	0	11
25	乌鲁木齐	54	0	0	16	8	16	5
26	海口	0	65	0	7	8	14	6
27	青岛*	36	29	8	0	0	11	15
28	宁波*	0	46	31	0	10	0	13
29	呼和浩特	0	54	0	14	0	21	11
30	西宁	0	55	0	13	0	22	10
31	银川	51	34	0	15	0	0	0
32	拉萨	0	0	0	0	0	0	0

注：标*的为计划单列市。

数据来源：广州艾力彼医院管理中心。

2021年省会（首府）城市、计划单列市人口和经济概况数据见表6。受疫情影响，省会（首府）城市、计划单列市的人均GDP排名发生了较大变化，2021年，南京的人均GDP跃居第一，高达17.45万元，其次是深圳，人均GDP为17.37万元。广州GDP在省会（首府）城市中排名第一，且具有明显优势。在计划单列市中，深圳无论是GDP还是常住人口数量都是最高的，2022年深圳的医院综合竞争力指数已经超过厦门。相关性分析表明，省会（首府）城市、计划单列市的医院综合竞争力指数排名与其常住人口数量和人均GDP呈正相关关系，如位于西部地区的省会（首府）城市，其医院综合竞争力指数排名靠后，其人均GDP和常住人口数量排名也相对靠后。

表6　2021年省会（首府）城市、计划单列市人口和经济概况

2022年医院综合竞争力指数名次	城市	省（区）	GDP(亿元)	常住人口(万人)	人均GDP(元)
1	广州	广东	28232	1881	150366
2	杭州	浙江	18109	1220	149857
3	武汉	湖北	17717	1365	135251

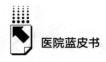

2022年医院综合竞争力指数名次	城市	省(区)	GDP(亿元)	常住人口(万人)	人均GDP(元)
4	南京	江苏	16355	942	174520
5	长沙	湖南	13271	1024	130745
6	郑州	河南	12691	1274	100092
7	成都	四川	19917	2119	94622
8	济南	山东	11432	934	122500
9	西安	陕西	10688	1287	83689
10	深圳*	广东	30665	1768	173663
11	沈阳	辽宁	7250	912	79706
12	合肥	安徽	11413	947	121187
13	福州	福建	11324	842	135298
14	哈尔滨	黑龙江	5352	989	53799
15	石家庄	河北	6490	1120	57834
16	长春	吉林	7103	909	78240
17	厦门*	福建	7034	528	134491
18	太原	山西	5122	539	95646
19	昆明	云南	7223	850	85300
20	南宁	广西	5121	883	58283
21	南昌	江西	6651	644	104788
22	兰州	甘肃	3231	438	73807
23	贵阳	贵州	4711	610	77919
24	大连*	辽宁	7826	745	105000
25	乌鲁木齐	新疆	3692	407	91100
26	海口	海南	2057	291	70999
27	青岛*	山东	14136	1026	137800
28	宁波*	浙江	14595	954	153922
29	呼和浩特	内蒙古	3121	350	89828
30	西宁	青海	1549	248	62704
31	银川	宁夏	2263	288	78794
32	拉萨	西藏	742	87	85264

注：长春人口为户籍人口，大连常住人口、拉萨常住人口、西宁人均GDP均为推算数据；标*的为计划单列市。

数据来源：各地统计年鉴、各地国民经济和社会发展统计公报。

（三）地级城市医院综合竞争力评价

在 2022 年地级城市医院综合竞争力指数 50 强中（见表 7），江苏入围的城市数量最多，高达 12 个；其次是广东，有 10 个地级城市入围。进入顶级医院 100 强的城市分别有苏州、徐州、温州和烟台，但在地级城市医院综合竞争力指数排名中烟台排第 15 位，没有位于第一梯队，这说明烟台除顶级医院发展比较好以外，其他医院的竞争力还是偏弱。2022 年，地级城市医院综合竞争力指数 30 强的排名发生了一些变化，新进入 30 强的地级城市分别是中山、泸州、唐山、赣州，掉出 30 强的地级城市分别是宿迁、镇江、咸阳、茂名。在地级城市医院综合竞争力指数 30 强中，排名上升较快的是柳州，从 2021 年的第 21 位上升至第 13 位；泉州上升了 7 位；东莞和湛江上升了 6 位，这使得东莞首次跃进地级城市前五；排名下降幅度较大的是沧州和泰州，排名分别下降了 8 位和 7 位。

表 7　2022 年地级城市医院综合竞争力指数 50 强

名次	城市	省份	顶级医院	地级城市医院	县级医院	中医医院	社会办医·单体医院	肿瘤医院	妇产、儿童医院	综合竞争力指数
1	苏州	江苏	0.027	0.073	0.047	0.015	0.017	0.007	0.010	0.198
2	徐州	江苏	0.023	0.068	0.010	0.010	0.011	0.010	0.012	0.144
3	温州	浙江	0.023	0.055	0.025	0.009	0.008	0.000	0.000	0.119
4	东莞	广东	0.000	0.039	0.000	0.010	0.019	0.000	0.012	0.081
5	潍坊	山东	0.000	0.023	0.037	0.011	0.005	0.000	0.004	0.080
6	无锡	江苏	0.000	0.039	0.019	0.009	0.000	0.000	0.013	0.080
7	常州	江苏	0.000	0.047	0.004	0.012	0.000	0.000	0.000	0.080
8	金华	浙江	0.000	0.023	0.030	0.008	0.010	0.000	0.000	0.079
9	临沂	山东	0.000	0.028	0.025	0.000	0.000	0.010	0.006	0.077
10	佛山	广东	0.000	0.040	0.000	0.013	0.000	0.000	0.012	0.075
11	济宁	山东	0.000	0.054	0.011	0.000	0.008	0.000	0.000	0.072
12	汕头	广东	0.000	0.048	0.000	0.000	0.007	0.010	0.000	0.065
13	柳州	广西	0.000	0.039	0.000	0.011	0.000	0.007	0.007	0.064
14	南通	江苏	0.000	0.026	0.015	0.000	0.000	0.011	0.006	0.058

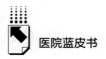

续表

名次	城市	省份	顶级医院	地级城市医院	县级医院	中医医院	社会办医·单体医院	肿瘤医院	妇产、儿童医院	综合竞争力指数
15	烟台	山东	0.019	0.029	0.010	0.000	0.000	0.000	0.000	0.057
16	湛江	广东	0.000	0.038	0.007	0.000	0.000	0.008	0.000	0.053
17	襄阳	湖北	0.000	0.034	0.005	0.011	0.000	0.000	0.000	0.049
18	江门	广东	0.000	0.021	0.013	0.010	0.000	0.000	0.004	0.048
19	中山	广东	0.000	0.024	0.000	0.012	0.004	0.000	0.006	0.046
20	泉州	福建	0.000	0.042	0.000	0.000	0.000	0.000	0.003	0.045
21	十堰	湖北	0.000	0.045	0.000	0.000	0.000	0.000	0.000	0.045
22	新乡	河南	0.000	0.039	0.000	0.000	0.005	0.000	0.000	0.044
23	泰州	江苏	0.000	0.019	0.023	0.000	0.000	0.000	0.000	0.042
24	绍兴	浙江	0.000	0.014	0.022	0.000	0.000	0.000	0.006	0.042
25	扬州	江苏	0.000	0.037	0.000	0.000	0.000	0.004	0.000	0.041
26	台州	浙江	0.000	0.025	0.009	0.000	0.000	0.006	0.000	0.040
27	沧州	河北	0.000	0.027	0.000	0.013	0.000	0.000	0.000	0.039
28	泸州	四川	0.000	0.025	0.000	0.012	0.000	0.000	0.000	0.038
29	唐山	河北	0.000	0.013	0.006	0.000	0.004	0.007	0.006	0.037
30	赣州	江西	0.000	0.024	0.000	0.000	0.000	0.009	0.003	0.036
31	聊城	山东	0.000	0.028	0.000	0.000	0.000	0.007	0.000	0.035
32	南充	四川	0.000	0.031	0.004	0.000	0.000	0.000	0.000	0.035
33	茂名	广东	0.000	0.012	0.010	0.009	0.000	0.000	0.004	0.034
34	淮安	江苏	0.000	0.022	0.000	0.000	0.000	0.008	0.003	0.034
35	镇江	江苏	0.000	0.027	0.007	0.000	0.000	0.000	0.000	0.033
36	宿迁	江苏	0.000	0.000	0.006	0.000	0.025	0.000	0.000	0.031
37	珠海	广东	0.000	0.025	0.000	0.000	0.000	0.000	0.005	0.029
38	惠州	广东	0.000	0.024	0.004	0.000	0.000	0.000	0.000	0.028
39	盐城	江苏	0.000	0.015	0.004	0.000	0.000	0.008	0.000	0.027
40	南阳	河南	0.000	0.016	0.004	0.000	0.007	0.000	0.000	0.027
41	遵义	贵州	0.000	0.026	0.000	0.000	0.000	0.000	0.000	0.026
42	荆州	湖北	0.000	0.026	0.000	0.000	0.000	0.000	0.000	0.026
43	梅州	广东	0.000	0.026	0.000	0.000	0.000	0.000	0.000	0.026
44	郴州	湖南	0.000	0.025	0.000	0.000	0.000	0.000	0.000	0.025
45	连云港	江苏	0.000	0.017	0.000	0.000	0.000	0.008	0.000	0.025
46	绵阳	四川	0.000	0.020	0.004	0.000	0.000	0.000	0.000	0.024

名次	城市	省份	顶级医院	地级城市医院	县级医院	中医医院	社会办医·单体医院	肿瘤医院	妇产、儿童医院	综合竞争力指数
47	淄博	山东	0.000	0.013	0.000	0.000	0.005	0.000	0.005	0.023
48	安阳	河南	0.000	0.000	0.005	0.008	0.000	0.009	0.000	0.023
49	宜昌	湖北	0.000	0.023	0.000	0.000	0.000	0.000	0.000	0.023
50	遂宁	四川	0.000	0.016	0.000	0.007	0.000	0.000	0.000	0.023

注：综合竞争力指数是数据标准化之后各层次、各类型医院竞争力加权之和。
数据来源：广州艾力彼医院管理中心。

2022 年地级城市医院综合竞争力指数贡献度结果如表 8 所示，这一层级的医院优质医疗资源分布呈现不均衡的现象，很多城市只有地级城市医院进入百强，其他类型的医院贡献度为 0，如十堰、遵义、荆州、梅州、郴州、宜昌等，说明这些城市的地级城市医院在当地的实力较强。在地级城市医院综合竞争力指数 50 强中，中医医院和社会办医·单体医院的综合竞争力指数贡献度普遍偏低，中医医院综合竞争力指数贡献度最高的城市是安阳，贡献度是 37%，社会办医·单体医院综合竞争力指数贡献度最高的城市是宿迁，贡献度高达 80%。

表 8　2022 年地级城市医院综合竞争力指数贡献度

单位：%

医院综合竞争力指数名次	城市	顶级医院	地级城市医院	县级医院	中医医院	社会办医·单体医院	肿瘤医院	妇产、儿童医院
1	苏州	14	37	24	8	9	3	5
2	徐州	16	47	7	7	8	7	8
3	温州	19	46	21	7	6	0	0
4	东莞	0	49	0	13	23	0	15
5	潍坊	0	29	46	14	6	0	5
6	无锡	0	48	24	12	0	0	16
7	常州	0	59	5	15	0	12	9
8	金华	0	29	38	10	13	11	0

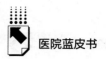

续表

医院综合竞争力指数名次	城市	顶级医院	地级城市医院	县级医院	中医医院	社会办医·单体医院	肿瘤医院	妇产、儿童医院
9	临沂	0	36	32	12	0	13	7
10	佛山	0	54	0	18	13	0	16
11	济宁	0	74	15	0	11	0	0
12	汕头	0	73	0	0	11	16	0
13	柳州	0	61	0	17	0	11	11
14	南通	0	45	25	0	0	20	10
15	烟台	33	50	17	0	0	0	0
16	湛江	0	71	13	0	0	16	0
17	襄阳	0	69	9	22	0	0	0
18	江门	0	43	28	22	0	0	8
19	中山	0	53	0	25	8	0	13
20	泉州	0	94	0	0	0	0	6
21	十堰	0	100	0	0	0	0	0
22	新乡	0	89	0	0	11	0	0
23	泰州	0	46	54	0	0	0	0
24	绍兴	0	35	52	0	0	0	13
25	扬州	0	91	0	0	9	0	0
26	台州	0	62	22	0	0	16	0
27	沧州	0	68	0	32	0	0	0
28	泸州	0	67	0	33	0	0	0
29	唐山	0	36	17	0	11	19	17
30	赣州	0	67	0	0	0	24	9
31	聊城	0	81	0	0	0	19	0
32	南充	0	89	11	0	0	0	0
33	茂名	0	35	29	26	0	0	10
34	淮安	0	66	0	0	0	24	10
35	镇江	0	80	20	0	0	0	0
36	宿迁	0	0	20	0	80	0	0
37	珠海	0	84	0	0	0	0	16
38	惠州	0	84	16	0	0	0	0
39	盐城	0	57	15	0	0	29	0
40	南阳	0	62	13	0	25	0	0
41	遵义	0	100	0	0	0	0	0
42	荆州	0	100	0	0	0	0	0
43	梅州	0	100	0	0	0	0	0

续表

医院综合 竞争力指 数名次	城市	顶级 医院	地级城 市医院	县级 医院	中医 医院	社会办 医·单 体医院	肿瘤 医院	妇产、儿 童医院
44	郴州	0	100	0	0	0	0	0
45	连云港	0	69	0	0	0	31	0
46	绵阳	0	84	16	0	0	0	0
47	淄博	0	57	0	0	20	0	23
48	安阳	0	0	23	37	0	41	0
49	宜昌	0	100	0	0	0	0	0
50	遂宁	0	70	0	30	0	0	0

数据来源：广州艾力彼医院管理中心。

2022年医院综合竞争力指数排名前50的地级城市其2021年的人口、经济概况如表9所示，苏州的GDP和常住人口数量遥遥领先，其医院综合竞争力指数排名也始终保持第一，可见地级城市医院综合竞争力与当地的经济水平和人口数量密切相关。在2022年医院综合竞争力指数50强的地级城市中，2021年常住人口数量超过1000万人的城市有3个，分别是苏州、东莞和临沂。一些经济水平较高（GDP超过1万亿元）和常住人口数量较多（超过700万人）的地级城市，其医院综合竞争力指数的排名并不是特别靠前，比如广东的佛山、江苏的南通、福建的泉州。这主要是因为这些地级城市毗邻该省省会（首府）城市或计划单列市，且交通便利，病人被虹吸到当地省会（首府）城市或计划单列市的大医院，因此交通也是影响当地医院综合竞争力的重要因素。

表9　2021年地级城市人口和经济概况

单位：亿元，万人

2022年医院综合 竞争力指数名次	城市	省份	GDP	常住人口
1	苏州	江苏	22718	1285
2	徐州	江苏	8117	903
3	温州	浙江	7585	965

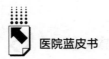
续表

2022年医院综合 竞争力指数名次	城市	省份	GDP	常住人口
4	东莞	广东	10855	1054
5	潍坊	山东	7011	940
6	无锡	江苏	14003	748
7	常州	江苏	8808	535
8	金华	浙江	5355	712
9	临沂	山东	5466	1102
10	佛山	广东	12157	961
11	济宁	山东	5070	834
12	汕头	广东	2930	553
13	柳州	广西	3057	418
14	南通	江苏	11027	773
15	烟台	山东	8712	710
16	湛江	广东	3560	703
17	襄阳	湖北	5309	527
18	江门	广东	3601	484
19	中山	广东	3566	447
20	泉州	福建	11304	885
21	十堰	湖北	2164	316
22	新乡	河南	3233	617
23	泰州	江苏	6025	452
24	绍兴	浙江	6795	534
25	扬州	江苏	6696	458
26	台州	浙江	5786	666
27	沧州	河北	4163	730
28	泸州	四川	2406	426
29	唐山	河北	8231	770
30	赣州	江西	4169	898
31	聊城	山东	2643	593
32	南充	四川	2602	556
33	茂名	广东	3698	622
34	淮安	江苏	4550	456
35	镇江	江苏	4763	322
36	宿迁	江苏	3719	500

2022年医院综合竞争力指数名次	城市	省份	GDP	常住人口
37	珠海	广东	3882	247
38	惠州	广东	4977	607
39	盐城	江苏	6617	671
40	南阳	河南	4342	963
41	遵义	贵州	4170	659
42	荆州	湖北	2716	514
43	梅州	广东	1308	388
44	郴州	湖南	2770	466
45	连云港	江苏	3728	460
46	绵阳	四川	3350	488
47	淄博	山东	4201	471
48	安阳	河南	2436	542
49	宜昌	湖北	5023	391
50	遂宁	四川	1520	278

数据来源：2022年各地统计年鉴、各地国民经济和社会发展统计公报。

（四）区域均衡性分析

1. 地级城市医院均衡指数分析

本报告以均衡指数（A/B值）衡量医院分布的均衡性。A/B值中的A是入围地级城市医院100强、300强或500强的地级城市数量，B为该省（区）地级城市总数。A/B值越接近1，表明该城市的医疗资源分布越均衡。

2022年全国27个省（区）地级城市医院均衡指数如表10所示，江苏的100强、300强和500强均衡指数排名第一，入围地级城市100强的医院有19家，分布在江苏的11个地级城市，100强均衡指数高达0.917，可见，江苏地级城市的优质医疗资源分布非常均衡。地级城市医院100强分布在全国18个省（区）的76个地级城市中，其中江苏、浙江、广东、山东四省入围地级城市医院100强的医院有52家，但全国仍有9个省（区）没有一家医院进入地级城市医院100强，由此可见，全国地级城市医院分布具有一定的不均衡性。

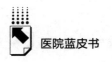

2022 年中国地级城市医院 300 强分布在全国 23 个省（区）的 190 个地级城市，其中江苏、浙江、山东和福建地级城市医院 300 强均衡指数达到 1.000。广东医院综合竞争力指数排名第 1，地级城市医院 100 强均衡指数排名第 3，300 强均衡指数排名第 9，500 强均衡指数排名第 11。广东有 42 家地级城市医院入围 500 强，其中有 23 家位于粤港澳大湾区，汕尾至今仍未有一家地级城市医院入围 500 强，说明广东优质医疗资源分布不均衡的局面仍未被打破，优质医疗资源主要集中在经济相对发达的城市。

2022 年中国地级城市医院 500 强分布在 254 个地级城市，只有西藏和青海没有医院入围，其中有 10 个省地级城市医院 500 强均衡指数达到 1.000。

表 10　2022 年全国 27 个省（区）地级城市医院均衡指数

省（区）	地级城市总数	100 强入围城市数	100 强均衡指数（排名）	300 强入围城市数	300 强均衡指数（排名）	500 强入围城市数	500 强均衡指数（排名）
江苏	12	11	0.917（1）	12	1.000（1）	12	1.000（1）
浙江	9	6	0.667（2）	9	1.000（1）	9	1.000（1）
广东	19	12	0.632（3）	16	0.842（9）	18	0.947（11）
山东	14	8	0.571（4）	14	1.000（1）	14	1.000（1）
河北	10	5	0.500（5）	9	0.900（8）	10	1.000（1）
湖南	13	6	0.462（6）	12	0.923（6）	13	1.000（1）
福建	7	3	0.429（7）	7	1.000（1）	7	1.000（1）
湖北	12	5	0.417（8）	11	0.917（7）	11	0.917（12）
四川	20	6	0.300（9）	13	0.650（13）	18	0.900（13）
河南	16	4	0.250（10）	15	0.938（5）	16	1.000（1）
黑龙江	12	2	0.167（11）	4	0.333（21）	9	0.750（20）
安徽	15	2	0.133（12）	11	0.733（11）	15	1.000（1）
贵州	8	1	0.125（13）	6	0.750（10）	8	1.000（1）
陕西	9	1	0.111（14）	6	0.667（12）	8	0.889（15）
江西	10	1	0.100（15）	6	0.600（15）	8	0.800（17）
辽宁	12	1	0.083（16）	7	0.583（16）	12	1.000（1）
广西	13	1	0.077（17）	8	0.615（14）	12	0.769（19）
云南	15	1	0.067（18）	8	0.533（17）	12	0.800（17）

省(区)	地级城市总数	100强入围城市数	100强均衡指数(排名)	300强入围城市数	300强均衡指数(排名)	500强入围城市数	500强均衡指数(排名)
内蒙古	11	0	0.000(19)	5	0.455(18)	9	0.818(16)
山西	10	0	0.000(19)	4	0.400(19)	9	0.900(13)
吉林	8	0	0.000(19)	3	0.375(20)	5	0.625(23)
甘肃	13	0	0.000(19)	2	0.154(22)	8	0.615(24)
新疆	13	0	0.000(19)	2	0.154(22)	8	0.615(24)
宁夏	4	0	0.000(19)	0	0.000(24)	3	0.750(20)
海南	3	0	0.000(19)	0	0.000(24)	2	0.667(22)
青海	7	0	0.000(19)	0	0.000(24)	0	0.000(26)
西藏	6	0	0.000(19)	0	0.000(24)	0	0.000(26)

注：统计地级城市数量时不包括省会（首府）城市、计划单列市。

数据来源：广州艾力彼医院管理中心。

2. 县级医院均衡指数分析

2022年县级医院100强均衡指数排名前三的是江苏、浙江、山东，并且这3个省合计有57家县级医院入围100强。江苏的县级医院100强均衡指数是0.400，优势明显。广东县级医院100强均衡指数排名第4，但是100强均衡指数只有0.088，与排名第3的山东有很大差距。全国有4个省的县域总数超过100个，分别是四川（128个）、河南（103个）、河北（118个）、云南（112个），但这4个省有医院入围县级医院100强的县域数量分别是四川7个、河南3个、河北3个、云南1个，可见，这4个省的县级医院100强均衡指数整体偏低，县级医院发展不平衡不充分的现象非常严峻（见表11）。在县级医院100强中，东部地区共有71家医院入围，分布在7个省（区、市）的62个县域，中部地区共有17家医院入围，分布在6个省（区、市）的15个县域，西部地区共有12家医院入围，分布在5个省（区、市）的12个县域。与2021年的县级医院100强相比，东部地区少了1家，中部地区多了1家，但是东部地区与中部、西部地区相比依然有绝对优势，东部地区入围100强的县级医院数量占比达72%，这说明各地区的县级医院竞争力仍然有较大差距。随着"千县工程"的全面推进，县级医院综合能力将得到全面提升，国家也

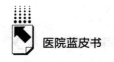

将对一些重点地区的县级医院给予支持。

2022 年，县级医院 300 强分布在 277 个县，较上一年减少了一个县。重庆是唯一有县级医院的直辖市，并且县级医院 100 强和 300 强均衡指数分别排第 5 位和第 4 位。相比 100 强县级医院，300 强县级医院的分布更加均衡。2022 年县级医院 500 强分布在 470 个县，较 2021 年增加了 17 个县，说明一部分县级医院的竞争力得到提升。县级医院 500 强均衡指数排名前 5 的省（市）分别是江苏、山东、浙江、湖北、重庆。广州艾力彼医院管理中心数据显示，内蒙古、甘肃、宁夏、青海和西藏等西部地区省（区）只有零星的县级医院竞争力较强，与全国整体县级医院的水平相比有一定差距，可见，西部地区县级医院的优质资源较匮乏。

表 11　2022 年全国 28 个省（区、市）县级医院均衡指数

省（区、市）	县域总数	100 强入围县域数	100 强均衡指数（排名）	300 强入围县域数	300 强均衡指数（排名）	500 强入围县域数	500 强均衡指数（排名）
江苏	40	16	0.400(1)	30	0.750(1)	36	0.900(1)
浙江	53	16	0.302(2)	30	0.566(2)	33	0.623(3)
山东	78	19	0.244(3)	42	0.538(3)	64	0.821(2)
广东	57	5	0.088(4)	18	0.316(5)	24	0.421(8)
重庆	12	1	0.083(5)	5	0.417(4)	6	0.500(5)
湖北	64	5	0.078(6)	17	0.266(6)	34	0.531(4)
四川	128	7	0.055(7)	23	0.180(9)	31	0.242(12)
湖南	86	4	0.047(8)	16	0.186(8)	31	0.360(9)
福建	53	2	0.038(9)	9	0.170(10)	19	0.358(10)
安徽	59	2	0.034(10)	10	0.169(11)	25	0.424(7)
河南	103	3	0.029(11)	22	0.214(7)	49	0.476(6)
广西	70	2	0.029(12)	9	0.129(14)	12	0.171(17)
吉林	39	1	0.026(13)	4	0.103(15)	9	0.231(13)
河北	118	3	0.025(14)	10	0.085(16)	22	0.186(15)
辽宁	41	1	0.024(15)	6	0.146(12)	14	0.341(11)
贵州	72	1	0.014(16)	5	0.069(18)	9	0.125(18)
内蒙古	80	1	0.013(17)	1	0.013(24)	3	0.038(23)
云南	112	1	0.009(18)	8	0.071(17)	13	0.116(19)
海南	15	0	0.000(19)	2	0.133(13)	3	0.200(14)
江西	73	0	0.000(19)	3	0.041(19)	13	0.178(16)

续表

省(区、市)	县域总数	100强入围县域数	100强均衡指数(排名)	300强入围县域数	300强均衡指数(排名)	500强入围县域数	500强均衡指数(排名)
新疆	94	0	0.000(19)	3	0.032(20)	7	0.074(21)
陕西	76	0	0.000(19)	2	0.026(21)	7	0.092(20)
黑龙江	67	0	0.000(19)	1	0.015(22)	2	0.030(24)
甘肃	69	0	0.000(19)	1	0.014(23)	4	0.058(22)
山西	91	0	0.000(19)	0	0.000(25)	0	0.000(25)
宁夏	13	0	0.000(19)	0	0.000(25)	0	0.000(25)
青海	37	0	0.000(19)	0	0.000(25)	0	0.000(25)
西藏	66	0	0.000(19)	0	0.000(25)	0	0.000(25)

数据来源：广州艾力彼医院管理中心。

二　分层分类医院运营效能分析

根据《国家卫生健康委办公厅关于2020年度全国三级公立医院绩效考核国家监测分析情况的通报》，全国20个省份医疗盈余为负，占比从2019年的6.25%上升至62.5%；盈余为负的三级公立医院从2019年的295家增加至753家。广州艾力彼医院管理中心发布的2020年公立医院生存发展调查报告发现，超过七成的受访医院表示运营压力较大。在疫情防控需求下，医院面临提升运营效率和经济效益的双重压力。

中共中央、国务院印发《扩大内需战略规划纲要（2022—2035年）》（以下简称《纲要》）指出通过增加高质量产品和高质量服务满足人民群众需要。《国务院办公厅关于推动公立医院高质量发展的意见》强调聚焦五"新"，即构建公立医院高质量发展新体系、引领新趋势、提升新效能、激活新动力、建设新文化。提质增效，促进医院新效能提升将是未来一段时间的重要工作。

本报告结合医院公开的部门决算报告以及广州艾力彼医院管理中心数据库，基于艾力彼分层分类的医院榜单，以医院总收入和人均收入为切入点，分析我国不同层级、不同类型的医院在疫情防控常态化下的运营效能。

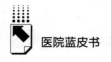

（一）顶级医院100强分析

2022年顶级医院100强的总收入和人均收入情况如图1所示。顶级医院100强总收入中位数为52.67亿元，人均收入中位数为112.14万元。《2022中国卫生健康统计年鉴》数据显示，25家委属综合医院和251家省属综合医院的平均总收入分别为65.22亿元和24.33亿元（总收入包括业务收入、财政补助收入、科教项目收入等），职工人均年业务收入分别为104.89万元和81.70万元。顶级医院100强总收入中位数约为委属综合医院平均水平的80%、省属综合医院平均水平的2倍，顶级医院100强人均收入中位数分别比委属综合医院和省属综合医院高6.91%和37.26%。对比之下，顶级医院100强总收入中位数更接近委属综合医院的平均水平，体现出顶级医院100强在服务能力、医疗技术和科研成果转化等方面具备一定的规模和质量优势。进入顶级医院100强榜单的医院包括委属、省属以及市属〔省会（首府）城市、计划单列市以及其他地级城市〕三类医院。在顶级医院100强中，有34%的医院总收入高于委属综合医院均值，有97%的医院总收入高于省属综合医院均值，说明上榜的市属医院已超过很多省属医院，在提质增效，促进医院新效能提升方面表现较好。

将顶级医院100强按照排名分成10组比较各组收入中位数，可见排名越靠后，总收入和人均收入中位数越低（见图2）。顶级医院1~10强的总收入中位数远高于其他组，比11~20强高42.32%，约为91~100强总收入中位数的3.6倍，1~10强中总收入超百亿元的医院有7家。

在人均收入方面，顶级医院呈现阶梯式落差，1~20强为第一梯队，21~80强为第二梯队，81~100强为第三梯队，第一梯队人均收入明显高于后两个梯队，这体现出顶级医院100强内部运营效率和经济效益存在较大差距。第一梯队20家医院的人均收入都超百万元，顶级医院100强中仅3家医院人均收入超200万元且均集中在第一梯队，分别是北京协和医院、上海交通大学医学院附属瑞金医院和上海交通大学医学院附属仁济医院。第二梯队60家医院中，人均收入超百万元的医院有42家，占比70%；总收入超百亿元的医院有2家，分别是郑州大学第一附属医院和吉林大学白求恩第一医

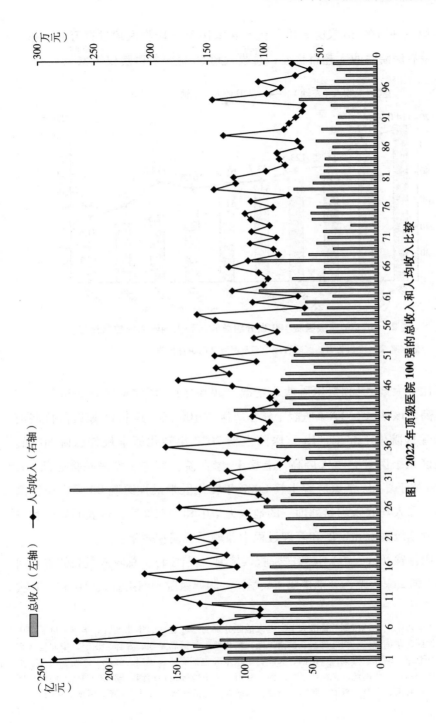

图 1 2022 年顶级医院 100 强的总收入和人均收入比较

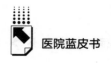
院。在第三梯队的 20 家医院中，仅有 4 家医院人均收入超过百万元，占比 20%；没有医院总收入超百亿元，总收入超 50 亿元的医院仅 1 家。

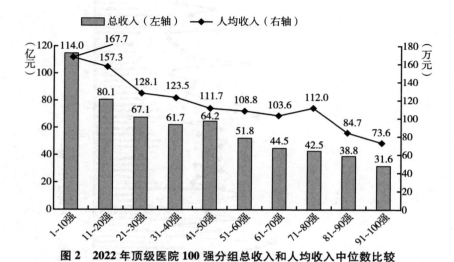

图 2 2022 年顶级医院 100 强分组总收入和人均收入中位数比较

数据来源：广州艾力彼医院管理中心及医院部门决算报告。

对比七大地区①顶级医院收入情况（见图 3），华北地区顶级医院人均收入最高，该地区有 19 家医院上榜顶级医院 100 强，其中 11 家医院排名前 50，13 家医院位于北京，13 家医院上榜 2022 年转化医学最佳医院 80 强。华中地区顶级医院总收入最高，上榜 11 家医院，其中 7 家医院排名前 50，2 家医院位于郑州，7 家医院上榜 2022 年转化医学最佳医院 80 强。顶级医院总收入和人均收入均名列前三的地区为华中和华东地区，这表明华中和华东地区的顶级医院在发展和管理过程中兼顾了规模和效率。

对比各省（区、市）顶级医院收入情况（见图 4），总收入最高的省是河南，共上榜 2 家医院，分别是郑州大学第一附属医院和河南省人民医院；其次

---

① 本蓝皮书七大地区划分标准如下：七大地区分别为东北地区、华北地区、华东地区、华中地区、华南地区、西北地区、西南地区，东北地区包括黑龙江、吉林、辽宁，华北地区包括北京、河北、内蒙古、山西、天津，华东地区包括安徽、福建、江苏、江西、山东、上海、浙江，华南地区包括广东、广西、海南，华中地区包括河南、湖北、湖南，西北地区包括甘肃、宁夏、青海、陕西、新疆，西南地区包括贵州、四川、西藏、云南、重庆。

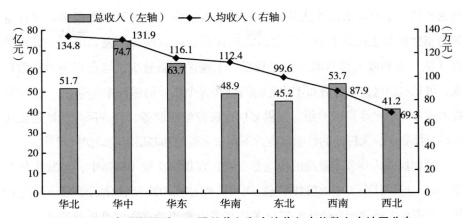

图3 2022年顶级医院100强总收入和人均收入中位数七大地区分布

数据来源：广州艾力彼医院管理中心及医院部门决算报告。

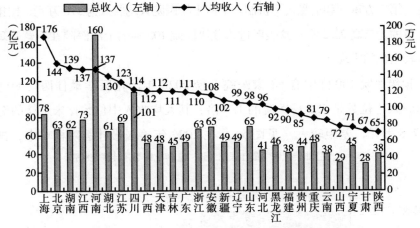

图4 2022年顶级医院100强总收入和人均收入中位数省（区、市）分布

数据来源：广州艾力彼医院管理中心及医院部门决算报告。

是四川，上榜医院包括四川大学华西医院和四川省人民医院。这4家医院床位规模都位于全国前列，其中2家医院总收入超百亿元，3家医院人均收入超百万元，在医疗资源、人才、患者等方面均具有一定的虹吸效应。河南和四川顶级医院综合竞争力指数在31个省（区、市）中分别列第15位和第14位，属于进入顶级医院100强的医院数量不多、综合竞争力指数不高，但总收入较高的省份。上海顶级医院人均收入和总收入较高，上榜医院数量多，综合竞争力指数排名也比较靠前，各方面表现优异；而云南、宁夏、山西、贵州等省（区）人均收入和总收入相对较低，上榜医院数量少，综合竞争力指数较低，可见我国医疗资源分布不均衡的问题在各个层级的医院中都存在。《纲要》提出逐步缩小城乡发展差距、提供多层次医疗健康服务、补齐医疗领域建设短板等总体要求，大医院的虹吸效应并不利于大医院和基层医院的协同发展。

顶级医院人均收入最高的地区是上海，在顶级医院100强中，上海共有11家医院上榜，其中8家医院排名前50，10家上榜2022年转化医学最佳医院80强。上海市人民政府办公厅印发《关于推进上海市公立医院高质量发展的实施方案》，提出推动公立医院发展方式从规模扩张转向提质增效，要健全公立医院内部运营管理机制，完善全面预算管理、医保基金使用管理、成本管理、财务报告、第三方审计和信息公开机制。上海上榜医院人均收入为176万元，比排在第2位的北京高22.22%，这表明进入顶级医院100强的上海医院在运营管理方面有较出色的表现。

顶级医院100强中有58家医院上榜2022年转化医学最佳医院80强，其总收入中位数是未上榜医院的1.3倍，其人均收入中位数比未上榜的医院高17.8万元，差距较大（见图5）。在2022年美国最佳医院榜单中，排名

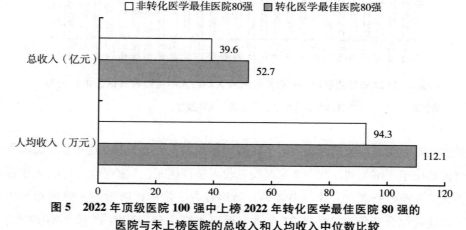

图5　2022年顶级医院100强中上榜2022年转化医学最佳医院80强的
医院与未上榜医院的总收入和人均收入中位数比较

数据来源：广州艾力彼医院管理中心及医院部门决算报告。

靠前的医院也以研究型医院为主，并且有较多研究成果转化成为临床应用，说明综合实力强的医院在转化医学研究方面也有较好的表现。在顶级医院100强中，进入转化医学最佳医院80强的医院拥有更多的科研项目经费、更高的科研成果转化金额，为医院提供更多前沿技术研究和实践的机会，同时也有助于优化医疗设施配置、改善医护人员待遇以及提高其积极性，形成良性循环。

根据《国家卫生健康委办公厅关于2021年度全国三级公立医院绩效考核国家监测分析情况的通报》，2021年每百名卫生技术人员科研经费和每百名卫生技术人员科研成果转化金额较2020年均有所增加。部分医院积极搭建多学科交流的科研平台，促进基础学科与临床学科、辅助诊疗学科间的交叉融合，更加注重临床研究和临床诊疗协同，开展医学科技创新研究和成果转化，将科研成果应用于临床和疾病防控一线。近年来，我国陆续建立50个国家临床医学研究中心、12个国家医学中心等，布局建设50个国家区域医疗中心，积极推进临床研究成果转化。《"十四五"优质高效医疗卫生服务体系建设实施方案》指出，要将国家医学中心和国家区域医疗中心建设作为重点工作任务，加快解决药品、医疗设备、医学检验、医学数据、医学信息化等领域的"卡脖子"问题。

根据《国家卫生健康委办公厅关于2020年度全国三级公立医院绩效考核国家监测分析情况的通报》，被设置为国家医学中心的三级公立医院获得的科研项目数量和经费总量均位于全国领先水平，并能够积极推进科研成果的转化和临床应用。科研经费总额前5位的三级公立医院平均科研项目经费为5.65亿元。广东、浙江、上海、北京、四川等省（市）对省内医院科研工作投入经费支持力度较大。在2022年顶级医院100强中上榜2022年转化医学最佳医院80强的医院省（区、市）分布方面，上海有10家，北京7家，广东4家，湖南、湖北、江苏各3家，浙江、山东、四川各2家，陕西、河南、福建、吉林、辽宁各1家。对于医院科研经费支持力度较大的省（区、市），上榜2022年转化医学最佳医院80强的医院数量相对较多。

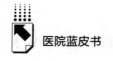

（二）不同类型榜单百强医院分析

对比顶级、地级城市、县级和中医医院100强（见图6），可见顶级医院总收入和人均收入都远高于地级城市、县级和中医医院。顶级医院总收入是地级城市医院的2倍，县级医院的6倍，地级城市医院是县级医院的近3倍。顶级、地级城市、县级三个不同层级医院之间，总收入的差距大于人均收入的差距，这反映出层级高的医院不但规模更大且人均效益更高。中医医院的人均收入与地级城市医院接近，但总收入约为地级城市医院的一半，说明中医医院虽然规模比地级城市医院小，但运营效益与地级城市医院相当。

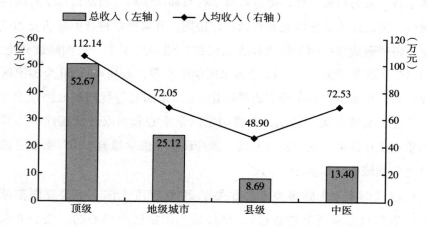

图6 2022年顶级、地级城市、县级和中医医院100强总收入和人均收入中位数比较

数据来源：广州艾力彼医院管理中心及医院部门决算报告。

将每个榜单按排名分成4组，每组25家医院，对比各榜单总收入（见图7），顶级、地级城市、县级、中医医院1~25强分别是对应76~100强的2.2倍、1.9倍、1.8倍、3.1倍。各组差距（以总收入中位数最高值／最低值来衡量）最大的是中医医院，这是由于中医医院100强涵盖了省部级、地级、区县级等不同层级的医院，故榜单内部差异较大。各组差距最小的是县级医院，特别是26~100强差距较小。排名前十的县级医院综合实力较强，总收入接近地级城市医院76~100强的水平，这些县级医院有较强的服务能力，能够承担起分级诊疗所赋予的责任。

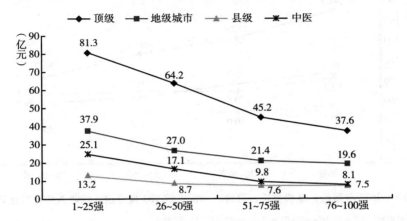

图7　2022年顶级、地级城市、县级、中医医院100强分组总收入中位数比较

数据来源：广州艾力彼医院管理中心及医院部门决算报告。

对比各榜单百强医院人均收入（见图8），顶级、地级城市、县级、中医医院1~25强分别是对应76~100强的1.8倍、1.2倍、1.3倍、1.5倍，可见除顶级医院外，其他三个榜单医院内部差距相对较小。中医医院与地级城市医院的人均收入相当，在1~50强中，中医医院略高于地级城市医院；在51~100强中，中医医院略低于地级城市医院。这是由于中医医院1~50强以省部级医院为主，51~100强以地级城市医院为主。在顶级医院中，1~25强与26~100强拉开较大差距，排名靠前的顶级医院运营效益更高。

按七大地区划分，对比各榜单百强医院总收入中位数（见图9），可见顶级医院在七大地区的总收入远高于地级城市、县级、中医医院，各区域不同层级医院收入差距明显。华中地区（包括河南、湖北、湖南三省）的顶级医院总收入与地级城市、县级、中医医院差距最大，华中地区顶级医院的总收入分别是地级城市、县级、中医医院的3.6倍、10.0倍、6.7倍，说明华中地区各层级医院运营收益差距较大。西北地区没有县级医院进入100强，说明西北地区医疗资源下沉不够全面。在分级诊疗的架构

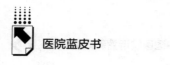
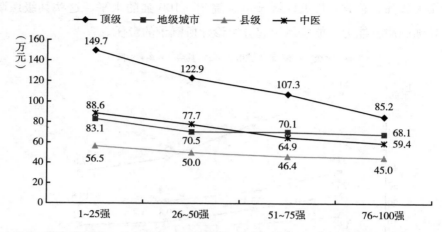

图8 2022年顶级、地级城市、县级、中医医院100强分组人均收入中位数比较

数据来源：广州艾力彼医院管理中心及医院部门决算报告。

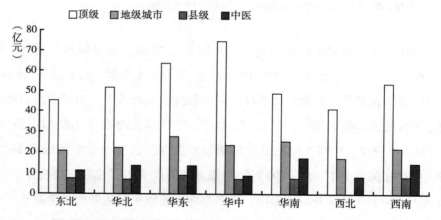

图9 2022年顶级、地级城市、县级、中医医院100强七大地区总收入中位数比较

数据来源：广州艾力彼医院管理中心及医院部门决算报告。

中，强基层是非常重要的一环，《纲要》也提出全面提升县级医院救治能力，持续改善县级医院设施条件的总体要求，西北地区县级医院资源配置投入和医疗服务能力需进一步提升。

按七大地区划分，对比各榜单百强医院人均收入中位数（见图10），可见顶级医院在华北、华东、华中地区的人均收入明显高于其他层级的医院，而在东北、华南、西北、西南地区，顶级医院的人均收入与其他层级的医院差距较小。华北地区顶级医院的人均收入与其他地区相比最高，而华北地区县级医院在七大地区中（除西北地区外）最低。华北地区顶级医院人均收入与地级城市、县级、中医医院的差距较大，其人均收入中位数分别是地级城市、县级、中医医院的 2.1 倍、2.7 倍、2.2 倍。华北地区的顶级医院多集中在北京，北京没有地级城市医院和县级医院，而地级城市、县级医院主要来自华北地区非北京的其他省（区、市），如天津、河北、山西、内蒙古，因此华北地区不同层级、不同类型的医院运营效益差距较大。

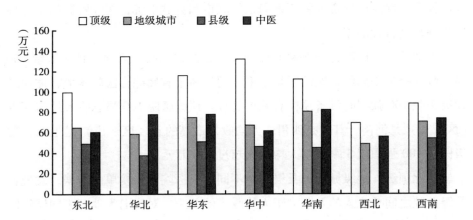

图 10 2022 年顶级、地级城市、县级、中医医院 100 强七大地区人均收入中位数比较
数据来源：广州艾力彼医院管理中心及医院部门决算报告。

三 结语

从全国医疗资源分布情况来看，全国优质医疗资源分布不均衡的局面仍未被打破。相关性分析表明，影响医院发展的四大要素为当地常住人口、经济水平、医院所在城市的行政级别和交通便利程度。

2022 年，中国 31 个省（区、市）医院综合竞争力指数排名前三的是广

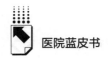

东、江苏和山东，排名前五的省会城市依次是广州、杭州、武汉、南京、长沙，计划单列市的医院综合竞争力指数排名依次是深圳、厦门、大连、青岛和宁波。排名前五的地级城市依次是苏州、徐州、温州、东莞和潍坊。从区域医疗资源分布情况来看，优质的顶级医院、省单医院主要集中在北京、上海和广东，而优质的地级城市医院主要集中在江苏、浙江和山东，优质的县级医院则主要集中在江苏、浙江和山东。

通过对 2022 年区域均衡指数进行分析，发现东部、中部、西部地区仍然有较大差距。经济相对发达的东部地区与中部、西部地区相比，依然有绝对的竞争优势。随着"千县工程"的全面推进，县级医院综合能力将得到全面提升，优质医疗资源将逐渐向地级城市和县域下沉，医疗资源的整合将逐步满足老百姓的就医需求。

疫情下公立医院运营普遍面临巨大压力，在总收入方面，顶级医院 100 强总收入接近委属综合医院平均水平，明显高于省属综合医院均值，体现了顶级医院 100 强同时具备规模和效率优势。顶级医院 100 强总收入最高的省（区、市）是河南，其次是四川；人均收入最高的省（区、市）是上海；顶级医院 100 强中仅 3 家医院人均收入超过 200 万元。

对比顶级、地级城市、县级三个不同层级医院百强榜单的数据，发现各层级医院之间总收入的差距大于人均收入的差距。对比七大地区不同层级医院百强榜单的数据，发现华中地区各层级医院总收入差距较大，华北地区各层级医院的人均收入差距较大。原因是华北地区上榜的顶级医院多集中在人均收入较高的北京，而上榜的地级城市、县级医院主要来自人均收入较低的河北、山西、内蒙古等省（区、市）。西北地区没有县级医院进入 100 强，说明西北地区县级医院的资源配置投入和医疗服务能力有待提升。

参考文献

［1］庄一强、王兴琳主编《医院蓝皮书：中国医院竞争力报告（2022）》，社会科

学文献出版社，2022。

［2］庄一强主编《医院蓝皮书：中国医院竞争力报告（2020～2021）》，社会科学文献出版社，2021。

［3］庄一强、曾益新主编《医院蓝皮书：中国医院竞争力报告（2017）》，社会科学文献出版社，2017。

［4］庄一强、曾益新主编《医院蓝皮书：中国医院竞争力报告（2016）》，社会科学文献出版社，2016。

［5］庄一强、廖新波主编《医院蓝皮书：中国智慧医院发展报告（2022）》，社会科学文献出版社，2022。

［6］王兴琳等：《2020中国公立医院生存与发展调研（一）——医院面临的现状和发展策略》，《现代医院》2022年第7期。

［7］王兴琳等：《2020中国公立医院生存与发展调研（二）——公立医院发展方向和新挑战》，《现代医院》2022年第7期。

［8］《中共中央　国务院印发〈扩大内需战略规划纲要（2022—2035年）〉》，中华人民共和国中央人民政府网站，2022年12月14日，http：//www. gov. cn/zhengce/2022-12/14/content_ 5732067. htm。

［9］《关于加强公立医院运营管理的指导意见》（国卫财务发〔2020〕27号），中华人民共和国中央人民政府网站，2020年12月21日，http：//www. gov. cn/zhengce/zhengceku/2020-12/26/content_ 5573493. htm。

［10］《国家卫生健康委办公厅关于2019年度全国三级公立医院绩效考核国家监测分析有关情况的通报》，中华人民共和国中央人民政府网站，2021年3月31日，http：//www. gov. cn/xinwen/2021-03/31/content_ 5597121. htm。

［11］《关于加快推进三级公立医院建立总会计师制度的意见》（国卫财务发〔2017〕31号），中华人民共和国中央人民政府网站，2017年6月9日，http：//www. nhc. gov. cn/caiwusi/s7785t/201706/98069506ead348caa5d23e1adf9edfd3. shtml。

［12］《上海市人民政府办公厅印发〈关于推进上海市公立医院高质量发展的实施方案〉的通知》，上海市卫生健康委员会（上海市中医药管理局）网站，2022年1月4日，http：//wsjkw. sh. gov. cn/sh1/20220104/75d730b4b41740f09027cb40fd91b4cb. html。

［13］《关于印发〈"十四五"优质高效医疗卫生服务体系建设实施方案〉的通知》（发改社会〔2021〕893号），中华人民共和国国家发展和改革委员会网站，2021年7月1日，https：//www. ndrc. gov. cn/xxgk/zcfb/tz/202107/t20210701_ 1285212. html？ code＝&stat e＝123。

［14］《国家卫生健康委办公厅关于2021年度全国三级公立医院绩效考核国家监测分析情况的通报》，中华人民共和国中央人民政府网站，2022年12月21日，http：//www.　nhc. gov. cn/yzygj/s3594q/202212/f40bfe4606eb4b1d8e7c82b1473

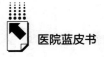
df9ae. shtml。

［15］《国务院办公厅关于推动公立医院高质量发展的意见》（国办发〔2021〕18 号），中华人民共和国中央人民政府网站，2021 年 6 月 4 日，http：// www. gov. cn/zhengce/content/2021-06/04/content_ 5615473. htm。

［16］《国家卫生健康委办公厅关于印发"千县工程"县医院综合能力提升工作县 医院名单的通知》（国卫办医函〔2022〕88 号），中华人民共和国中央人民政 府网站，2022 年 4 月 20 日，http：//www. nhc. gov. cn/yzygj/s3594q/202204/ 562ad21cd4d74ddf9ded2f9151ae 3903. shtml。

主题报告

Theme Report

2022年地级城市医院、县级医院
运营管理分析

王兴琳　罗芸　黄泽维　雷至珊*

摘　要： 本报告在2017~2022年广州艾力彼医院管理中心地级城市医院、县级医院相关数据的基础上，通过横向、纵向的对比分析，找出标杆医院的竞争优势与需要改进的方面。地/县级医院需要重视专科建设，提升医疗服务质量，提高患者满意度，实现由规模化向提质增效的转型，真正做到"大病不出地/县"。数据分析结果显示，地/县医院300强床位数首现下降拐点，床位使用率维持在90%左右，平均住院天数逐步缩减。人力资源的合理配置是保证医院高质量发展的前提，2017~2022年地/县医院300强全院职工人数首次出现下降，医生、护士和医技人员数量均在下降。拥有中高级职称的人数和拥有硕士学历的人数均有所增加，但拥有博士

---

* 王兴琳，博士，广东省卫生经济学会绩效管理与评估分会会长；罗芸，广州艾力彼医院管理中心量化咨询专家；黄泽维，广州艾力彼医院管理中心助理咨询师；雷至珊，广州艾力彼医院管理中心数据分析师。

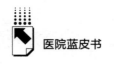

学历的人数增长速度放缓，可见人才下沉还需要相关配套政策的支持。2022年地/县医院300强医疗服务量有所增长，年住院手术量总体呈增长趋势，这充分体现了分级诊疗的建设成效。

关键词： 地/县医院300强　医疗技术　资源配置　医院运营

本报告通过研究分析广州艾力彼医院管理中心2017~2022年的"地级城市医院300强"和"县级医院300强"（以下简称"地/县医院300强"）榜单数据，对医院竞争力进行分析。分别从资源配置、医疗技术和医院运营三个维度对地/县级医院的竞争力进行分析。重点分析地/县级医院目前的优势和需要提升的地方，为地/县级医院进一步发展提供数据支持和决策参考，有效促进地/县级医院高质量发展，帮助医院提升质量和运营效率，提升核心竞争力。[①]

一　地/县医院300强：由规模化向提质增效转型

（一）2017~2022年，床位数首现下降拐点

图1显示，2022年地/县医院300强床位数均值为1839张，增幅为-1.29%，近6年来首次呈现负增长。《全国医疗卫生服务体系规划纲要（2015—2020年）》（以下简称《纲要》）对各级各类医疗卫生机构的资源配置与功能定位给出了明确的标准，严禁医院擅自增加床位、扩大规模。《纲要》强调控制公立医院单体规模，建议省办及以上综合医院床位数以1000张左右为宜，原则上不超过1500张；市办综合医院床位数以800张左右为宜，原则上不超过1200张；县级综合医院床位数以500张左右为宜。目前大部分地/县300强医院已完成规模扩张，床位数均值从2017年的1763张增加到

---

① 本报告图表数据均出自广州艾力彼医院管理中心。

2022 年的 1839 张，这已经远远超过国家对三甲医院的床位要求。地/县医院 300 强将来会重视内涵建设，实现由规模化向提质增效的转型，提高医院医疗服务的质量，提升患者的满意度，真正做到"大病不出地/县"。

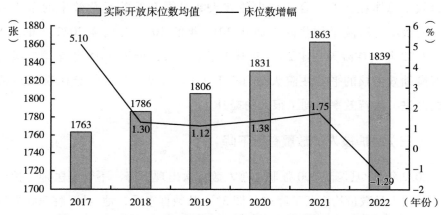

图 1　2017～2022 年地/县医院 300 强实际开放床位数均值和增幅

（二）平均住院天数呈下降趋势，运营效率在提升

如图 2 所示，2017～2022 年地/县医院 300 强的平均床位使用率整体呈下

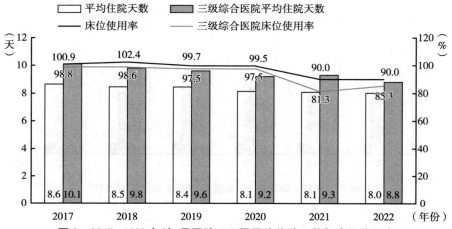

图 2　2017～2022 年地/县医院 300 强平均住院天数与床位使用率

数据来源：广州艾力彼医院管理中心；《2019 年中国卫生和计划生育统计年鉴》，中国协和医科大学出版社，2019。

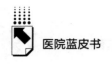

降趋势，尤其是三级综合医院床位使用率直到 2022 年才有所回升，但仍低于往年水平，提示床位的负荷量不足，可能给医院的运营带来挑战和压力。

地/县医院 300 强的平均住院天数近几年整体呈下降态势，说明医院运营效率总体在提升，合理减少住院天数是提升医院运营效率的重要方式。三级综合医院平均住院天数从 2017 年的 10.1 天减至 2022 年的 8.8天，2022 年的住院天数比 2021 年减少了 0.5 天，低于 2018 年全国三级公立医院绩效考核的平均住院天数（9.1 天）。可见，三级综合医院通过持续的改进，运营效率得到了很大的提升。

（三）医护技人员数量有所下降

2022 年地/县医院 300 强职工总人数首次出现下降，不管是医师、护士还是医技人员数量均有所下降（见图 3）。从数据来看，地/县医院 300 强的职工在 2021 年达到饱和状态，从 2022 年开始回落。国家实施和推进"千县工程"的政策，需要更多的医疗资源下沉到县级医院，显而易见配置合理的人力资源是保证医院高质量发展的前提。

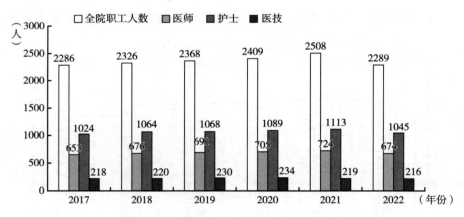

图 3　2017～2022 年地/县医院 300 强人员配置均值

从人员构成的角度来看，在 2022 年地/县医院 300 强中，全院职工中护士占比高达 47%，接近一半，医师占 30%，医技人员占 10%，工勤技能人员占7%，管理人员占6%（见图4）。现阶段医院后勤服务社会化是大趋势，后勤服务更加专业，后勤服务社会化既提高了服务质量又降低了运行成本。《医疗机构专业技术人员岗位结构比例原则》要求卫生技术人员至少要达到医院总编制人数的70%，现在地/县医院300强专业卫生技术人员占比高达87%，已达到这个要求。从图5可见，与2017年相比，2022年医师人数、护士人数占比均提高0.8个百分点。

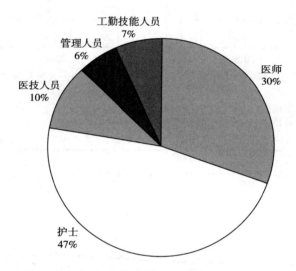

图4 2022年地/县医院300强各岗位人员构成

在地/县医院300强中，2017~2022年医床比和护床比整体呈上升趋势。如图6所示，2017年医床比、护床比和医护比①分别为0.37、0.58和0.64。2022年医床比为0.39、护床比为0.61，意味着平均每床配备了0.39个医师和0.61个护士，均达到了国家三级综合医院的评审标准。医护比为0.65，与国家三级综合医院医护比持平。

---

① 医床比=医师人数/实开床位数，护床比=护士人数/实开床位数，医护比=医师人数/护士人数。

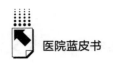
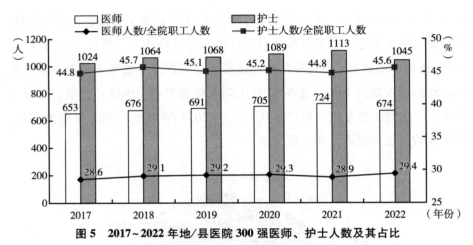

图5 2017~2022年地/县医院300强医师、护士人数及其占比

图6 2017~2022年地/县医院300强医床比、护床比与医护比

（四）拥有硕博高学历、高级职称职工的数量呈增长态势

地/县医院300强2022年的中高级职称人数、硕士学历人数和博士学历人数较2021年均有所降低（见图7）。近年来，地/县医院非常注重人才培养和人才引进，职工整体水平已经有了很大的提高，但在高层次人才（如博士）的培养和引进方面还需要时间的积累和政策的扶持。虽然近年来国家不断推进分级诊疗和医联（共）体建设，推动优质医疗资源下沉，但是

要想真正做到"大病不出现地/县",在当地解决多数老百姓看病的问题,还需要吸引更多高层次人才到地/县医院。

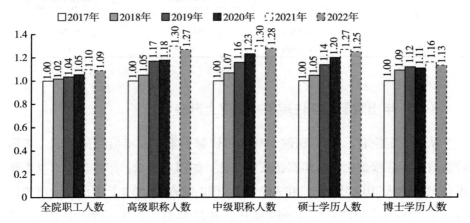

图7 2017~2022年地/县医院300强人员配置指标均值(以2017年数据为1)

二 地/县医院300强:2022年服务量有所上升, 提质增效是关键

(一)医疗服务量有所回升

2017~2022年,地/县医院300强医疗服务量整体呈增长趋势,虽然2021年出现波动,但2022年继续增长(见表1)。与2017年相比,2022年地/县医院300强年门急诊量增长0.48%,年出院量增长6.13%,年住院手术增长9.17%。医疗服务量整体呈增长趋势,尤其年住院手术量保持了较高的增幅,充分体现了分级诊疗的建设成效。

表1 2017~2022年地/县医院300强医疗服务量

单位:人次,例

年份	年门急诊量	年出院量	年住院手术量
2017	1429433	70913	25870
2018	1477058	74416	28311
2019	1481324	76669	27646

续表

年份	年门急诊量	年出院量	年住院手术量
2020	1518505	79577	28435
2021	1385364	73922	28008
2022	1436360	75259	28242

（二）年出院量与年住院手术量呈上升趋势

从功能定位看，地/县医院 300 强年住院手术量占年出院量比例、年出院量占年门急诊量比例每年都在发生变化。如图 8 所示，年住院手术量占年出院量比例从 2017 年的 36.48% 提升至 2022 年的 37.53%，年出院量占年门急诊量的比例从 2017 年的 4.96% 提升至 2022 年的 5.24%，说明手术病人数量在增长，也间接说明地/县 300 强医院需进一步引进高层次人才。

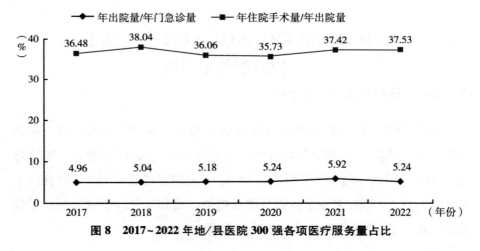

图 8　2017~2022 年地/县医院 300 强各项医疗服务量占比

（三）医师临床工作负荷上升

地/县医院 300 强医疗服务量呈上升趋势。2022 年门急诊量总体小幅回升，比 2021 年上升 3.68%（见图 9），由于医师总人数较 2021 年有所下降，因此，医师人均年门急诊服务量呈上升趋势，这说明地/县医院 300 强医师的工作量增加主要是医师数量下降导致的。年出院量总体呈上升趋势，2021年医师人均年出院量略有下滑，但2022年有所恢复（见图10），这说明地/县医院300强出院量总体仍呈上升趋势。

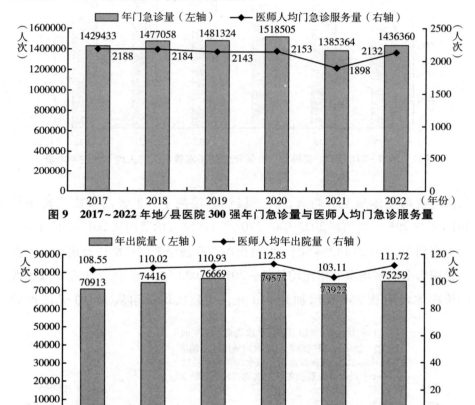

图9　2017~2022年地/县医院300强年门急诊量与医师人均门急诊服务量

图10　2017~2022年地/县医院300强年出院量与医师人均年出院量

图11显示，2022年地/县医院300强年住院手术量达28242人次，医师人均年住院手术量达41.92人次，较上一年增长明显，为近6年最高值，这说明地/县医院的医师数量还有提升空间。

（四）次均费用增加，但增速放缓

如图12所示，2017~2022年地/县医院300强患者的门诊次均费用和住

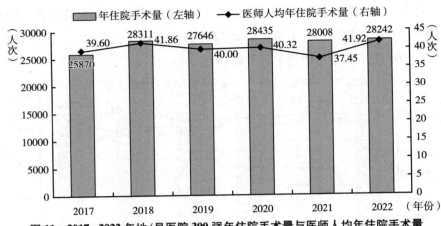

图11 2017～2022年地/县医院300强年住院手术量与医师人均年住院手术量

院次均费用整体呈上升趋势，在三级综合医院中，患者门诊次均费用从
2017年的295元增加到2022年的370元，住院次均费用从2017年的12848
元上涨到2022年的14284元。地/县医院300强患者门诊次均费用和住院次
均费用与全国平均水平相比均偏低。2017～2022年，地/县300强医院患者
门诊次均费用从264元增加到310元，住院次均费用从11410元增加到

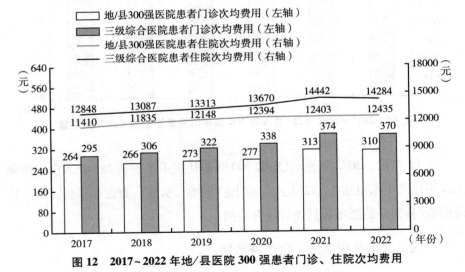

图12 2017～2022年地/县医院300强患者门诊、住院次均费用

数据来源：广州艾力彼医院管理中心与历年《中国卫生健康统计年鉴》。

12435元。虽然地/县医院300强患者门诊、住院次均费用整体呈上升趋势，但总体增速放缓，费用控制成效明显。

三 地/县医院300强：控费初有成效，负债率高，运营风险大

（一）总收入较2021年下降2.8%，控费成效初显

截至2018年底，城乡居民基本医疗保险覆盖了13.5亿人，参保率达96.4%，其中大病保险覆盖了10.5亿人，基本养老保险覆盖了9.4亿人。2021～2025年是深化医药卫生体制改革的重要阶段。国家在推进医疗保障支付改革中提到，逐步将门诊医疗费用纳入基本医疗保险统筹范围。因此，全国公立医院医疗费用增长幅度需稳定在合理范围内，增长幅度力争降到10%以内。地/县医院300强业务收入情况如图13所示，医院整体收入增幅放缓，2022年有所回落，医疗总收入较上一年降低2.8%，门急诊收入下降0.7%，住院收入下降3.0%（见图14），达成增幅小于10%的目标。地/县医院300强总收入增幅远低于2021年的GDP增速（8.1%），由此可见，地/县医院总体费用管控取得成效。

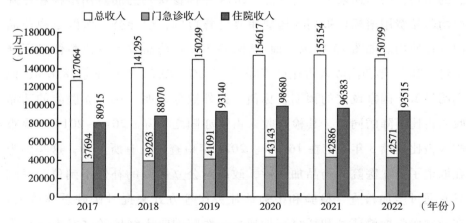

图13　2017～2022年地/县医院300强总收入、门急诊收入与住院收入情况

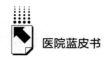
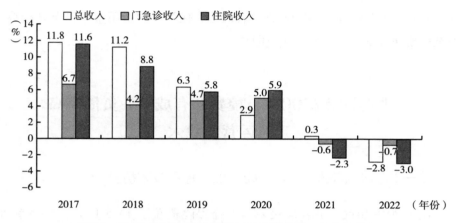

**图14　2017~2022年地/县医院300强总收入、门急诊收入
与住院收入同比增长情况**

（二）药品收入和检查收入占比均呈下降趋势

为优化用药结构，保证医院合理用药，严控公立医院的药品收入占比，国务院在《关于城市公立医院综合改革试点的指导意见》中指出，公立医院药品收入占比（不含中药饮片）总体控制在30%左右，同时为控制药价虚高取消药品加成。随着国家药品集中采购、带量采购管理办法的出台，药品迎来了大幅降价。2019年门诊次均药品费用增幅和住院次均药品费用增幅均被列入国家重点考核范围，引导公立医院重视药品的合理使用。如图15所示，地/县医院300强药品收入占比整体呈下降态势，2021年药品收入占比已下降至27.8%，2022年回升至28.6%，但仍明显低于国家设定的预期目标值。此外数据表明，在公立医院的药品收入占比下降的同时，其检查收入占比亦随之下降，2017~2019年检查收入占比连续3年稳定在16.1%。2022年检查收入有所上升，这是因为在取消了公立医院的药品加成后，政府对公立医院的补偿不到位，医院只有通过增加检查、检验和中药饮片占比等方式来提升医院总体收入。在公立医院取消药品和耗材零加成后，医院的收入结构随之发生了很大

的变化，在这一过程中调整医疗服务价格、节约医院成本、加强精细化管理就显得尤为重要。

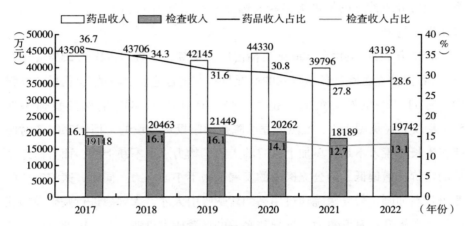

图15 2017~2022年地/县医院300强药品收入和检查收入及其占比

（三）四成以上医院负债率超50%

2017~2022年地/县医院300强净利润均值与利润率如图16所示。2022年地/县医院300强净利润均值达5707万元，利润率达4.20%，较上

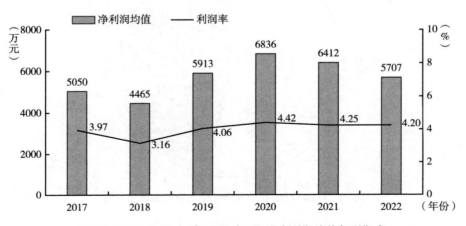

图16 2017~2022年地/县医院300强净利润均值与利润率

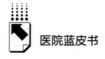
一年略有降低，但 2018 年以来，净利润均值与利润率整体呈上升趋势。地/县医院 300 强净利润均值和利润率的增长与分级诊疗的推进有直接关系，随着分级诊疗的推进更多病人选择留在当地看病和手术，手术病人的占比逐年提升。

2022 年，地/县医院 300 强负债占比为 47%，净资产占比为 53%（见图 17），我国公立医院高负债运营的情况具有一定普遍性。在地/县医院 300 强中，有 11.22% 的医院负债率超过 70%，有高达 41.83% 的医院负债率在 50% 及以上（见图 18）。虽然公立医院是国家投资建设的，但国家财政对医疗卫生长期投入不足，再加上医院的人力、物力成本不断上涨，而且医疗服务的定价普遍偏低，给公立医院的发展带来不小的压力。同时，医疗行业的竞争日渐加剧，公立医院通过用高额薪酬吸引人才、大规模进行基础设施建设等手段提升自身竞争力，这导致医院的运营成本迅速上升。因此对经济状况不好、偿还能力较弱的公立医院而言，若其负债率超过 50%，医院将面临较大的财务风险。目前地/县级医院的负债率较高，这应该引起有关部门的重视。

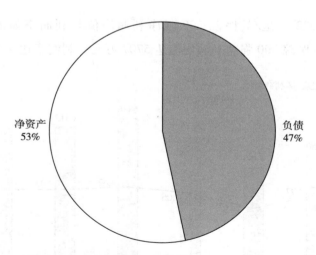

图 17　2022 年地/县医院 300 强净资产和负债占比

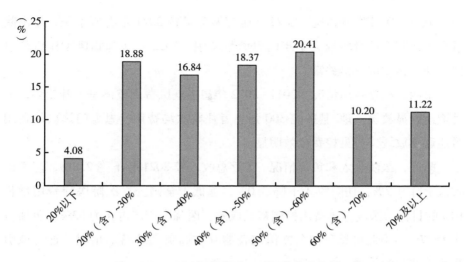

图18　2022年地/县医院300强负债分布情况

四　结语

中国有14亿人，医保覆盖率达96%以上，优质医疗资源不足和资源分布不均衡是医改面临的两大重要问题，分级诊疗体系一直在有序推进中，这也使地/县医院300强得到迅速发展。本报告基于广州艾力彼医院管理中心的数据，对分层医院竞争力排名进行研究，希望通过分析地/县医院300强的特点，为该层级医院的高质量发展提供参考。2017~2022年地/县医院300强的特点如下。

第一，医院规模与运行情况。床位数呈下降趋势，2019~2021年平均床位使用率持续下降，提示床位的负荷量不足，这可能给医院的运营可能带来挑战和压力。

第二，人才梯队情况。医院拥有高级职称、硕博高学历的职工人数呈增长态势，医师和护士人数2022年有所下降但总体仍呈增长态势，医技人数出现下降拐点，随着"千县工程"政策的实施与推进，更多的医生资源需要下沉到县级医院，合理配置人力资源是保证医院高质量发展的前提。

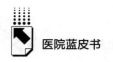

第三，医疗服务情况。2022 年医疗服务量较 2021 年有所增长，年出院量和年住院手术量增幅大于年门急诊量增幅，2022 年医师临床工作负荷总体上升，提质增效是关键。

第四，医疗费用情况。2017~2022 年患者就医费用整体呈上升趋势，但是增速明显放缓。地/县医院 300 强患者住院次均费用、患者门诊次均费用增速逐年放缓，可见控费成效明显。

第五，医院收入和负债情况。医疗总收入较 2021 年下降 2.8%，门急诊收入下降 0.7%，住院收入下降 3.0%，远低于全国公立医院医疗费用增长 10% 的目标，医院总体费用控制初见成效。医院净资产占比为 53%，负债占比为 47%，由此可见我国公立医院普遍存在高负债运营的情况，这应该引起有关部门的重视。

参考文献

［1］庄一强主编《医院蓝皮书：中国医院竞争力报告（2020~2021）》，社会科学文献出版社，2021。

［2］庄一强主编《医院蓝皮书：中国医院竞争力报告（2018~2019）》，社会科学文献出版社，2019。

［3］庄一强主编《医院蓝皮书：中国医院竞争力报告（2017~2018）》，社会科学文献出版社，2018。

［4］庄一强、曾益新主编《医院蓝皮书：中国医院竞争力报告（2017）》，社会科学文献出版社，2017。

［5］国家卫生和计划生育委员会编《2018 中国卫生和计划生育统计年鉴》，中国协和医科大学出版社，2018。

［6］王兴琳等：《2018 公立医院生存发展调研系列报告（一）——卫生投入与医院发展现状分析》，《现代医院》2019 年第 11 期。

［7］王兴琳等：《2018 公立医院生存发展调研系列报告（二）——医院运营压力现状分析》，《现代医院》2019 年第 12 期。

［8］王兴琳等：《2018 公立医院生存发展调研系列报告（三）——医院财务管理现状分析》，《现代医院》2020 年第 1 期。

［9］王兴琳等：《2018 公立医院生存发展调研系列报告（四）——医院转型与发展

趋势》，《现代医院》2020 年第 2 期。

［10］王兴琳等：《新冠肺炎疫情下医院运营状况调查与分析》，《中国卫生质量管理》2020 年第 4 期。

［11］张涛等：《我国公立医院规模扩张现状分析及政策建议》，《中国医院建筑与装备》2018 年第 3 期。

［12］庄一强等：《创新县级医院改革模式的探讨》，《现代医院》2011 年第 4 期。

［13］张永勤等：《2019 版三级公立医院绩效考核指标分析及其对医院管理的影响》，《中华医院管理杂志》2019 年第 9 期。

［14］《国务院办公厅关于印发全国医疗卫生服务体系规划纲要（2015—2020 年）的通知》，中华人民共和国中央人民政府网站，2015 年 3 月 30 日，http：//www. gov. cn/zhengce/content/2015-03/30/content_ 9560. htm。

分 报 告
Sub-reports

B.3
2021年粤港澳大湾区最佳医院
竞争力报告

庄一强　蔡　华　梁竞涛　梁婉莹*

摘　要： 粤港澳大湾区是国内经济最活跃、中医资源优势凸显、对外开放
程度最高的区域之一，因此对粤港澳大湾区"9+2"城市群的医
疗卫生发展现状进行研究意义重大。本报告着重从地域分布、竞
争力要素、学科建设、医院性质以及服务半径5个维度对粤港澳
大湾区最佳医院100强进行横纵对比分析。研究发现，粤港澳大
湾区优质医疗资源主要集中在香港、广州、深圳三个城市，其中
广州、香港优质医疗资源最丰富、医院综合竞争力最强，深圳发
展潜力巨大。在学科建设上，香港处于国际领先地位。未来可推
动粤港澳大湾区城市群间的医师、护士资格互认，充分发挥港澳
广深四大中心城市的引领作用，实现医疗卫生资源互补，打造面

---

* 庄一强，博士，广州艾力彼医院管理中心主任；蔡华，广州艾力彼医院管理中心副主任；梁
竞涛，广州艾力彼医院管理中心助理咨询师；梁婉莹，广州艾力彼医院管理中心数据分析师。

向国际的粤港澳大湾区医疗圣地。

关键词： 最佳医院 100 强　医院综合竞争力　粤港澳大湾区

一　粤港澳大湾区医疗卫生发展现状

（一）粤港澳大湾区医疗卫生政策背景

粤港澳大湾区包括香港特别行政区、澳门特别行政区和广东省广州市、深圳市、珠海市、佛山市、惠州市、东莞市、中山市、江门市、肇庆市（以下称"珠三角九市"），其"三面环山、三江汇聚"，具有良好的港口群和广阔的经济腹地，在国家发展规划中具有重要战略地位。粤港澳三地的医疗体制与发展状况因不同的社会背景各具特色：广东不断引进前沿医疗技术；香港与国际接轨，拥有高精尖的医疗技术与设备；澳门有多层次医疗保障（福利性免费医疗、医疗保险和医疗援助机制），社会福利体系与社区医疗服务网络比较完善。

2019 年 2 月 19 日，中共中央、国务院印发《粤港澳大湾区发展规划纲要》，提及需推动优质医疗卫生资源紧密合作，支持港澳医疗卫生服务提供主体在珠三角九市按规定以独资、合资或合作等方式设置医疗机构，发展区域医疗联合体和区域性医疗中心。但是粤港澳三地分属不同关税区域，存在市场互联互通水平不高、生产要素不能高效便捷流动等问题，如在港澳地区注册的药物和医疗器械，在内地需重新认证，耗时耗力。因此，要推动"健康湾区"建设，打破机制性障碍势在必行。2020 年 11 月 25 日，国家市场监管总局发布《粤港澳大湾区药品医疗器械监管创新发展工作方案》，该方案指出，在珠海九市开业的可使用临床急需、已在香港上市的药物，以及使用临床急需、香港公立医院已采购使用、具有临床应用先进性的医疗器械的指定医疗机构，由国家药品监督管理局批准改为由国务院授权广东省人民政府批准。2021 年 8 月 27 日，广东省药品监督管理局通报"港澳药械通"政策试点

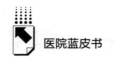

工作已完成，政策扩展实施的首批5家内地指定医疗机构位于广州、深圳、珠海、中山。"港澳药械通"政策是系统性、整体性、协同性的改革创新，不仅在地域上横跨粤港澳三地，还涉及进口审批、境外采购、进口通关、贮存配送、临床使用等多个环节。这两项政策的落地实施，为粤港澳大湾区乃至全国百姓带来了更高层次、更优质的医疗服务，也造福了众多的跨境患者。

（二）粤港澳大湾区医疗卫生资源配置分析

本报告主要对粤港澳大湾区各城市的医疗卫生资源配置指标进行深入分析，含每千人卫生机构床位数、每千人执业（助理）医师数、每千人注册护士数等（以下分别简称"千人床""千人医师""千人护士"）。

由表1可知，2021年粤港澳大湾区11个城市的GDP和人均GDP均可划分为三个梯队。在GDP上，第一梯队为深圳、广州、香港，第二梯队为佛山、东莞，其余6个城市为第三梯队。在人均GDP上，第一梯队为香港、澳门。第二梯队为深圳、珠海、广州、佛山、东莞，其余城市为第三梯队。

与上年相比，在GDP上，三个梯队的划分没有变动；在人均GDP上，第一梯队无变化，但东莞人均GDP首次突破10万元，该市进入第二梯队。除香港以外，其余城市的GDP、人均GDP及常住人口均较上年有所上升。香港GDP、人均GDP与常住人口数量下滑可能是其经济较为依赖外部，在疫情的影响下，依靠服务行业的香港遭受了严重冲击；香港出生人口下降，也是受到疫情的影响，同时人口老龄化的趋势也在不断加剧，各种因素导致其常住人口数量有所下降。

表1　2021年粤港澳大湾区11个城市经济、常住人口及变化情况

城市	2021年					较2020年变化情况		
	GDP（亿元）	GDP梯队分布	人均GDP（元）	人均GDP梯队分布	常住人口数量（百万人）	GDP（亿元）	人均GDP（元）	常住人口数量（百万人）
香港	23740	1	320244	1	7.41	-364	-4241	-0.02
澳门	1929	3	282387	1	0.68	251	36678	0

城市	2021年					较2020年变化情况		
	GDP（亿元）	GDP梯队分布	人均GDP（元）	人均GDP梯队分布	常住人口数量（百万人）	GDP（亿元）	人均GDP（元）	常住人口数量（百万人）
广州	28232	1	150085	2	18.81	3213	15038	0.07
深圳	30665	1	173428	2	17.68	2995	14119	0.05
佛山	12157	2	126465	2	9.61	1341	12308	0.09
东莞	10855	2	103023	2	10.54	1205	10847	0.06
惠州	4977	3	82053	3	6.07	755	11862	0.01
中山	3566	3	79835	3	4.47	414	8357	0.04
珠海	3882	3	157366	2	2.47	400	11721	0.02
江门	3601	3	74482	3	4.84	400	7498	0.04
肇庆	2650	3	64169	3	4.13	338	7851	0.01

数据来源：《中国统计年鉴2021》、《2021年广东省卫生健康统计年鉴》、香港政府统计处网站、澳门统计暨普查局网站、广州艾力彼医院管理中心数据库。

2021年粤港澳大湾区各城市医疗卫生资源配置情况如表2所示，其中广州、香港、江门的"千人床"较高，广州、珠海的"千人医师"最高，香港、广州、珠海的"千人护士"较高，其中香港高达8.3人，高出第2位的广州3.6人。综合来看，广州的"千人床""千人医师""千人护士"均较高；香港的"千人床""千人护士"较高，但"千人医师"在粤港澳大湾区11个城市中最低；澳门的"千人医师""千人护士"较高，但"千人床"在粤港澳大湾区11个城市中最低；深圳的"千人医师"较高，但"千人床""千人护士"在粤港澳大湾区11个城市中排名靠后。由此可知，穗港、珠港医师互认以及深港护士互认，可充分调动粤港澳大湾区内部的医疗资源，实现区域内的医疗资源互补。

对比表2中2021年与2020年的数据可知，从整体上看，除香港的"千人床""千人医师"略有下降，澳门三个指标数据保持稳定外，粤港澳大湾区其他城市均有不同程度的上升。其中，"千人床"增加较多的是广州、肇庆，均较上年增加0.3张，广州赶超香港，居于首位；粤港澳大湾区各城市的"千人医师"变化均不大，增加较多的是广州、深圳、珠海，均较上年增加了 0.2 人;"千人护士"增加最多的是珠海,较上年增加了 0.4 人,珠海的"千人护士"超过澳门,仅次于香港和广州,此外广州、惠州、肇庆的"千人护士"均较上年增加了 0.3 人。由以上分析可知,除香港、澳门外,2020~2021 年粤港澳大湾区各城市的医疗卫生资源配置情况都有所进步,其中进步明显的城市有广州、珠海、肇庆。

表 2   2020 年与 2021 年粤港澳大湾区 11 个城市医疗卫生资源配置情况

城市	每千人卫生机构床位数(张)			每千人执业(助理)医师数(人)			每千人注册护士数(人)		
	2020 年	2021 年	两年对比	2020 年	2021 年	两年对比	2020 年	2021 年	两年对比
香港	5.7	5.6	-0.1	2.1	2.0	-0.1	8.3	8.3	0
澳门	2.5	2.5	0	2.6	2.6	0	3.8	3.8	0
广州	5.4	5.7	0.3	3.3	3.5	0.2	4.4	4.7	0.3
深圳	2.8	2.9	0.1	2.4	2.6	0.2	2.6	2.8	0.2
佛山	4.0	4.2	0.2	2.3	2.4	0.1	3.0	3.1	0.1
东莞	3.2	3.3	0.1	2.1	2.2	0.1	2.7	2.8	0.1
惠州	3.8	3.9	0.1	2.5	2.6	0.1	2.8	3.1	0.3
中山	3.6	3.7	0.1	2.2	2.2	0	2.8	2.9	0.1
珠海	4.6	4.7	0.1	3.3	3.5	0.2	3.8	4.2	0.4
江门	5.2	5.3	0.1	2.4	2.4	0	3.2	3.4	0.2
肇庆	4.6	4.9	0.3	2.2	2.3	0.1	2.8	3.1	0.3

数据来源:《中国统计年鉴 2021》、《2021 年广东省卫生健康统计年鉴》、香港政府统计处网站、澳门统计暨普查局网站、广州艾力彼医院管理中心数据库。

综合粤港澳大湾区 11 个城市的经济发展和医疗卫生资源配置情况,可以发现:各城市在实现经济增长的同时,其医疗卫生资源配置水平也在同步上升,但二者间的契合度各城市不一。经济实力较强的广州、香港,其医疗卫生资源相对丰富;经济实力较弱的中山、肇庆等城市,其医疗卫生资源相对匮乏。此外,经济实力较强的新一线城市深圳与 GDP 总量首次突破万亿元的东莞,在医疗卫生资源配置方面虽发展较快,但与广州、香港等一线城市相比仍有较大差距。

由此可见,各城市经济实力的增强对推动区域卫生事业发展有积极作用,所以当城市经济显著发展时,应进一步加大医疗卫生支出,提高自身医疗综合实力。但从个别城市的发展中可以看到，医疗卫生资源配置往往滞后于经济发展。

二　粤港澳大湾区最佳医院100强分析

本报告将从医疗技术、资源配置、运营效率、医疗质量等维度对粤港澳大湾区最佳医院100强进行横向对比分析，并对各家医院历年的数据进行纵向的趋势分析，旨在对粤港澳大湾区城市群的医院综合水平与医疗发展现状进行剖析，从而为粤港澳大湾区的医疗卫生事业发展进言献策，提供全面的数据参考。

（一）最佳医院100强地域分布分析

本报告主要对粤港澳大湾区的医疗发展水平、医疗资源配置情况、医院运营竞争力进行分析。首先，对各城市上榜粤港澳大湾区最佳医院100强的医院数量、医院上榜率及与上年变化情况进行横纵对比分析。

2021年粤港澳大湾区11个城市的上榜医院数量及上榜医院占比情况如表3所示。从上榜医院数量来看，可划分为三个梯队。第一梯队是广州、香港，上榜医院数量均超过20家，其中广州达到30家；第二梯队是深圳，上榜医院数量达18家；其余8个城市属于第三梯队，上榜医院数量较少，为1~6家。可见，粤港澳大湾区的优质医疗资源高度集中，广州、香港、深圳三地的上榜医院数量占比高达71%，首次突破七成，2021年粤港澳大湾区最佳医院100强的地域分布更加集中。

从上榜医院占比情况来看，澳门、香港的上榜医院占比较高，属于第一梯队，其中澳门的上榜医院占比高达50%，但与其医院总数（仅有4家）少有关；深圳、广州、珠海的上榜医院占比也较高，均在10%左右，属于第二梯队；其余6个城市的上榜医院占比较低，均在6%以下，它们属于第三梯队，其中肇庆的上榜医院占比仅1.32%，在11个城市中最低。可见，港澳地区整体的医院资源与医疗水平仍高于珠三角九市的平均水平。

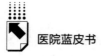

澳门、东莞、佛山的上榜医院数量均较上年减少 1 家, 广州增加 2 家, 深圳增加 1 家。但从上榜医院占比变化来看, 除广州上升、香港不变外, 其余 9 个城市均有不同程度下降, 原因是各城市的医院总数量均在上升。可见, 粤港澳大湾区最佳医院 100 强竞争将愈加激烈, 各城市医院需不断提高自身综合竞争力。

表 3　2021 年粤港澳大湾区 11 个城市上榜医院数量、上榜医院占比及其变化情况

城市	上榜医院数量(家)	城市医院数量(家)	上榜医院占比(%)	上榜医院数量较上年变化(家)	城市医院数量较上年变化(家)	上榜医院占比较上年变化(个百分点)
香港	23	144	15.97	0	0	0.00
澳门	2	4	50.00	−1	0	−25.00
广州	30	305	9.84	2	16	0.15
深圳	18	163	11.04	1	18	−0.68
佛山	6	141	4.26	−1	10	−1.08
东莞	6	119	5.04	−1	7	−1.21
中山	4	69	5.80	0	1	−0.08
珠海	4	48	8.33	0	6	−1.19
惠州	3	93	3.23	0	12	−0.47
江门	3	61	4.92	0	8	−0.74
肇庆	1	76	1.32	0	18	−0.40

注: 香港医院包括医院管理局下辖医院及机构、私家医院、护养院及惩教机构的医院, 港澳医院数据来自《中国统计年鉴 2021》; 广东省 9 个城市的 "城市医院数量" 包括医院、妇幼保健院、专科疾病防治院, 数据来源于《2021 年广东省卫生健康统计年鉴》。

2020 年与 2021 年粤港澳大湾区各城市上榜医院数量的变化情况如图 1 所示。在上榜粤港澳大湾区最佳医院 100 强的城市中, 广州、香港、深圳三地优势明显, 其中广州较上年增加了 2 家, 深圳增加了 1 家; 佛山、东莞、澳门均减少 1 家, 其他城市与上年持平。可见, 处在龙头地位的广州与潜力巨大的深圳, 其医院竞争力仍在提升, 其他城市可能受疫情影响略有停滞。

如图 2 所示, 在粤港澳大湾区最佳医院 100 强中, 前 20 强均集中在广州与香港两市, 说明广州、香港是粤港澳大湾区优质医疗资源最丰富、医院综合竞争力最强的两个城市。在最佳医院 10 强中, 广州与香港各占 5 家;

11~20强中,香港占6家,广州占4家。从头部医院数量上看,香港略强于广州。在21~30强中,深圳与佛山均有医院上榜。其中,深圳在21~100强中,每个小榜段(每10名为一个榜段)都有医院上榜,整体医疗资源与医院综合竞争力仅次于广州与香港,与其他城市相比优势明显;东莞、中山从31~40强开始有医院上榜。可见,粤港澳大湾区优质医疗资源主要集中在广州、香港、深圳三地。

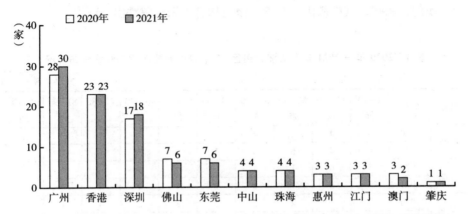

图1 2020年与2021年粤港澳大湾区11个城市最佳医院100强上榜的医院数量

数据来源:广州艾力彼医院管理中心。

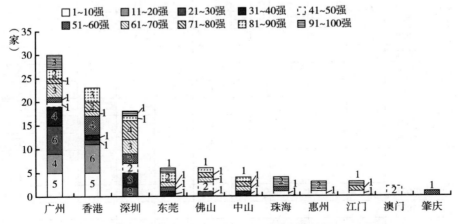

图2 2021年粤港澳大湾区11个城市最佳医院100强分布情况

数据来源:广州艾力彼医院管理中心。

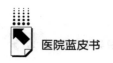
2020年与2021年粤港澳大湾区最佳医院100强分布情况如表4所示，上榜医院数量增加、质量提升的城市有广州、深圳两市，其中广州有一家医院从61~70强提升到51~60强，有2家医院新进入100强（91~100强）；深圳有一家医院从41~50强提升到31~40强，有1家医院新进入100强（91~100强），但也有一家医院从51~60强跌落到61~70强。上榜医院数量、质量基本持平的城市有香港、中山、珠海、江门、肇庆；略有下降的城市有佛山、东莞、澳门、惠州，其中佛山、东莞、澳门均有1家医院跌出100强。

表4　2020年与2021年粤港澳大湾区11个城市最佳医院100强分布情况

单位：家

城市	年份	1~10强	11~20强	21~30强	31~40强	41~50强	51~60强	61~70强	71~80强	81~90强	91~100强
广州	2020	5	4	6	4	1		4	1	2	1
	2021	5	4	6	4	1	1	3	1	2	3
香港	2020	5	6	1	1		4	1	2	3	
	2021	5	6	1	1		4	1	2	3	
深圳	2020			2	2	3	3	2	4	1	
	2021			2	3	2	2	3	4		1
佛山	2020			1		2		1	1	1	1
	2021			1		2		1	1	1	
东莞	2020				1		1	1		2	2
	2021				1		1	1		2	1
中山	2020							1	1	1	
	2021				1			1	1	1	
珠海	2020					1	1				2
	2021					1	1				2
惠州	2020					1					2
	2021				1						2
澳门	2020					2					1
	2021					2					
江门	2020					1			1		1
	2021					1			1		1
肇庆	2020						1				
	2021						1				

数据来源：广州艾力彼医院管理中心。

（二）最佳医院100强运营竞争力要素分析

本报告将从资源配置、医院运营要素两个方面对医院运营竞争力进行分析，具体以全院职工人数、实际开放床位数、人床配置率（全院职工人数/实际开放床位数）三个要素指标的折算值进行分析。

在粤港澳大湾区最佳医院100强中，11个城市的全院职工人数折算值、实际开放床位数折算值以及人床配置率折算值如图3所示。

从人力资源配置角度分析，香港上榜最佳医院100强的全院职工人数折算值排名第一，高达1.53，是粤港澳大湾区11个城市中唯一一个超过1.00的城市，远高于排名第二的广州，这说明香港医院的人力资源比较充裕。其余10个城市全院职工人数折算值均低于1.00，其中广州、惠州较高，接近1.00；澳门的全院职工人数折算值最低，仅0.34。综上，香港在人力资源配置上优势突出，其他10个城市则有所不足，尤其是澳门医院的人力资源严重匮乏。

从床位配置角度分析，在珠三角九市中，珠海、深圳的实际开放床位数折算值略低于1.00，其余7市床位配置较充足，均大于1.00。其中，肇庆的实际开放床位数折算值最高，达1.24；东莞、广州、惠州3市紧随其后，都大于或等于1.20。而港澳两地实际开放床位数折算值在粤港澳地区城市群中较低，分别为0.73和0.57。

综合人力资源配置与床位配置，即从人床配置率上看，只有香港一个城市的人床配置率高于1.00，其他10个城市的人床配置率相对较低。将11个城市的人床配置率分成三个梯队：第一梯队是香港，高达1.63；第二梯队是深圳、广州、佛山，这3个城市的人床配置率接近1.0；其余7个城市属于第三梯队，人床配置率在0.66~0.78。其中，广州、惠州、中山、肇庆、东莞5市人床配置率偏低的主要原因是这些城市上榜医院的实际开放床位数较多；佛山、珠海、江门3市人床配置率偏低的主要原因是人力资源配置相对不足；而澳门人床配置率偏低的原因是人力资源配置及床位配置均不足。可见，在粤港澳大湾区最佳医院100强中，澳门的人力资源配置与床位配置均严重不足，

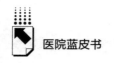

珠三角九市的上榜医院普遍在医院规模上占优势，但在人力资源与床位的配置方面仍有提升空间。

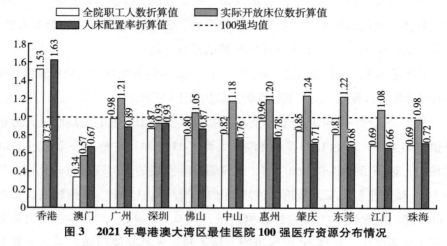

图 3 2021 年粤港澳大湾区最佳医院 100 强医疗资源分布情况

说明：分别以粤港澳大湾区 2021 年最佳医院 100 强全院职工人数、实际开放床位数、全院职工人数/实际开放床位数的均值为 1，各城市上榜医院的全院职工人数、实际开放床位数、全院职工人数/实际开放床位数按比例折算。

数据来源：广州艾力彼医院管理中心。

由表 5 可见，全院职工人数折算值较上年增加的有澳门、惠州、东莞、江门、珠海 5 市，其中澳门与江门上升幅度较大，分别增加了 0.13、0.17；较上年下降的有香港、广州、佛山、中山、肇庆 5 市。实际开放床位数折算值较上年增加的有澳门、深圳、佛山、中山、东莞、江门、珠海 7 市，其中澳门、深圳、江门增幅较大，分别增加了 0.17、0.09、0.32；较上年减少的有香港、广州、惠州 3 市，其中惠州与上年差距较大，其实际开放床位数折算值由 1.52 降至 1.20。人床配置率折算值较上年有所增长的城市有佛山、中山、惠州、肇庆、珠海，其中佛山的增幅较大，增长了 0.13；较上年下降的有澳门、深圳、东莞、江门 4 市，其中澳门与上年差距较大，其人床配置率折算值从 1.22 降至 0.67。可以发现，澳门、东莞、江门的全院职工人数折算值与实际开放床位数折算值均较上年有所增加，人床配置率折算值却在下降，这表明三个城市的人力资源配置愈加紧张。

表5　2020 年与 2021 年粤港澳大湾区最佳医院 100 强医疗资源分布情况

城市	年份	全院职工人数折算值	实际开放床位数折算值	人床配置率折算值
香港	2020	1.55	0.78	1.63
	2021	1.53	0.73	1.63
澳门	2020	0.21	0.40	1.22
	2021	0.34	0.57	0.67
广州	2020	1.07	1.28	0.89
	2021	0.98	1.21	0.89
深圳	2020	0.87	0.84	1.05
	2021	0.87	0.93	0.93
佛山	2020	0.84	1.01	0.74
	2021	0.80	1.05	0.87
中山	2020	0.84	1.16	0.73
	2021	0.82	1.18	0.76
惠州	2020	0.92	1.52	0.71
	2021	0.96	1.20	0.78
肇庆	2020	0.88	1.24	0.70
	2021	0.85	1.24	0.71
东莞	2020	0.78	1.11	0.70
	2021	0.81	1.22	0.68
江门	2020	0.52	0.76	0.69
	2021	0.69	1.08	0.66
珠海	2020	0.66	0.95	0.68
	2021	0.69	0.98	0.72

数据来源：广州艾力彼医院管理中心数据库。

（三）最佳医院20强学科建设分析

学科建设是医院最重要的资源之一，在资源配置中居于主导地位。学科建设的水平直接反映出医院的整体办院水平和学术地位，是医院医疗、教学、科研工作的有机结合，是医院提高医疗技术的保障，是医院提升品质的关键，也是医院提高业务水平及培养高层次人才的重要保证。此外，完备的学科建设能为医疗卫生事业改革与创新提供更充足的理论依据。

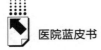

本节以 2021 年粤港澳大湾区最佳医院 20 强为分析对象，研究并分析其所属高校医学学科在国内外知名机构的排名情况。经初步分析可知，在粤港澳大湾区最佳医院 20 强中，有 10 家医院有所属高校（含直属与非直属），对应所属高校 6 家，与上年无异。所属高校具体情况见表 6 与表 7。

从入围医院数量上看，中山大学名下入围粤港澳大湾区最佳医院 20 强的医院数量最多，有 4 家；其次是南方医科大学，有 2 家；其余 4 所高校各有 1 家。与上年相比，6 所高校名下入围医院数量无变化。从入围医院质量上看，综合国内外知名机构医学学科排名或评估结果可知，香港大学与香港中文大学两所高校整体排名情况在 6 所高校中最优；其次是中山大学，其名下有 3 家医院入围粤港澳大湾区最佳医院 10 强，在国际排名上仅次于香港两所高校；南方医科大学国内与国际排名在 6 所高校中均排在第 4 位。6 所高校及其名下医院的排名与变动情况如下。

一是国内医学学科排名情况。在粤港澳大湾区最佳医院 20 强中，香港大学名下医院（玛丽医院）仍居首位；在中山大学名下的 4 家医院中，中山大学附属第一医院从第 3 位上升至第 2 位，赶超香港中文大学名下医院（威尔斯亲王医院），中山大学孙逸仙纪念医院也从第 8 位提升到第 7 位；在南方医科大学名下的 2 家医院中，南方医科大学珠江医院从第 19 位上升到第 18 位；广州医科大学名下医院（广州医科大学附属第一医院）从第 13 位提升到第 12 位。从教育部第四轮临床医学一级学科评估结果来看，中山大学、南方医科大学和广州医科大学 3 所高校的评估结果分别为 A-、B、B-，与上年相比无变动。

二是国际医学学科排名情况。在《美国新闻与世界报道》全球大学临床医学学科排名中，粤港澳大湾区最佳医院 20 强所属高校中共有 5 所高校入围500 强，其中 4 所高校进入 300 强，2 所高校进入 100 强，1 所高校（香港中文大学）首次进入 50 强。与上年相比，6 所高校的排名均有所提高，其中广州医科大学的排名提升幅度最大，由第 519 位上升至第 453 位，首次进入 500 强。在英国 T. H. E. 全球大学临床医学学科排名中，共有 4 所高校入围，排名均较上年有所提高，其中香港大学与香港中文大学进入 50 强。在英国 Q. S. 全球大学临床医学学科排名中共有 3 所高校进入 150 强，2 所高校进入 50 强。

与上年相比，香港中文大学排名上升11位，进入30强行列，但香港大学、中山大学排名分别下降1位、9位。

综上可知，中山大学与南方医科大学在粤港澳大湾区最佳医院20强中附属医院数量较多，显示这两所高校的附属医院竞争力较强。在学科建设上，香港两所高校的临床医学学科建设处于国际领先地位，综合竞争力仍强于珠三角九市。但广东的医科大学及附属医院规模较大，与内地人口密集、医疗需求巨大的特点相匹配。

表6　2021年粤港澳大湾区最佳医院20强所属高校

高校	粤港澳大湾区最佳医院20强机构数（家）	粤港澳大湾区最佳医院20强名次	教育部第四轮临床医学一级学科评估结果*	《美国新闻与世界报道》全球大学临床医学学科排名**	英国T.H.E.全球大学临床医学学科排名***	英国Q.S.全球大学临床医学学科排名****
香港大学	1	1	—	60	13	40
中山大学	4	2、5、7、14	A-	105	101~125	148
香港中文大学	1	3	—	48	44	29
南方医科大学	2	4、18	B	281	401~500	—
广州医科大学	1	12	B-	453	—	—
广州中医药大学	1	20	—	595	—	—

注：*中国教育部学位与研究生教育发展中心于2016年开展第四轮一级学科评估；**《美国新闻与世界报道》2023年全球大学临床医学学科（Clinical Medicine）排名；***英国泰晤士高等教育2023年全球大学临床医学学科（Clinical, pre-clinicl&health）排名；****英国Quacquarelli Symonds 2022年全球大学临床医学学科（Medicine）排名。

表7　2020年与2021年粤港澳大湾区最佳医院20强所属高校对比分析

高校	2021年与2020年比较
香港大学	总排名仍居首位，国内排名不变，国际各项排名有升有降
中山大学	入围粤港澳大湾区最佳医院20强的医院数量不变且有两家排名上升，国际各项排名有升有降
香港中文大学	国内排名下降一位，国际各项排名有进步
南方医科大学	入围粤港澳大湾区最佳医院20强医院数量不变，各项排名有进步
广州医科大学	国内外参评的两个学科排名都有提高
广州中医药大学	国内排名无变化，国际排名有提高

数据来源：广州艾力彼医院管理中心。

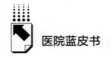
（四）最佳医院100强医院性质分析

由 2019～2021 年上榜的公立医院和社会办医院占比情况可知（见图 4），2019～2021 年上榜粤港澳大湾区最佳医院 100 强的公立医院数量呈现逐年上升态势，占比从 2019 年的 82% 上升至 2021 年的 86%；而社会办医院上榜数量则逐渐减少，占比从 2019 年的 18% 降至 2021 年的 14%。可见，上榜的公立医院在数量上占绝对优势，2021 年甚至是社会办医院上榜数量的 6.14 倍，这也表明当前粤港澳大湾区优质医疗资源和技术主要集中于公立医院。

早在 2015 年，中国社会办医院的总数已超过公立医院，且仍在逐年快速增长。截至 2021 年底，社会办医院总数占医院总数的比重达 67.72%，但其诊疗人次仅占 15.72%，出院人次仅占 18.59%，总体医疗服务能力未达 20%（截至 2021 年底，国内医院数量总计 36570 家，其中公立医院 11804 家，社会办医院 24766 家；公立医院诊疗 32.7 亿人次，出院 16404 万人次；社会办医院诊疗 6.1 亿人次，出院 3745 万人次）。

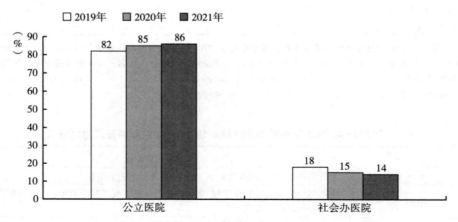

图 4　2019～2021 年上榜的公立医院和社会办医院占比情况

数据来源：广州艾力彼医院管理中心。

结合图4与图5可知，2021年共有14家社会办医院上榜粤港澳大湾区最佳医院100强，其中10家来自港澳两地，而珠三角九市仅有4家社会办医院上榜。结合近5年全国社会办医院数量不断增加的现状可以看出，港澳地区的社会办医发展水平较高，而内地的社会办医院虽然数量众多，但整体综合实力较弱。

从城市分布上分析，上榜社会办医院数量最多的是香港，其次是东莞，广州、佛山、澳门各1家，深圳等6个城市没有社会办医院上榜。与上年相比，澳门有一家社会办医院跌出最佳医院100强行列。

此外，2021年6月4日国务院办公厅发布了《关于推动公立医院高质量发展的意见》，可以预见未来国家将进一步强化公立医院的主体地位，持续加大对公立医院的扶持力度，这给社会办医院的发展带来严峻挑战。

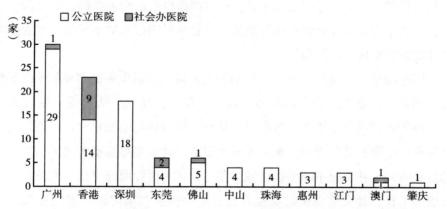

图5　2021年粤港澳大湾区11个城市上榜的公立医院和社会办医院分布情况

数据来源：广州艾力彼医院管理中心。

如表8所示，粤港澳大湾区最佳医院100强中各个区间均有社会办医院分布。与2020年相比，2021年上榜社会办医院总数减少1家，有1家澳门的社会办医院跌出100强行列。在国家大力扶持公立医院发展的背景下，社会办医院发展面临较大竞争压力，只有综合实力很强的社会办医院才能在公立医院高质量发展的浪潮下站稳脚跟。

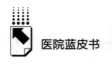

表8 2020 年与 2021 年上榜粤港澳大湾区最佳医院 100 强的各类医院分布情况

单位：家

年份	性质	1~20 强	21~40 强	41~60 强	61~80 强	81~100 强
2020	社会办医院	3	2	4	1	5
	公立医院	17	18	16	19	15
2021	社会办医院	3	2	4	1	4
	公立医院	17	18	16	19	16

数据来源：广州艾力彼医院管理中心。

（五）最佳医院100强医疗服务半径分析

医疗服务半径是指医院与病患间的物理距离。根据距离的远近可分为短半径与长半径：短半径指情况紧急，短时间需得到医治的疾病，如急诊、妇产科、老年心血管等需就近就医的疾病；长半径则指病情不紧急，可远距离转移就医的疾病，如肿瘤等。

国务院办公厅发布的《关于推动公立医院高质量发展的意见》（以下简称《意见》）提出，公立医院力争通过 5 年努力实现三大转变：发展方式从规模扩张转向提质增效，运行模式从粗放管理转向精细化管理，资源配置从注重物质要素转向更加注重人才技术要素。这也是粤港澳大湾区医院未来的发展方向，并以此不断增强区域竞争力，扩大医疗服务半径。此外，为扩大服务半径，各大优质医院都在开设分院，告别"单院区"发展态势，迈入"多院区"时代。《意见》明确提出，支持部分实力强的公立医院在控制单体规模的基础上，适度建设发展多院区，以便发生重大疫情时能够迅速转换功能。以南方医科大学南方医院为例，该医院设有增城分院、知识城院区、白云分院、江高院区、太和分院等多个院区，实现"一院多区"协同发展格局，不断提升医疗水平和公共卫生服务能力，推动医院建设全面提质增效。在 2022 年 11 月 23 日广州疫情发生时，南方医科大学南方医院仅用一天时间改建好定点收治医院，利用一院多区医疗资源储备空间，迅速完成平急转换、平急结合，统筹兼顾疫情防控任务和日常医疗服务。

因此，对粤港澳大湾区最佳医院 100 强的医疗服务半径进行分析，可在一定程度上为粤港澳大湾区医院发展规划指明方向，提供科学依据。

从短半径上看，仅香港、澳门、广州、深圳 4 地的医疗技术水平较高，短半径竞争力较强，但其余 7 市的医疗资源相对不足，医疗水平仍有待提升。尤其是 2022 年广东省《政府工作报告》明确指出，广东要加快建设"轨道上的大湾区"，构筑大湾区快速交通网络，预计 2025 年，珠三角各城市将实现高铁"一小时通达"。大湾区快速交通网络的构建将大大缩短医院与患者间的物理距离，届时广东处于劣势的 7 个地级市将直面穗、港、澳、深优质医疗资源的巨大压力，7 个地级市医院的短半径竞争力也将大大降低，陷入患者流失的窘境。因此，广东 7 市亟须增强自身短半径竞争力，加强短半径专科建设。

从长半径上看，粤港澳大湾区要建成世界级城市群，其医疗服务需面对全国乃至全球。因此，穗、港、澳、深四地可发挥头部带动作用，提升其作为中心城市的核心竞争力。以香港、澳门、广州、深圳四大中心城市为区域医疗发展的核心引擎，着重加强四大中心城市的长半径专科建设，继续发挥比较优势做优做强，对珠三角其余 7 市形成辐射带动作用。

三　结语

粤港澳三地医疗体系不同，打破机制性障碍是推动"健康湾区"建设的重要一环。自 2019 年以来，国家陆续发布了《粤港澳大湾区发展规划纲要》、《粤港澳大湾区药品医疗器械监管创新发展工作方案》、"港澳药械通"政策等，为粤港澳大湾区乃至全国百姓带来更高层次、更优质的医疗服务。

城市经济实力的增强对推动区域卫生事业发展有积极作用，当城市经济显著发展时，应当进一步加大卫生医疗支出，提高自身医疗综合实力，但医疗资源配置往往滞后于城市经济的发展。

在粤港澳大湾区最佳医院 100 强中，广州和香港的上榜医院数量最多、上榜率高且排名靠前，最佳医院 20 强均集中在这两个城市，说明广州、香

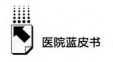

港是粤港澳大湾区优质医疗资源最丰富、医院综合竞争力最强的两个城市，是带动大湾区发展，面向国际的"领头羊"。此外，深圳发展潜力巨大，在其他城市受疫情影响发展略有停滞时，其医院竞争力仍在提升，紧追穗、港。

香港上榜医院的人床配置折算值高于珠三角九市，其在人力资源配置上有显著优势；但港澳两地上榜医院的实际开放床位数折算值较低，珠三角九市在床位规模上占优势；此外，澳门的人床配置率较上年下降 0.67 个百分点，人力资源与床位相对匮乏。可预见，穗港、珠港医师互认以及深港护士互认，将充分调动大湾区医疗资源，实现区域内医疗资源互补。

在学科建设上，香港两所高校的临床医学学科建设处于国际领先地位，综合竞争力强于珠三角九市。而广东的医科大学及附属医院规模较大，与内地人口密集、医疗需求巨大的特点相匹配。

在医院性质上，粤港澳大湾区的优质医疗资源仍主要集中在公立医院，公立医院的整体综合竞争力与服务能力更强。尤其是在《关于推动公立医院高质量发展的意见》等文件发布后，国家将持续加大对公立医院的扶持力度，社会办医发展压力较大。在地域上，港澳地区的社会办医发展水平较高，而内地的社会办医院虽然数量众多，但整体综合竞争力较弱。

广东处于劣势的 7 个地级市亟须加强短半径专科建设，增强自身短半径竞争力。香港、澳门、广州、深圳四大中心城市则需继续发挥比较优势做优做强，面向国际。

参考文献

［1］庄一强、王兴琳主编《医院蓝皮书：中国医院竞争力报告（2022）》，社会科学文献出版社，2022。

［2］庄一强主编《医院蓝皮书：中国医院竞争力报告（2020～2021）》，社会科学文献出版社，2021。

［3］庄一强主编《医院蓝皮书：中国医院竞争力报告（2019～2020）》，社会科学

文献出版社，2020。

［4］庄一强主编《医院蓝皮书：中国医院竞争力报告（2018～2019）》，社会科学文献出版社，2019。

［5］国家卫生健康委员会编《2022中国卫生健康统计年鉴》，中国协和医科大学出版社，2022。

［6］国家统计局编《中国统计年鉴2021》，中国统计出版社，2021。

［7］广东省卫生健康委政务服务中心编《2021年广东省卫生健康统计年鉴》。

［8］郭跃文编《粤港澳大湾区蓝皮书：粤港澳大湾区建设报告（2020～2021）》，社会科学文献出版社，2021。

［9］国家卫生健康委员会：《2021年我国卫生健康事业发展统计公报》，2022。

［10］《中共中央　国务院印发〈粤港澳大湾区发展规划纲要〉》，中华人民共和国中央人民政府网站，2019年2月18日，http：//www.gov.cn/zhengce/2019-02/18/content_ 5366593. htm#1。

［11］《市场监管总局等部门关于印发〈粤港澳大湾区药品医疗器械监管创新发展工作方案〉的通知》，国家药品监督管理局网站，2020年11月25日，https：//www. nmpa. gov. cn/xxgk/ggtg/qtggtg/20201020145834142. html。

［12］《国务院办公厅印发〈关于推动公立医院高质量发展的意见〉》，中华人民共和国中央人民政府网站，2021年6月4日，http：//www.gov.cn/xinwen/2021-06/04/content_ 5615494. htm。

B.4
2022年县级医院竞争力报告：
院级及专科分析

卓进德　刘兆明　刘嘉豪　刘建华*

摘　要： 本报告的研究对象为县级医院，只限于县域内的综合医院，不含中医医院、专科医院和部队医院。本报告对县级医院的地域分布、竞争力要素两方面进行分析，研究内容分为院级和专科两个部分。对2022年县级医院排行榜中的100强、300强、500强及县级医院专科排行榜的30强进行分析。结果显示，华东、华中、西南、华南区域县级医院竞争优势明显，华东地区尤为突出。疫情防控常态化阶段，县级医院100强年出院量持续下降，年门急诊量开始摆脱疫情影响，有所回升。县级医院专科30强各专科医师服务量明显大于县级医院100强中位数，多数专科平均住院日有所减少，但重症医学科不减反增。县级医院专科30强住院均次费用持续增加。县级医院100强整体服务能力持续提升，2022年县级医院100强全部为三级医院。

关键词： 县级医院　医院竞争力　资源配置

---

* 卓进德，广州艾力彼医院管理中心医院认证专家；刘兆明，广州艾力彼医院管理中心医院认证专家；刘嘉豪，广州艾力彼医院管理中心数据分析师；刘建华，广州艾力彼医院管理中心医院事业部总经理。

一 2022年县级医院100强分析

（一）地域分布分析

1. 七大地区分布：华东地区县级医院100强占62%，华中、西南、华南地区合计占31%

如图1所示，2022年县级医院100强集中分布在华东、华中、西南、华南四个地区，且华东地区具备较大的领先优势，华北、东北、西北等地区县级医院综合竞争力仍需加强。相比2021年，华东地区入围"县级医院100强"的医院减少4家，华中、华南、东北地区入围医院数量持平，西南、华北地区入围医院各增加2家。2022年西南地区入围县级医院100强的医院数量超过了华南地区。

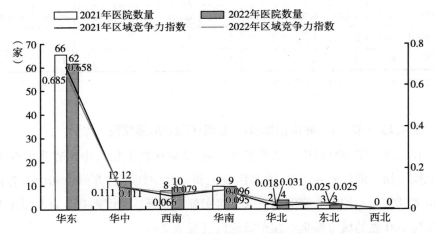

图1 2021年与2022年七大地区县级医院100强数量和竞争力指数对比

数据来源：广州艾力彼医院管理中心。

2. 省（区、市）分布：在县级医院100强中，苏、鲁、浙三地的县级医院占57%

如表1所示，江苏、山东、浙江三省领先优势明显。由于自2022年开

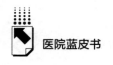

始中医医院另行统计，相比 2021 年县级医院 100 强，2022 年有多个省份的数据出现明显变化。其中江苏减少 5 家、山东增加 1 家，浙江增加 1 家，四川增加 2 家，湖南减少 1 家，安徽减少 1 家，河北增加 1 家，河南增加 1 家。

表 1　2021 年与 2022 年县级医院 100 强省（区、市）分布对比

单位：家

指标	年份	江苏	山东	浙江	广东	四川	湖北	湖南	安徽	河北
竞争力指数	2021	0.261	0.198	0.178	0.078	0.051	0.043	0.042	0.033	0.018
	2022	0.224	0.205	0.188	0.080	0.055	0.053	0.036	0.025	0.025
入围机构数	2021	25	19	16	7	5	5	5	4	2
	2022	20	20	17	7	7	5	4	3	3
指标	年份	河南	福建	广西	辽宁	吉林	贵州	重庆	云南	内蒙古
竞争力指数	2021	0.017	0.016	0.016	0.015	0.011	0.009	0.008	0.006	—
	2022	0.022	0.016	0.016	0.015	0.011	0.010	0.008	0.007	0.006
入围机构数	2021	2	2	2	2	1	1	1	1	—
	2022	3	2	2	2	1	1	1	1	1

数据来源：广州艾力彼医院管理中心。

3. 县域分布：9 个城市占据 36 个县级医院 100 强席位

在县级医院 100 强中，江苏省 3 市有 12 家医院上榜，山东省 2 市有 10 家医院上榜，浙江省 4 市有 14 家医院上榜。其中江苏省苏州市和山东省潍坊市尤其突出，均有 6 家医院进入县级医院 100 强。全国拥有 3 家及以上县级医院 100 强的城市都集中在东部地区（见表 2）。

表 2　2022 年县级医院 100 强县域分布

区域	省份	城市	东中西	城市上榜数量
华东	江苏	苏州	东部	6
		南通	东部	3
		泰州	东部	3

续表

区域	省份	城市	东中西	城市上榜数量
华东	山东	潍坊	东部	6
		临沂	东部	4
	浙江	金华	东部	4
		温州	东部	4
		宁波	东部	3
		绍兴	东部	3

注：此表格只收录拥有 3 家及以上县级医院 100 强的城市。

数据来源：广州艾力彼医院管理中心。

（二）竞争力要素分析

本报告衡量县级医院竞争力的指标包括医疗技术要素、资源配置要素和医院运营要素。下面将逐一对以上三个维度进行分析。

1. 医疗技术要素：东部地区县级医院整体领先，中部地区县级医院"年住院病人手术（含介入治疗）/年出院量"提升明显

对比东部、中部、西部地区县级医院 100 强部分关键医疗技术指标。结果如表 3 与图 2 所示，2022 年县级医院 100 强"高级职称人数/全院职工人数"中位数为 14.52%，相比 2021 年显著增加；"正高职称医师人数/医师人数"100 强中位数为 8.51%，相比 2021 年以及 2020 年数据呈持续下降趋势。主要是县级医院规模进一步扩大，青年医师人数增加所致。东部地区县级医院 100 强"正高职称医师人数/医师人数"中位数下降最为明显，但仍远大于中部、西部地区。2022 年县级医院 100 强"ICU 床位数占比"中位数为 4.20%，相比 2021 年以及 2020 年数据呈上升趋势。"年住院病人手术（含介入治疗）/年出院量"东部、中部、西部地区差异不明显，中部地区比上年提升 5.97 个百分点，上升较为明显。

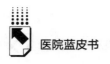

**表3　2021年与2022年东部、中部、西部地区县级医院100强
医疗技术相关指标中位数对比**

单位：%

地区	高级职称人数/全院职工人数		正高职称医师人数/医师人数		ICU床位数占比		年住院病人手术（含介入治疗）/年出院量	
	2021	2022	2021	2022	2021	2022	2021	2022
东部	14.70	15.01	11.40	10.40	4.10	4.40	30.90	30.41
中部	12.10	12.12	6.20	6.21	4.00	3.58	25.50	31.47
西部	11.60	11.59	6.50	6.29	2.90	3.95	30.80	29.74
100强中位数	13.80	14.52	9.60	8.51	4.00	4.20	29.70	30.50

数据来源：广州艾力彼医院管理中心。

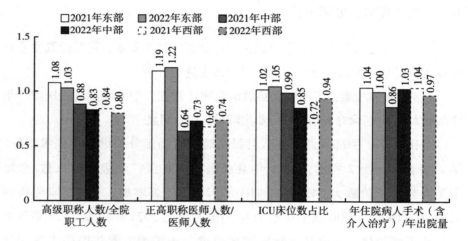

**图2　2021年与2022年东部、中部、西部地区县级医院100强
医疗技术相关指标中位数对比**

说明：以100强中位数为1。

数据来源：广州艾力彼医院管理中心。

2.资源配置要素：东部地区县级医院优势明显，中部、西部地区县级医院资源配置方面的差距缩小

对比东部、中部、西部地区县级医院100强资源配置要素，结果如表4、图3所示。总体来看，对比"医师人数/实际开放床位数"，东部地区县

表4　2021年与2022年东部、中部、西部地区县级医院100强
资源配置相关指标中位数对比

地区	医师人数/实际开放床位数（人/张）		临床护士人数/实际开放床位数（人/张）		全院职工人数/年门急诊量（人/万人次）		全院职工人数/年出院量（人/万人次）	
	2021	2022	2021	2022	2021	2022	2021	2022
东部	0.41	0.41	0.62	0.64	16.03	15.75	341.27	352.70
中部	0.32	0.32	0.54	0.53	24.74	21.10	288.29	312.00
西部	0.35	0.34	0.61	0.57	20.20	21.12	300.12	312.13
100强中位数	0.38	0.38	0.62	0.62	18.27	17.17	316.67	341.14

数据来源：广州艾力彼医院管理中心。

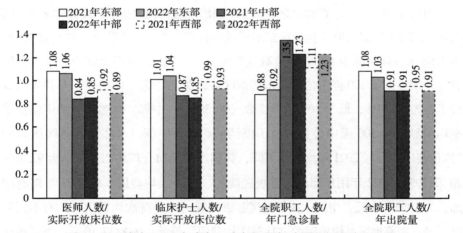

图3　2021年与2022年东部、中部、西部地区县级医院100强
资源配置相关指标中位数对比

说明：以100强中位数为1。
数据来源：广州艾力彼医院管理中心。

级医院100强明显领先于中部、西部地区，中部地区县级医院100强的医师配备数量最少。纵向对比，2021～2022年各地区总体变化不大。对比"临床护士人数/实际开放床位数"，东部地区县级医院100强同样明显领先于中部、西部地区，而且仍在增长；中部、西部地区县级医院100强不升反降，其中西部地区县级医院降幅较大，主要原因是近年来中西部地区县级医院100强床位数逐渐增加。从服务量上看，东部地区县级医院100强的"全院

职工人数/年门急诊量"远低于中部、西部地区，与上一年相比略微下降。中部地区县级医院的"全院职工人数/年门急诊量"下降明显，下降3.64人/万人次，与西部地区县级医院数据基本持平。数据下降说明年门急诊量增加幅度比全院职工人数增加幅度更大。对于"全院职工人数/年出院量"，东部地区县级医院明显高于中部、西部地区。可见，在县级医院100强中，相比中部、西部地区，东部地区县级医院更偏重于住院服务。中部、西部地区县级医院"全院职工人数/年出院量"均有不同程度上升，且数据逐渐接近。

3. 医院运营要素：东部地区县级医院"平均住院日"明显低于中西部地区，但"住院次均费用"明显高于中西部地区

对比东部、中部、西部地区县级100强医院运营相关指标，结果如表5、图4所示。2022年东部地区县级医院运营效率较高，"平均住院日"进一步降低，为7.68天，同时低于100强中位数（7.96天），中部、西部地区的"平均住院日"均明显高于100强中位数。东部地区县级医院"床位使用率"与往年基本持平，为89.51%，低于100强中位数（90.39%），中部、西部地区的床位使用率均明显高于100强中位数。由于疫情的影响，中部、西部地区县级医院的"床位使用率"较2021年均有所下降，数据逐渐趋向合理状态，分别为92.30%和97.29%。2022年用东部地区县级医院的"住院次均费用"较2021年略有增加，为10568.68元。中部、西部地区县级医院的"住院次均费用"均有不同程度下降。中部地区县级医院的"住院次均费用"最低，为8137.10元。西部地区县级医院的"住院次均费用"下降幅度最大，下降848.15元。2022年"住院次均费用"100强中位数为9962.70元，相比2021年略有下降，下降96.66元。

表5　2021年与2022年东部、中部、西部地区县级医院100强医院运营相关指标中位数对比

地区	平均住院日（天）		床位使用率（%）		门诊次均费用（元）		住院次均费用（元）	
	2021	2022	2021	2022	2021	2022	2021	2022
东部	7.90	7.68	89.50	89.51	266.08	260.50	10423.78	10568.68
中部	8.84	9.00	96.18	92.30	279.26	284.81	8465.28	8137.10
西部	8.44	8.40	109.70	97.29	267.74	281.03	9962.70	9114.55
100强中位数	8.03	7.96	92.20	90.39	270.00	272.01	10059.36	9962.70

数据来源：广州艾力彼医院管理中心。

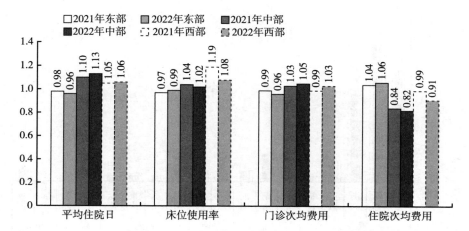

图4 2021年与2022年东部、中部、西部地区县级医院100强医院运营相关指标中位数对比

说明：以100强中位数为1。

数据来源：广州艾力彼医院管理中心。

二 2018~2022年县级医院100强分析

（一）地域分布分析：2018~2022年县级医院100强分布整体变化不明显

如图5所示，2018~2022年各省（区、市）入围县级医院100强的医院数量整体变化不明显。江苏、山东、浙江三省名列前茅。西北地区目前仍无医院进入县级医院100强。

（二）竞争力要素分析："年住院手术量"和"年出院量"下降，"年门急诊量"有所回升

如图6所示，考虑到三级公立医院绩效考核统计口径的改变，县级医院100强的年住院手术量在2019年呈现"断崖式下跌"，2020年该指标恢复增长态势。2021年、2022年受疫情影响，"年住院手术量"和"年出院量"持续下降，"年门急诊量"下降后有所回升。

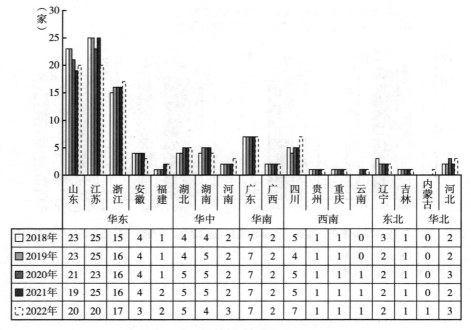

图5　2018~2022年县级医院100强分布

数据来源：广州艾力彼医院管理中心。

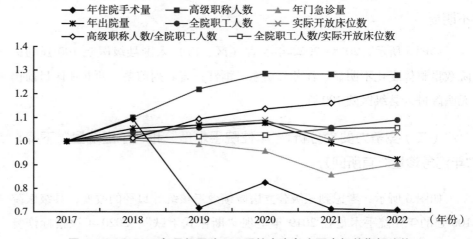

图6　2017~2022年县级医院100强综合竞争力要素相关指标均值

说明：以2017年各指标数据为1。

数据来源：广州艾力彼医院管理中心。

比较 2017~2022 年县级医院的发展趋势，实际开放床位数、全院职工人数、高级职称人数增长趋势趋于缓和，规模扩张趋势得到控制。

三　2022年县级医院100强、300强、500强分析

（一）七大地区入围机构数量

如图 7 所示，华东地区县级医院 100 强、300 强、500 强数量明显占优。其中山东省、江苏省入围县级医院 100 强的医院数量并列第一。山东省入围县级医院 300 强、500 强的医院数量最多。

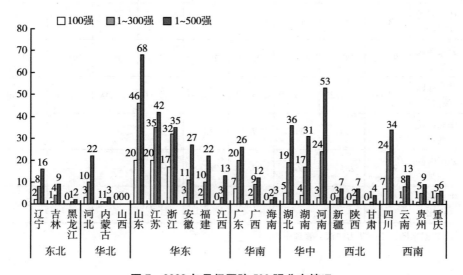

图 7　2022 年县级医院 500 强分布情况

数据来源：广州艾力彼医院管理中心。

（二）医院等级及医院性质分布

如表 6 所示，相较于 2021 年，2022 年在县级医院 100 强、300 强、500 强中三级医院数量均有所增加，县级医院 100 强全部为三级医院。社会办医

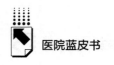

院受疫情冲击严重，2022年占比下降明显，公立医院优势更突出。由于2022年榜单统计规则的改变，中医医院独立统计，故不再在本报告讨论。

表6 2020~2022年县级医院100强、300强、500强医院等级及医院性质分布情况

单位：家，%

项目	2020年			2021年			2022年		
	100强	300强	500强	100强	300强	500强	100强	300强	500强
三级医院数量	96	219	276	98	237	310	100	258	341
三级以下医院数量	4	81	224	2	63	190	0	42	159
三级医院占比	96.00	73.00	55.20	98.00	79.00	62.00	100.00	86.00	68.20
社会办医院数量	3	13	15	3	12	15	2	9	12
公立医院数量	97	287	485	97	288	485	98	291	488
社会办医院占比	3.00	4.33	3.00	3.00	4.00	3.00	2.00	3.00	2.40
中医医院数量	7	15	31	7	13	31	—	—	—
西医医院数量	93	285	469	93	287	469	—	—	—
中医医院占比	7.00	5.00	6.20	7.00	4.33	6.20	—	—	—

数据来源：广州艾力彼医院管理中心。

四 2022年县级医院专科排名分析

（一）医疗技术要素

以各专科"高级医师占比"为研究对象，如图8所示，县级医院专科30强高级医师占比中位数大多在30%以上，其中泌尿外科、神经外科、骨

科高级医师占比的中位数名列前三。总体来看，外科系列专科的"高级医师占比"中位数高于内科系列。与2021年相比，2022年"高级医师占比"中位数整体略有上升。

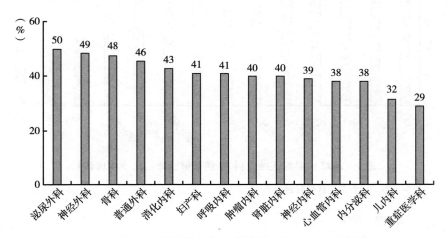

图8　2022年县级医院专科30强高级医师占比（中位数）

数据来源：广州艾力彼医院管理中心。

在县级医院专科30强中，以各专科取得硕士、博士学位的医师占专科所有医师人数的比重（以下简称"硕博医师占比"）为研究对象，如图9所示，县级医院专科30强硕博医师占比中位数大部分在40%以上，其中肿瘤内科、消化内科的中位数大于或等于55%，遥遥领先于其他专科。总体来看，内科系列与外科系列的硕博医师占比中位数差异不大。肾脏内科、重症医学科、妇产科、儿内科硕博医师占比中位数相对较低。与2021年相比，2022年硕博医师占比中位数整体略有上升。

（二）资源配置要素

对县级医院专科30强床位数（中位数）进行分析，结果如图10所示。其中神经内科、骨科、普通外科居前3位。居首位的神经内科床位数（中位数）为157张，对比2021年的130张增长明显，其他专科变化不大。总体来看，内科系列床位数多于外科系列。

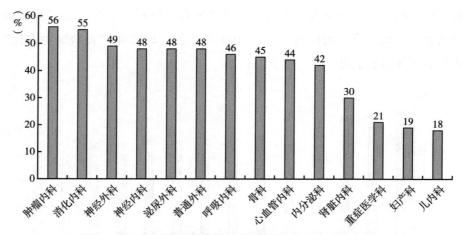

图9 2022年县级医院专科30强硕博医师占比（中位数）

数据来源：广州艾力彼医院管理中心。

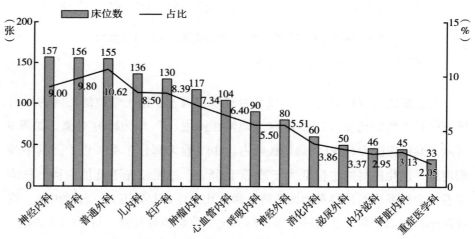

图10 2022年县级医院专科30强床位数及其占比（中位数）

数据来源：广州艾力彼医院管理中心。

对2022年县级医院专科30强的医师人数和护士人数进行分析，结果如图11所示。重症医学科、肾脏内科、神经外科的医护比较高。

对比县级医院专科30强各专科的医师人数/床位数（以下简称"医床比"）与各专科护士人数/床位数（以下简称"护床比"），结果如图12所

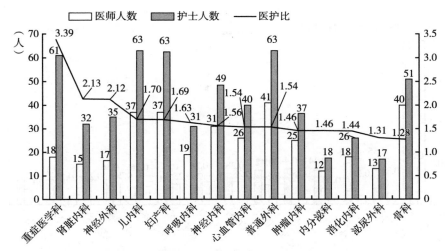

图11 2022年县级医院专科30强医师人数、护士人数、医护比（中位数）

说明：为了便于观察，在图中医护比的数据取用1：X中的X，如重症医学科的医护比是1：3.39，图表中数据取3.39。

数据来源：广州艾力彼医院管理中心。

示。大多数专科的护床比低于0.4，其中肿瘤内科医床比为0.19，护床比为0.31，均为所有专科最低值。

（三）医院运营要素

分析2021~2022年县级医院专科30强与2022年县级医院100强医师工作量，结果如图13、图14所示。在2022年县级医院专科30强中，肿瘤内科医师人均年出院量最大，达229人次，其次是心血管内科208人次、儿内科193人次，相比2021年前三位的产科、肿瘤内科、儿内科有所变化，医师的工作量普遍有所增加。2022年妇产科医师人均年住院手术量最大，达126例，其次是泌尿外科122例、普通外科107例，与2021年前三位的产科、泌尿外科、骨科亦有不同；医师人均年住院手术量普遍增加。县级医院专科30强各专科医师的服务量明显大于县级医院100强。

对比分析2021~2022年县级医院专科30强的床位使用率，结果如图15所示。虽然疫情影响较大，但仍有小部分专科床位使用率接近甚至达到

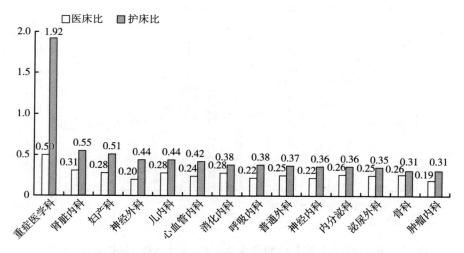

图12　2022年县级医院专科30强医床比和护床比（中位数）

数据来源：广州艾力彼医院管理中心。

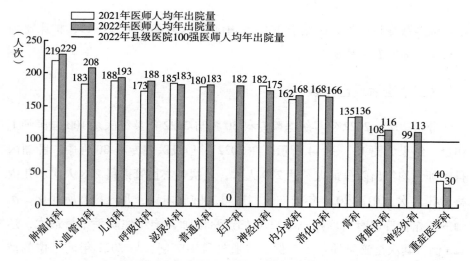

图13　2021~2022年县级医院专科30强医师人均年出院量（中位数）

说明：2021年妇产科分为妇科、产科。

数据来源：广州艾力彼医院管理中心。

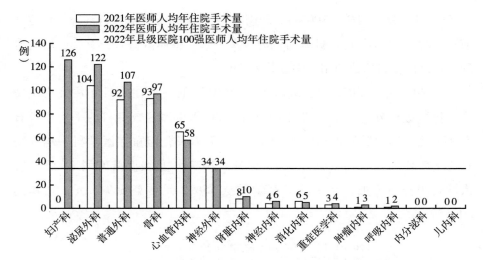

图14 2021~2022年县级医院专科30强医师人均年住院手术量（中位数）

说明：2021年妇产科分为妇科、产科。
数据来源：广州艾力彼医院管理中心。

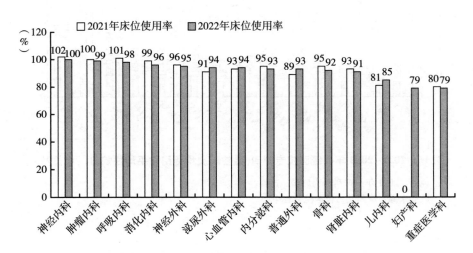

图15 2021~2022年县级医院专科30强床位使用率（中位数）

说明：2021年妇产科分为妇科、产科。
数据来源：广州艾力彼医院管理中心。

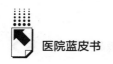

100%，其中神经内科（100%）、肿瘤内科（99%）、呼吸内科（98%）位列前三。与 2021 年相比，排名前三的科室一致，整体数值有升有降，更趋合理。重症医学科床位使用率中位数为 79%。

对 2021 年与 2022 年县级医院专科 30 强的平均住院日和住院均次费用中位数进行分析，结果如图 16 所示。2022 年大多数专科的平均住院日有所下降。其中肿瘤内科降幅最大，达 17.78%；但重症医学科平均住院日比上年增加且增幅较大，达 13.91%。2022 年县级医院专科 30 强住院次均费用普遍增加，其中重症医学科从 55692 元增至 66915 元，增幅达 20.15%。

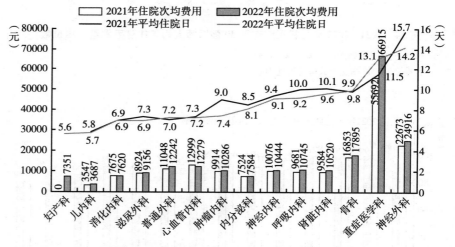

图 16 2021～2022 年县级医院专科 30 强住院次均费用和平均住院日（中位数）

说明：2021 年妇产科分为妇科、产科。
数据来源：广州艾力彼医院管理中心。

五　总结和展望

地域分布比较：在七大地区中，华东、华中、西南、华南区域优势明显，华东地区较为突出。华北、西北、东北地区的县级医院应进一步提升医院综合服务能力与竞争力。中部、西部地区差距在缩小，但与东部地区的差距仍然较大，这两个地区在医疗技术要素、资源配置要素、运营效率要素等方面均需继续努力。

从2021~2022年县级医院发展趋势来看，高级职称人数/全院职工人数持续增长，医疗技术要素进一步加强。床位数、全院职工人数略有增长。在疫情之下，既往超负荷的床位和人力资源配置逐渐趋向合理。受到疫情的持续影响，年出院量、年住院手术量继续下降。但老百姓的合理就医需求还在，所以年门急诊量有所回升。由于国家政策的大力扶持，县级医院服务能力不断提升。首次出现县级医院100强全部为三级医院，在县级医院300强、500强中三级医院占比也有所增加。

县级医院专科30强各专科医师的服务量明显大于县级医院100强。相比2021年，多数专科医师工作量有所增长，平均住院日普遍下降，以肿瘤内科最为显著，但重症医学科平均住院日较2021年有所增加。县级医院专科30强住院次均费用普遍增加。

随着"大病不出县"及推动公立医院高质量发展的新要求等一系列政策的持续推进，县级医院改革进程进一步加快。县级医院"三个转变，三个提高"初见成效。就2022年县级医院数据而言，疫情虽然对医院产生了一定影响，但同时也倒逼医院进行改革，让医院的资源配置更趋合理，运营效率也得到进一步提升。提质增效、精细化管理及医疗费用控制初见成效，中部地区和西部地区县级医院的差距明显缩小，但其与东部地区的差距仍然较大。人才和技术资源短缺仍然是中部、西部地区县级医院面临的突出问题。

参考文献

[1] 庄一强主编《医院蓝皮书：中国医院竞争力报告（2020~2021）》，社会科学文献出版社，2021。

[2] 庄一强主编《医院蓝皮书：中国医院竞争力报告（2019~2020）》，社会科学文献出版社，2020。

［3］庄一强主编《医院蓝皮书：中国医院竞争力报告（2018～2019）》，社会科学文献出版社，2019。

［4］庄一强主编《医院蓝皮书：中国医院竞争力报告（2017～2018）》，社会科学文献出版社，2018。

B.5

2022年地级城市医院竞争力报告：
院级及专科分析

刘先德　蔡光辉　雷至珊　左　亮*

摘　要： 本报告的研究对象为地级城市医院［含综合医院、中医医院、区级医院，不含省会（首府）城市、计划单列市医院］。报告分别从医疗地理分布、竞争力、资源配置、医疗技术、运营状况等维度对地级城市医院100强进行分析。研究结果显示，在地级城市医院100强中公立医院占98%，在医疗服务市场中公立医院仍占据主体地位，社会办医群体在医疗行业的竞争力仍普通偏低，面临较大的运营压力。东部地区，尤其是华东地区的医疗水平处于领先地位，其中，江苏和广东两省入围机构最多。不同地区和省（区）地级城市优质医疗资源分布存在明显的不均衡现象，而同一地区医院之间也存在一定的极化现象。在专科层面，儿内科与妇产科床位数增幅较大，重症医学科医师、护士绝对数不升反降，暴露了地级城市医院存在重症医学科床位明显不足、全院医护人员配置不能满足实际工作需要的问题。高级职称医师占比和硕博学历医师占比总体有所提升，亦体现出国家对医务人员职称聘任和晋升的政策支持，各医院重视高层次人才引进或培训的效果日益显现。住院患者平均住院日整体呈下降趋势，医疗资源使用效率不断提高。

---

* 刘先德，广州艾力彼医院管理中心副主任；蔡光辉，广州艾力彼医院管理中心星级认证专家；雷至珊，广州艾力彼医院管理中心数据分析师；左亮，广州艾力彼医院管理中心高级区域经理。

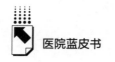

关键词： 地级城市医院　医院专科　医疗地理　医院竞争力

一　医院层面

（一）医疗地理分布

1.地区

图1显示，东部、中部和西部地区入围机构数分别是62家、26家、12家。其中，东部地区入围机构数占比超过六成，竞争力指数为0.66，仍然处于领先地位，而西部地区入围机构数最少，竞争力指数最低。对比上年数据，在地级城市医院100强中各地区入围机构数略有变化，东部地区减少1家，中部地区增加1家。

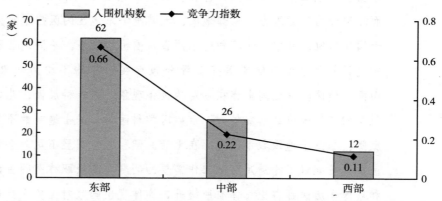

图1　2022年东部、中部、西部地区地级城市医院100强入围机构数和竞争力指数
数据来源：广州艾力彼医院管理中心。

图2显示，七大地区入围机构数总体呈阶梯状分布。其中，华东地区入围机构数为43家，竞争力指数为0.46，保持区域领先优势，而西北地区仅有1家机构入围地级城市医院100强，竞争力指数为0.01。对比上年数据，华东、西南地区入围机构数各增加1家，华南、西北地区各减少1家。

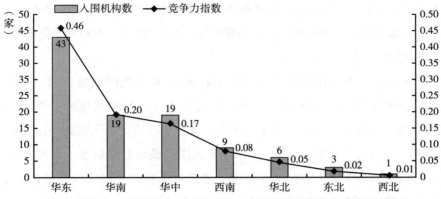

图2　2022年七大地区地级城市医院100强入围机构数和竞争力指数

数据来源：广州艾力彼医院管理中心。

2.省（区）

图3显示，2022年入围地级城市医院100强的医院分布在全国19个省（区），与上年相比，增加一个省，各省（区）入围机构数量略有变化。其中，江苏省入围机构数由18家增加至19家，稳居全国首位，广东省由上年的18家减少为17家，其他省份也有类似的小幅变化，如陕西省由上年的2家减少为1家，进入"保一"的省份行列。从入围机构数来看，江苏、广东两省入围机

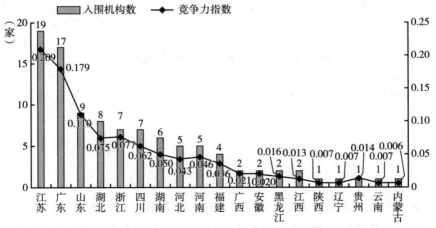

图3　2022年各省（区）地级城市医院100强入围机构数和竞争力指数

数据来源：广州艾力彼医院管理中心。

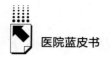

构数合计占 36%，分别占华东地区和华南地区入围机构数的 44.19% 和 89.47%，竞争力指数分别为 0.209 和 0.179，占据了第一方阵的位置，保持领先优势。

3. 城市

图 4 显示，在入围地级城市医院 100 强的 76 个地级城市中同时入围 2 家及以上医院的城市共有 21 个，比上年减少 1 个，即华北地区上年唯一入围的城市沧州落榜。其中，华东、华南、华中、西南地区入围的城市数量分别为 10 个、6 个、4 个、1 个，华东地区入围的城市数量最多，苏州和徐州入围机构数均为 3 家。对比上年数据，华东地区徐州入围机构数增加 1 家，华南地区佛山入围机构数减少 1 家。

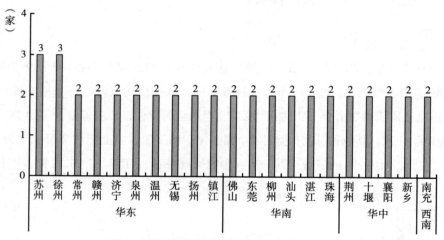

图 4　2022 年地级城市医院 100 强城市分布

说明：此处仅包括入围 2 家及以上医院的城市。
数据来源：广州艾力彼医院管理中心。

（二）竞争力要素分析

1. 资源配置

表 1 和图 5 显示，从人床比来看，地区中位数由高到低依次是西部、东部、中部，分别为 1.43、1.42、1.22。其中，西部和东部地区人床比基本持平，两地的人床比仍明显高于中部地区。对比上年数据，西部地区和东部地

区人床比虽略有下降，中部地区有所上升，但中部地区人床比仍处于100强中位数以下，且与中部地区10强指标水平相差无几，提示中部地区医院职工人数整体配置水平相对较低且较为均衡。在地区10强中，人床比中位数由高到低依次是东部地区、西部地区、中部地区，分别为1.53、1.48、1.23。其中，中部10强明显偏低，对比上年数据，三个地区人床比均有所上升，但东部10强上升0.09，增幅最大，超过上年人床比最高的西部地区，且东部10强和西部10强的人床比明显高于所在地区入围地级城市医院100强榜单的医院，提示同地区不同医院间存在人力资源配置不均衡的现象。

从医床比来看，地区中位数由高到低依次是东部、西部、中部，分别为0.42、0.37、0.35，地区10强中位数由高到低依次是东部、中部、西部，分别为0.46、0.36、0.35。其中，东部地区最高，且东部地区地级城市医院100强与10强医床比中位数水平有明显差距，西部地区和中部地区总体水平相近，与上年相比均无显著变化。从护床比来看，地区中位数由高到低依次是东、西、中部，分别为0.66、0.56、0.55，东部地区明显高于西部和中部地区。对比上年数据，东部地区护床比无变化，西部地区上升0.03，中部地区下降0.05，这使得西部地区和中部地区的排序发生了变化。地区10强护床比中位数由高到低依次是东部、中部、西部，分别为0.65、0.54、0.53，均接近所在地区入围地级城市医院100强榜单的医院中位数，与上年相比均无显著变化。综合医床比与护床比，地区中位数由高到低依次是东部、西部、中部，分别为1.08、0.93、0.90，其人力资源配置占比分别为76.06%、65.03%、73.77%，提示西部地区医护人员配置占比相对较低。

表1　2022年东部、中部、西部地区地级城市医院100强
资源配置相关指标（中位数）对比（一）

地区	人床比	医床比	护床比
东部	1.42	0.42	0.66
其中：东部10强	1.53	0.46	0.65
中部	1.22	0.35	0.55
其中：中部10强	1.23	0.36	0.54

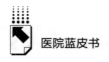
续表

地区	人床比	医床比	护床比
西部	1.43	0.37	0.56
其中：西部10强	1.48	0.35	0.53
100强中位数	1.36	0.40	0.62

数据来源：广州艾力彼医院管理中心。

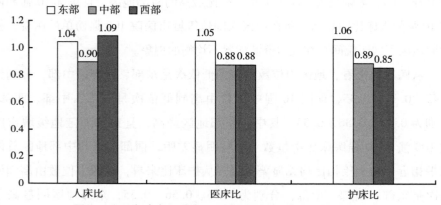

图5　2022年东部、中部、西部地区地级城市医院100强
资源配置相关指标（中位数）对比（一）

说明：以100强中位数为1。
数据来源：广州艾力彼医院管理中心。

表2和图6显示，从全院职工人数/年门急诊量来看，地级城市医院100强中位数为17.95人/万人次，比上年下降6.60%。地区中位数由高到低依次是中部、西部、东部，相比上年均略有下降，东部地区中位数偏低，且中部10强中位数依旧处于较高水平。从全院职工人数/年出院量来看，100强中位数为319.86人/万人次，比上年下降6.18%。地区中位数由高到低依次是西部、东部、中部，相比上年均略有下降，中部地区中位数偏低，西部10强中位数处于较高水平。这表明中部地区医院业务量偏向住院，西部、东部地区医院业务量偏向门急诊。

从医师人均年门急诊量来看，地级城市医院100强中位数为1793.11人次，比上年下降3.33%。地区中位数由高到低依次是东部、西部、中部。其中，东部地区明显高于西部和中部地区，东部、中部地区相比上年有明显下降，降幅分别为6.63%、14.57%，但其10强和西部地区均略有上升。从医师人均年住院量来看，地级城市医院100强中位数为775.52人次，比上年上升2.22%，除中部10强增加10.89%外，其他地区无显著变化。地区中位数由高到低依次是中部、西部、东部，中部地区依旧明显偏高，分别比西部、东部

表2 2022年东部、中部、西部地区地级城市医院100强资源配置相关指标（中位数）对比（二）

单位：人/万人次，人次

地区	全院职工人数/年门急诊量	全院职工人数/年出院量	医师人均年门急诊量	医师人均年住院量
东部	16.95	325.85	1763.62	587.35
其中：东部10强	17.43	322.50	1919.55	907.66
中部	19.90	302.68	1525.06	856.14
其中：中部10强	23.88	308.28	1707.79	923.25
西部	19.08	328.57	1585.66	680.16
其中：西部10强	17.52	345.40	1645.09	792.71
100强中位数	17.95	319.86	1793.11	775.52

数据来源：广州艾力彼医院管理中心。

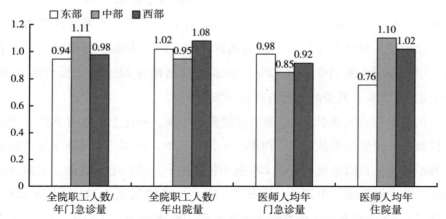

图6 2022年东部、中部、西部地区地级城市医院100强资源配置相关指标（中位数）对比（二）

说明：以100强中位数为1。

数据来源：广州艾力彼医院管理中心。

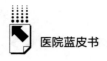

地区高出 25.87%、45.76%，提示中部地区医师住院工作负荷相对较重，而东部地区地级城市医院 10 强医师人均年住院量是所在地区均值的 1.55 倍，也提示东部地区医院之间存在较为明显的极化现象。

2. 医疗技术

表 3 和图 7 显示，从高级职称人数/全院职工人数来看，2022 年 100 强中位数为 16.54%，相比上年增加 5.89 个百分点；地区中位数由高到低依次是东部、西部、中部。从医师人数/全院职工人数来看，100 强中位数为29.45%，比上年增加 2.38 个百分点；地区中位数由高到低依次是东部、西部、中部。对于这两项指标，中部地区虽略低于西部地区，但中部 10 强略高于西部 10 强，而东部地区明显高于西部、中部地区，且超过 100 强中位数，这表明东部地区整体处于较高水平。同时，东部地区和中部地区均与其10 强有明显差距，表明所在地区不同医院之间存在一定的极化现象。据绩效国考数据，2021 年，在全国三级公立医院的卫生技术人员中具有副高级职称及以上的医务人员比例为 18.66%，较 2020 年增加 0.80 个百分点。本研究的结果与此一致。

从年出院量/年门诊量来看，2022 年 100 强中位数为 6.85%，增幅为7.87%。地区中位数由高到低依次是西部、中部、东部，且西部地区明显高于东部地区。对比上年数据，西部地区略有下降，中部、东部地区有所上升，增幅分别为 9.11%、10.72%，中部 10 强增幅为 22.97%，而东部 10 强降幅达 18.56%，其中的原因有待进一步探究。

从 ICU 床占比来看，100 强中位数为 5.23%，相比上年略有下降。地区中位数由高到低依次是东部、西部、中部，其中，西部、中部地区与东部地区差距较大，且两地显著低于 100 强中位数水平。对比上年数据，东部地区略有上升，但西部、中部地区均有所下降，西部 10 强从 4.71% 降至 4.09%，下降了 0.62 个百分点。虽然地级城市医院 100 强至少一半以上达到《重症医学科建设与管理指南（2020 版）》床位数最低配置要求的 5%，但如何整体提升 ICU 床占比仍是一个具有普遍性的课题。提高地级城市医院危重症患者的救治能力，仍然是一项现实而又急迫的任务。

表3　2022年东部、中部、西部地区地级城市医院100强
医疗技术相关指标（中位数）对比（一）

单位：%

地区	高级职称人数/ 全院职工人数	医师人数/ 全院职工人数	年出院量/ 年门诊量	ICU床占比
东部	16.87	29.78	6.35	5.70
其中：东部10强	19.61	32.36	5.09	5.77
中部	14.84	28.65	7.64	3.92
其中：中部10强	15.97	29.33	8.78	3.90
西部	15.01	28.73	8.16	4.50
其中：西部10强	15.75	28.31	7.29	4.09
100强中位数	16.54	29.45	6.85	5.23

数据来源：广州艾力彼医院管理中心。

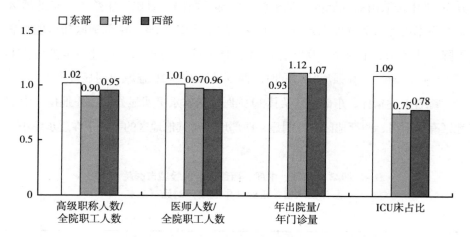

图7　2022年东部、中部、西部地区地级城市医院100强
医疗技术相关指标（中位数）对比（一）

说明：以100强中位数为1。
数据来源：广州艾力彼医院管理中心。

　　表4和图8显示，从年住院手术量/年出院量（出院患者手术占比）来看，2022年100强中位数为35.62%，相比上年略有下降，但明显高于2021年三级公立医院绩效考核统计的30.80%。地区中位数由高到低依次是东部、西部、中部，地区10强中位数由高到低依次是西部、东部、中部。其中，中部地区明显低于

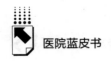

东部、西部地区。中部 10 强中位数为 26.37%，远低于 100 强中位数。

从四级手术占比来看，100 强中位数为 24.39%，相比上年略有上升，高于绩效国考的 19.73%。地区中位数及其 10 强中位数由高到低依次是东部、中部、西部。其中，东部 10 强中位数从上年的 27.72% 升至 40.61%，增加了 12.89 个百分点，相反中部地区及其 10 强中位数均有所下降。

从微创手术占比来看，100 强中位数为 22.89%，降幅为 8.18%，也高于绩效国考的 19.92%。地区中位数及其 10 强中位数由高到低依次是东部、中部、西部。其中，中部地区下降明显，被东部地区反超，东部 10 强依旧遥遥领先，西部地区及其 10 强取得显著进步，大大缩小了与其他地区的差距。

从日间手术占比来看，100 强中位数为 8.65%，增幅达 20.47%。地区及其 10 强中位数由高到低依次是东部、中部、西部。对比上年数据，东部地区日间手术占比从 7.96% 上升至 10.11%，增幅达 27.01%，中部地区却出现明显下降，从 7.31% 下降至 6.09%，降幅为 16.69%，与东部差距进一步扩大，中部 10 强亦被东部 10 强反超，同时，西部地区及其 10 强取得明显进步。

综合上述指标，东部地区及其 10 强医疗技术水平明显处于领先地位，中部地区有所下滑，西部地区进步明显，西部地区与其他地区的差距正在逐步缩小。

表 4　2022 年东部、中部、西部地区地级城市医院 100 强
医疗技术相关指标（中位数）对比（二）

单位：%

地区	年住院手术量/年出院量	四级手术占比	微创手术占比	日间手术占比
东部	37.36	26.78	25.04	10.11
其中：东部 10 强	44.06	40.61	35.03	5.72
中部	29.71	22.37	24.32	6.09
其中：中部 10 强	26.37	24.36	26.37	5.05
西部	35.67	16.49	21.87	4.40
其中：西部 10 强	44.86	18.01	23.27	3.85
100 强中位数	35.62	24.39	22.89	8.65

数据来源：广州艾力彼医院管理中心。

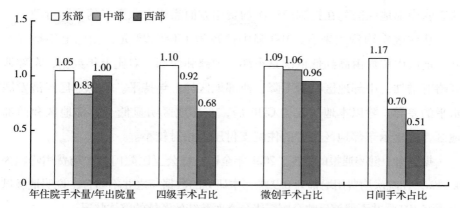

图8 2022年东部、中部、西部地区地级城市医院100强
医疗技术相关指标（中位数）对比（二）

说明：以100强中位数为1。
数据来源：广州艾力彼医院管理中心。

3. 运营状况

（1）平均住院日和床位使用率

表5和图9显示，从平均住院日来看，2022年100强中位数为8.78天，相比上年略有延长。地区中位数由高到低依次是中部、西部和东部。对比上年数据，中部、西部地区有所减少，东部地区略有增加，但仍少于7.00天。这表明中部、西部地区在运营效率方面有所提升。

从床位使用率来看，2022年100强中位数为82.42%，比上年增加了7.86个百分点，增幅为10.54%。地区中位数由高到低依次是中部、东部和西部，相比上年均有所上升。其中，西部地区由42.57%增加到52.16%，增幅为22.53%，仍有较大提升空间。

（2）门诊次均费用和住院次均费用

表5和图9显示，从门诊次均费用来看，2022年100强中位数为256.84元，比上年增加6.89%。地区中位数由高到低依次是中部、东部和西部，西部地区明显偏低，仅为中部地区的39.50%。对比上年数据，中部、东部和西部地区均有所增加。考虑地区经济发展水平的差异，除以本地区人均GDP后，中部地区依然高于东部地区、西部地区及100强中位数，

这表明中部地区医院在控制门诊次均费用方面需要采取更多的实际行动。

从住院次均费用来看，100强中位数为15089.98元，相比上年略有上升。地区中位数由高到低依次是东部、中部和西部。对比上年数据，东部地区略有增加，中部地区有所下降，西部地区与上年持平。考虑地区经济发展水平的差异，除以本地区人均GDP后，东部地区明显低于中部地区和西部地区，这提示东部地区患者的住院支付压力相对较小。

据国家卫健委通报的数据，2021年全国三级公立医院门诊次均费用降幅为4.44%，住院次均费用增幅为0.92%，本研究的数据与之并不吻合，说明地级城市医院100强并不能够反映全国三级公立医院绩效考核的整体状况。

表5　2022年东部、中部、西部地区地级城市医院100强
医院运营相关指标（中位数）对比

地区	平均住院日（天）	床位使用率（%）	门诊次均费用（元）	住院次均费用（元）	门诊次均费用/人均GDP	住院次均费用/人均GDP
东部	6.99	83.87	282.50	16191.80	0.0030	0.1719
中部	9.03	91.52	325.18	13976.86	0.0057	0.2429
西部	7.81	52.16	128.45	13151.32	0.0028	0.2355
100强中位数	8.78	82.42	256.84	15089.98	0.0038	0.1950

数据来源：广州艾力彼医院管理中心。

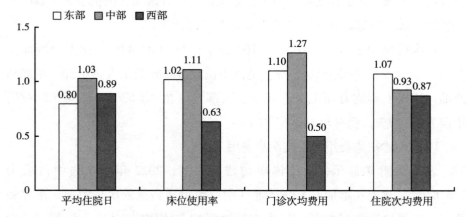

图9　2022年东部、中部、西部地区地级城市医院100强医院运营相关指标（中位数）对比

说明：以100强中位数为1。

数据来源：广州艾力彼医院管理中心。

（三）地级城市医院100强分析

图10显示，从2019~2022年数据整体变化趋势来看，在地级城市医院100强中，高级职称人数呈现持续上升的趋势。2022年全院职工人数、实际开放床位数相比上年略有下降；年住院手术量、高级职称人数/全院职工人数、年出院量在上年骤降的基础上，已大幅反弹至下降前的水平并略有增长；2021年的年门急诊量降幅最大，2022年虽有所回升，但幅度有限，与2021年下降前相比仍有较大差距。医疗行业整体业务量受疫情的冲击有所减少，随着疫情防控进入新阶段，医疗行业业务量的变化有待2023年的数据来说明。

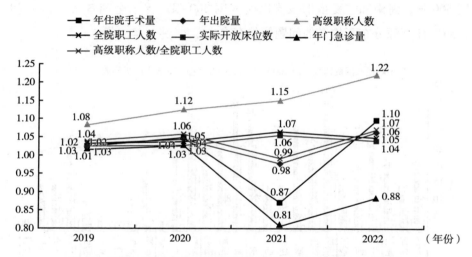

图10　2019~2022年地级城市医院100强竞争力指标（中位数）

说明：以2018年指标100强中位数为1。
数据来源：广州艾力彼医院管理中心。

（四）地级城市医院100强、300强、500强分布

1.入围机构数

图11显示，地级城市医院300强、500强的整体分布情况与上年基本一致，从入围机构数量来看，华东地区最多，其100强、300强、500强入

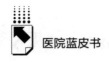

围机构数分别为 43 家、105 家、157 家，分别占总数的 43.00%、35.00%、31.40%，其次是华中地区和华南地区。从省（区）分布来看，广东、江苏、山东和河南处于相对领先的位置，四省入围机构数之和分别占地级城市医院 100 强、300 强、500 强的 50.00%、36.67%、30.60%。

对比上年数据，300 强入围机构数上升的省（区）有贵州、云南、广东、湖南、安徽、广西、江西、山东、内蒙古，下降的省有黑龙江、辽宁、河北、湖北、陕西、甘肃、四川。500 强入围机构数上升的省（区）有广西、贵州、福建、海南、安徽、河北、黑龙江，下降的省（区）有广东、陕西、河南、湖南、山东、新疆、四川。同时，青海和西藏依旧没有医院入围 500 强，海南和宁夏依旧没有医院入围 300 强。提示全国各省（区）间优质医疗资源分布不均衡的问题依然存在。

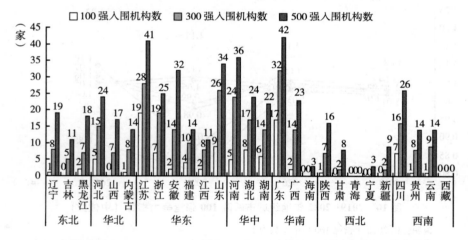

图 11 2022 年各省（区）入围地级城市医院 100 强、300 强、500 强机构数

数据来源：广州艾力彼医院管理中心。

2. 均衡指数

均衡指数用以反映区域内各地级城市医院优质医疗资源分布的均衡性。

从地区分布来看，地级城市医院 100 强均衡指数以华东地区最高，为 0.47，西北地区最低，为 0.02。地级城市医院 300 强均衡指数以华中地区最高，为0.93，西北地区最低，为0.19。地级城市医院500强均衡指数以华中地区和华南地区最高，为0.97，西北地区最低，为0.58。对比上年数据，华东300强、华南300强、华中300强、西南100强和300强均衡指数均有所上升，而东北300强，华中500强，西北100强、300强和500强均衡指数均略有下降，其他地区的均衡指数水平保持不变。提示各地区地级城市医院优质资源分布存在明显的不均衡现象，且地区分化有加剧态势。

从省（区）分布来看（见表6），地级城市医院100强均衡指数较高的有江苏、浙江、广东。对比上年数据，均衡指数为0的9个省（区）无变化，湖北、陕西略有下降，湖南、四川略有上升。地级城市医院300强均衡指数达到1.00的省有江苏、浙江、山东、福建，与上年相比少了河南省；均衡指数上升的省有湖南、安徽、云南、广东、四川、贵州、江西；均衡指数下降的省有陕西、甘肃、河南、辽宁。地级城市医院500强均衡指数达到1.00的省有江苏、浙江、山东、福建、安徽、河南、湖南、河北、贵州、辽宁，较上年少了湖北、陕西两省，新疆略有下降，而甘肃略有上升。

表6　2022年七大地区地级城市医院100强、300强、500强均衡指数对比

地区	省（区）	100强	300强	500强
东北	黑龙江	0.17	0.33	0.75
	吉林	0	0.38	0.63
	辽宁	0.08	0.58	1.00
华北	河北	0.50	0.90	1.00
	内蒙古	0	0.45	0.82
	山西	0	0.40	0.90
华东	安徽	0.13	0.73	1.00
	福建	0.43	1.00	1.00
	江苏	0.92	1.00	1.00
	江西	0.10	0.60	0.80
	山东	0.57	1.00	1.00
	浙江	0.67	1.00	1.00
华南	广东	0.63	0.84	0.95
	广西	0.08	0.62	0.77
	海南	0	0	0.67

续表

地区	省（区）	100强	300强	500强
华中	河南	0.25	0.94	1.00
	湖北	0.42	0.92	0.92
	湖南	0.46	0.92	1.00
西北	甘肃	0	0.15	0.62
	宁夏	0	0	0.75
	青海	0	0	0
	陕西	0.11	0.67	0.89
	新疆	0	0.15	0.62
西南	贵州	0.13	0.75	1.00
	四川	0.30	0.65	0.90
	西藏	0	0	0
	云南	0.07	0.53	0.80

数据来源：广州艾力彼医院管理中心。

3.医院性质分布

图 12 显示，从医院性质来看，地级城市医院 300 强、500 强榜单中社会办医院占比有所变化：进入 300 强的社会办医院数量持续减少，进入 500 强的

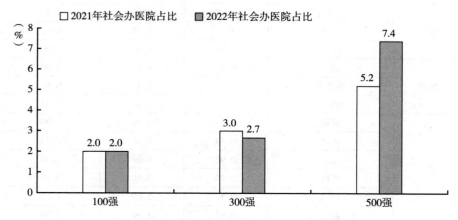

**图 12　2021~2022 年地级城市医院 100 强、300 强、
500 强中社会办医院占比**

数据来源：广州艾力彼医院管理中心。

社会办医院数量在 2021 年下降后有明显反弹，2022 年超过下降前水平。提示目前医疗服务市场中公立医院仍占据主体地位，社会办医群体在医疗行业的竞争力仍然偏低。

二 专科层面

（一）资源配置

图 13 显示，从床位数来看，排名前五的专科依次为普通外科、儿内科、妇产科、肿瘤内科、骨科。对比上年数据，儿内科升至第 2 位（床位数由 196 张增加到 256 张），妇产科升至第三位（床位数由 156 张增加到 205 张）。儿内科和妇产科床位数增幅较大。在疫情防控常态化后，儿内科住院人次有恢复性增长。

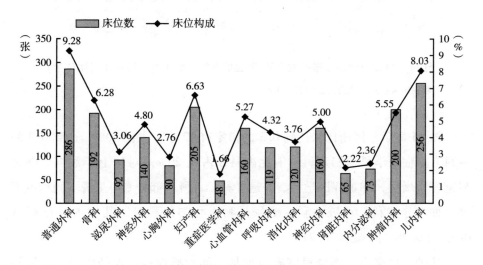

图 13 2022 年地级城市医院专科 30 强床位数（中位数）

说明：图中的床位构成为该专科床位数占全院实际开放床位数的百分比。
数据来源：广州艾力彼医院管理中心。

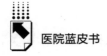

图 14 显示，从医护比来看，重症医学科、神经外科、呼吸内科、肾脏内科与儿内科较低。对比上年数据，重症医学科医师、护士的绝对数不升反降，推测这与抽调业务骨干支援其他科室或其他医院有关。三年的新冠病毒感染疫情，突出地暴露了地级城市医院重症医学科床位不足、医护人员配置不能满足实际需要的现实问题。

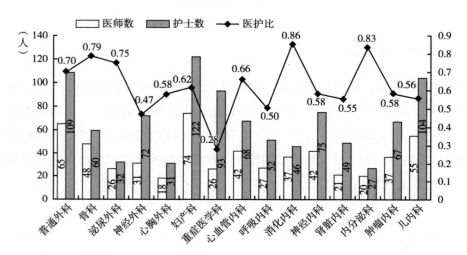

图 14　2022 年地级城市医院专科 30 强医师数、护士数、医护比（中位数）

数据来源：广州艾力彼医院管理中心。

图 15 显示，医床比未达到 0.3 的科室有 12 个，占比 80%，达到 0.3 的专科有重症医学科、妇产科、消化内科，占比 20%。对比上年数据，部分科室有所增加，如重症医学科、普通外科、骨科，部分专科呈现不同程度下降，如内分泌科、肾脏内科、泌尿外科、心胸外科等，其中内分泌科从 0.39 到 0.28，降幅达 28.21%。

从护床比来看，部分科室有所增加，如肿瘤内科、神经内科、泌尿外科、呼吸内科，其他科室有所下降，如儿内科从 0.60 下降到 0.50，降幅 16.67%，心胸外科从 0.43 下降到 0.36，降幅 16.28%。三年的新冠病毒感染疫情暴露了医护人员配置不足的短板。

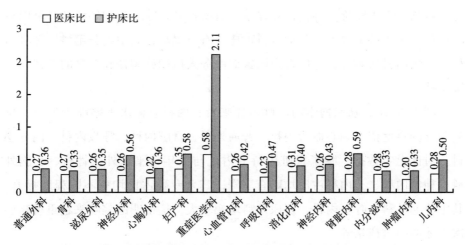

图15　2022年地级城市医院专科30强医床比和护床比（中位数）

数据来源：广州艾力彼医院管理中心。

（二）医疗技术

图16显示，从高级职称医师占比来看，外科总体水平仍略高于内科。排名前五的科室依次为内分泌科、神经外科、泌尿外科、心胸外科、骨科。对比

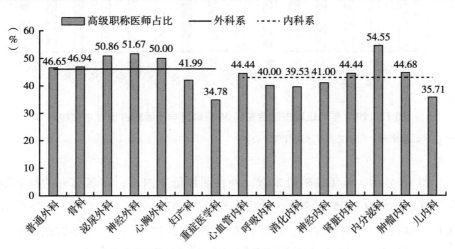

图16　2022年地级城市医院专科30强高级职称医师占比（中位数）

数据来源：广州艾力彼医院管理中心。

上年数据，高级职称医师占比总体水平有所提升，除了心胸外科和肾脏内科的占比与上年持平以外，其他专科占比均有所提高，其中内分泌科、呼吸内科、肿瘤内科增幅较大，体现出国家对医务人员职称聘任和晋升的重视与政策支持。

图 17 显示，从硕博学历医师占比来看，内科总体水平略高于外科，排名前五的科室依次为心血管内科、普通外科、肾脏内科、呼吸内科、内分泌科。对比上年数据，除了肾脏内科的占比与上年持平以外，骨科、心胸外科、神经内科、儿内科占比均略有下降，其余专科占比均有不同程度提升，其中普通外科、呼吸内科、泌尿外科增幅较大，这说明医院越来越重视高层次人才的引进或培养。

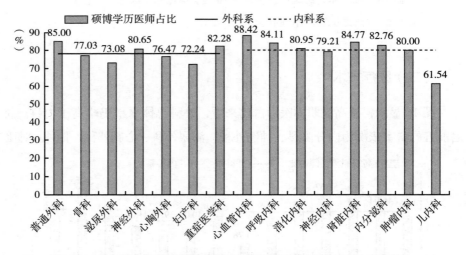

图 17　2022 年地级城市医院专科 30 强硕博学历医师占比（中位数）

数据来源：广州艾力彼医院管理中心。

图 18 显示，从年住院量来看，外科明显低于内科，排名前五的科室依次为普通外科（15069 人次）、肿瘤内科（14657 人次）、妇产科（10540 人次）、儿内科（9541 人次）、神经内科（7831 人次）。对比上年数据，除骨科、普通外科、儿内科有所下降外，其他专科均有所增长，其中肿瘤内科、神经内科、重症医学科、消化内科增幅均超过 25%。

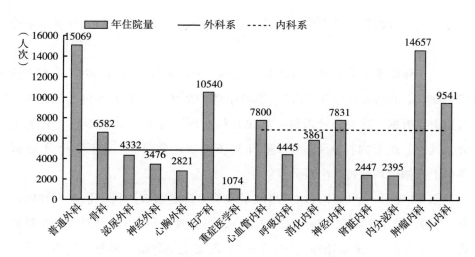

图18　2022年地级城市医院专科30强年住院量（中位数）

数据来源：广州艾力彼医院管理中心。

图19显示，从年住院手术量来看，排名前五的科室依次为普通外科（9536例）、骨科（8834例）、妇产科（8203例）、泌尿外科（3134例）、心血管内科（3000例）。对比上年数据，除普通外科及心血管内科有所下降外，其

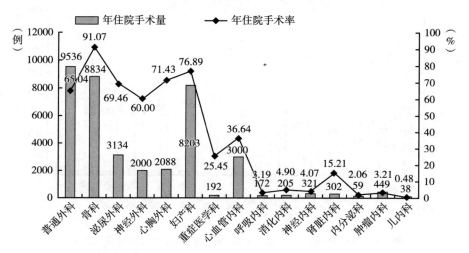

图19　2022年地级城市医院专科30强年住院手术量和年住院手术率（中位数）

数据来源：广州艾力彼医院管理中心。

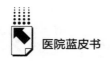

他专科均有所增长，其中内分泌科、肿瘤内科、神经内科、心胸外科增幅均超过30%。

从年住院手术率来看，排名前五的科室依次为骨科（91.07%）、妇产科（76.89%）、心胸外科（71.43%）、泌尿外科（69.46%）、普通外科（65.04%）。对比上年数据，除心血管内科、泌尿外科有所下降外，其他专科均有所上升，其中心血管内科从48.54%降为36.64%，心胸外科、妇产科、重症医学科上升幅度均超过5个百分点。

图20显示，从医师人均年出院量来看，排名前五的科室依次为肿瘤内科（360人次）、普通外科（227人次）、心血管内科（175人次）、呼吸内科（171人次）、泌尿外科（169人次）。对比上年数据，多数专科均有所上升，其中肿瘤内科相比上年增加17.60%，值得关注。从医师人均年住院手术量来看，排名前五的科室依次为普通外科（143例）、妇产科（119例）、骨科（115例）、泌尿外科（113例）、心胸外科（103例）。对比上年数据，绝大多数专科的医师人均年出院量有所上升，尤其是肿瘤内科、神经内科、呼吸内科和消化内科上升幅度较大。

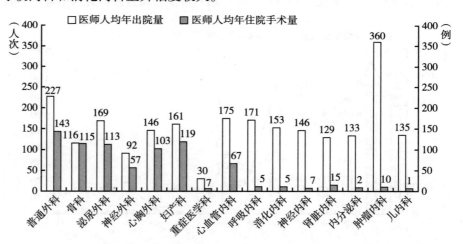

图20　2022年地级城市医院专科30强医师人均年出院量和人均
年住院手术量（中位数）

数据来源：广州艾力彼医院管理中心。

（三）运营状况

图 21 显示，从床位使用率来看，外科与内科总体基本持平，排名前五的科室依次为消化内科、肿瘤内科、神经内科、普通外科、呼吸内科。其中，只有消化内科床位使用率超过 100%，儿内科则低于 75%。对比上年数据，下降幅度较大的科室有心血管内科、心胸外科、妇产科，而神经内科、儿内科、骨科上升较为显著。

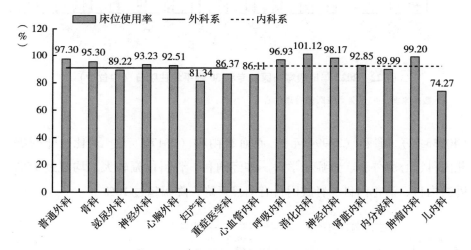

图 21 2022 年地级城市医院专科 30 强床位使用率（中位数）

数据来源：广州艾力彼医院管理中心。

图 22 显示，从平均住院日来看，外科明显高于内科，排名前五的科室依次为神经外科（14.5 天）、重症医学科（12.8 天）、心胸外科（10.0天）、神经内科（9.0 天）、骨科（8.8 天）。对比上年数据，除心血管内科、神经外科、泌尿外科略有增长外，其他专科均有不同程度下降，尤其是儿内科从 6.9 天降至 5.7 天，降幅为 17.39%。各科室住院患者的平均住院日整体呈下降趋势，从一定程度上说明医疗资源的使用效率在不断提高。

图 23 显示，从住院次均费用来看，外科明显高于内科。排名前五的科室依次为重症医学科（85947 元）、神经外科（44777 元）、心胸外科

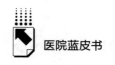
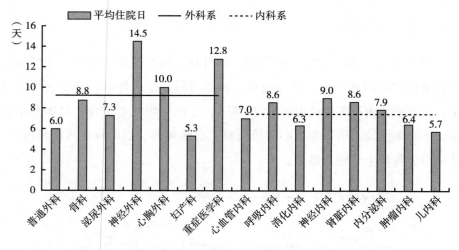

图22 2022年地级城市医院专科30强平均住院日（中位数）

数据来源：广州艾力彼医院管理中心。

（40233元）、骨科（30994元）、心血管内科（20170元）。对比上年数据，儿内科、心胸外科、重症医学科、神经内科、骨科增幅较大，均超过15%。肿瘤内科、消化内科、肾脏内科有明显下降，降幅超过10%。

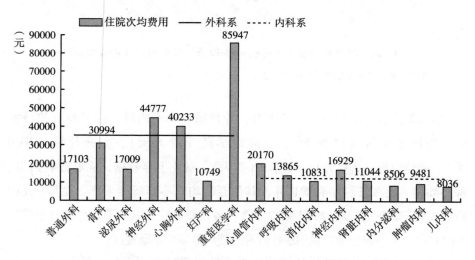

图23 2022年地级城市医院专科30强住院次均费用（中位数）

数据来源：广州艾力彼医院管理中心。

三 结语

1. 医院层面

从医疗地理分布来看，对于地级城市医院100强，东部地区，尤其是华东地区处于遥遥领先的地位，江苏和广东两省入围机构数最多。而西部地区入围机构数最少，尤其是西北地区竞争力指数最低。地级城市医院300强、500强的整体分布情况与2021年基本一致，从入围机构数量来看，华东地区最多，其次是华中和华南地区。全国各省份之间优质医疗资源分布不均衡的问题依然存在。

从竞争力要素来看，高级职称人数呈持续上升趋势，年住院手术量、高级职称人数/全院职工人数、年出院量在2021年骤降的基础上，已大幅反弹至下降前的水平并略有增长，年门急诊量2021年降幅最大，2022年虽有所回升，但距离2021年下降前仍有较大差距。中部地区医院职工人数相对较低且分布较为均衡，中部地区医院业务量偏向住院，西部、东部地区医院业务量偏向门急诊，东部地区各医院间存在较为明显的极化现象。东部地区医疗技术水平处于领先地位，中部地区有所下滑，西部地区进步明显。同时，西部、中部与东部地区的ICU床占比有明显差距。东部地区平均住院日略有增加，但仍少于7天，而中部、西部地区有所减少。东部、中部、西部地区的床位使用率均有所上升。中部地区门诊次均费用仍高于东部、西部地区及100强中位数，东部地区住院次均费用明显高于中部和西部地区。

从均衡指数来看，地级城市医院100强均衡指数均值以华东地区最高，地级城市医院300强均衡指数以华中地区最高，地级城市医院500强均衡指数以华中地区和华南地区最高，西北地区的100强、300强、500强均衡指数均最低。各地区和各省（区）地级城市医院优质资源分布存在明显的不均衡现象，且两极分化现象有加剧态势。

2. 专科层面

第一，从资源配置来看，儿内科与妇产科床位数增幅较大，重症医学科

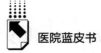

医师、护士绝对数不升反降，这可能与医疗资源配置有关。部分科室护床比有所增加，如泌尿外科、呼吸内科，部分科室有所下降，如重症医学科、普通外科、骨科、神经外科、心血管内科、儿内科等。三年新冠病毒感染疫情暴露了地级城市医院重症医学科床位明显不足，全院医护人员配置不能满足实际工作需要的现实问题。

第二，从医疗技术来看，高级职称医师占比和硕博学历医师占比总体水平有所提升，这体现出国家对医务人员职称聘任和晋升的重视与政策支持，医院更加重视高层次人才的引进或培育。除骨科、普通外科、儿内科年住院量有所下降外，其他专科均有所增长。除普通外科及心血管内科年住院手术量有所下降外，其他专科均有所增长。除心血管内科、泌尿外科年住院手术率有所下降外，其他专科均有所上升。多数专科医师人均年出院量有所上升，其中肿瘤内科相比上年增加17.60%，值得关注。绝大多数专科医师人均年住院手术量有所上升，尤其是肿瘤内科、肾脏内科、呼吸内科和心血管内科。

第三，从运营状况来看，床位使用率下降幅度较大的科室有心血管内科、心胸外科、妇产科，而神经内科、儿内科、骨科有较大幅度上升。除心血管内科、神经外科、泌尿外科的平均住院日稍有增长外，其他专科均有不同程度下降，尤其是儿内科，这表明住院患者的平均住院日整体呈下降趋势，医疗资源使用效率在不断提高。儿内科、心胸外科、重症医学科、神经内科、骨科住院次均费用增幅较大，而肿瘤内科、消化内科、肾脏内科住院次均费用降幅较大。

参考文献

［1］ 国家卫生健康委：《重症医学科建设与管理指南（2020版）》。

［2］ 庄一强主编《医院蓝皮书：中国医院竞争力报告（2021~2022）》，社会科学文献出版社，2021。

［3］ 庄一强主编《医院蓝皮书：中国医院竞争力报告（2019~2020）》，社会科学

文献出版社，2020。

［4］《国家卫生健康委办公厅关于2021年度全国三级公立医院绩效考核国家监测分析情况的通报》，国家卫生健康委办公厅网站，2022年11月2日，http：//www. nhc. gov. cn/yzygj/s3594q/202212/f40bfe4606eb4b1d8e7c82b1473df9ae. shtml。

［5］《国家卫生健康委办公厅关于印发国家三级公立医院绩效考核操作手册（2022版）的通知》，医政医管局网站，2022年4月2日，http：//www. nhc. gov. cn/yzygj/ylyxjg/202204/d61b7201a56643d1a876e103340e5897. shtml。

［6］《国务院办公厅印发〈关于推动公立医院高质量发展的意见〉》，中华人民共和国中央人民政府网站，2021年6月4日，http：//www. gov. cn/zhengce/content/2021-06/04/content_ 5615473. htm。

B.6
2022年省单医院竞争力报告：
院级及专科分析

姚淑芳　任耀辉　翁佳宁　关惠谊*

摘　要： 本报告从经济、地理区域分析省单医院和专科竞争力情况。按经济区域分析，东部地区最强，中部地区最弱。省单医院100强中东部地区入围机构数最多，超过一半，其次是西部地区，中部地区最少；按地理区域分析，七大地区中华东地区竞争力最强，华中地区竞争力最弱；按城市分析，深圳、广州、昆明的竞争力指数位居前三，只有乌鲁木齐、拉萨未有医院入围省单医院100强。专科总体入围科室数量排名前三的地区是华北、华东和华南。

关键词： 省单医院　竞争力指数　省单综合医院专科

一　2022年省单医院100强分析

本报告研究的对象为省单医院，即潜在上榜顶级医院100强的位于省会（首府）城市、直辖市和计划单列市的综合医院，含医学院校附属综合医院，不含中医医院、专科医院和部队医院。

---

* 姚淑芳，广州艾力彼医院管理中心副主任；任耀辉，广州艾力彼医院管理中心医院事业部副总经理；翁佳宁，广州艾力彼医院管理中心数据分析师；关惠谊，广州艾力彼医院管理中心区域经理。

（一）省单医院10强分布：华北和西南最多，东北和西北没有医院入围

入围省单医院10强数量最多的地区是华北和西南（各3家），其次是华东（2家），华南和华中入围较少（各1家），东北和西北没有医院入围10强（见图1）。

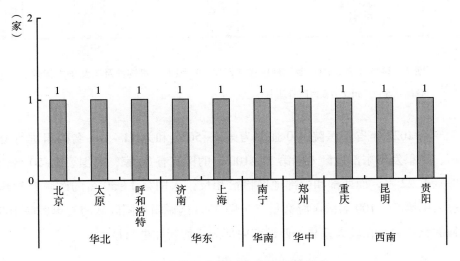

图1　2022年省单医院10强城市分布

数据来源：广州艾力彼医院管理中心。

（二）省单医院100强分布分析

1. 区域分布分析：东部地区入围机构数最多

省单医院100强的数据显示，东部地区入围机构数最多，超过榜单的一半，达到58家，竞争力指数0.550，远远高于中部和西部地区。中部和西部地区入围机构数均较少、竞争力指数均较低，入围机构数分别仅有18家（中部）和24家（西部），竞争力指数分别为0.189（中部）和0.260（西部），远低于东部地区（见图2）。

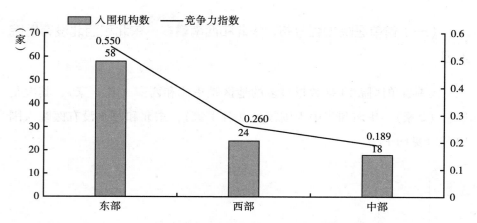

图 2　2022 年东、中、西部地区省单医院 100 强入围机构数及其竞争力指数

数据来源：广州艾力彼医院管理中心。

将 2022 年省单医院 100 强分为第 1~50 名和第 51~100 名两组进行分析，结果发现东部地区入围第 51~100 名的医院有 36 家，入围第 1~50 名的医院有 22 家，而西部和中部地区恰恰相反，入围第 1~50 名的医院数量超过入围第 51~100 名的医院数量（见图 3）。这说明不同区域间省单医院 100 强的竞争力存在较大差异，西部和中部的不均衡性更凸显。

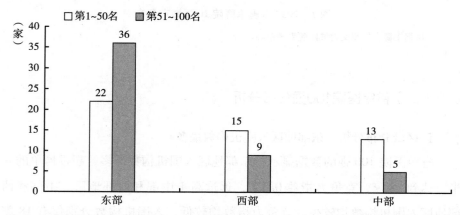

图 3　2022 年省单医院 100 强中第 1~50 名和第 51~100 名的医院在东、中、西部地区的分布

数据来源：广州艾力彼医院管理中心。

七大地区中，省单医院100强入围机构数最多的是华东地区，有26家，同时竞争力指数最高；入围机构数排第二位和第三位的分别是华南和华北地区，分别有24家和17家；西北和华中地区省单医院100强入围机构数较少，分别只有7家和6家，竞争力指数也较低（见图4）。

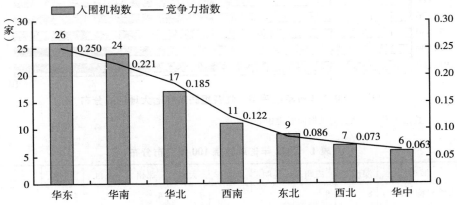

图4 2022年七大地区省单医院100强入围机构数及竞争力指数

数据来源：广州艾力彼医院管理中心。

将省单医院100强按照每10名为一组进行分析，结果发现华东和华南地区在10个分组中均有医院上榜，覆盖面最广；其次是华北地区，上榜医院覆盖8个分组；东北、华中和西南，每个地区上榜医院均覆盖6个分组；覆盖面最窄的是西北地区，上榜医院只覆盖5个分组（见图5）。

2. 城市分布分析：深圳、广州入围机构数最多

2022年省单医院100强的城市覆盖面较广，除乌鲁木齐、拉萨以外，其他城市均有医院上榜。

省单医院100强入围机构数和竞争力指数排前两位的城市都是深圳和广州。昆明和北京入围机构数相同，均有5家医院上榜，昆明的竞争力指数（0.0536）高于北京（0.0528）。入围机构数排名靠后的城市是银川、长沙、长春、贵阳、南昌、兰州、杭州和武汉，均只有1家医院上榜。

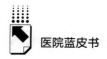

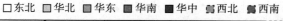

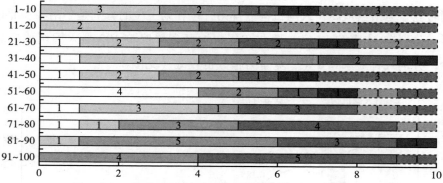

图 5　2022 年省单医院 100 强各组医院在七大地区的分布

数据来源：广州艾力彼医院管理中心。

表 1　2022 年省单医院 100 强城市分布

城市	深圳**	广州	昆明	北京*	太原	郑州	海口	南宁	合肥
入围机构数（家）	8	8	5	5	4	4	4	4	4
竞争力指数	0.0710	0.0685	0.0536	0.0528	0.0459	0.0446	0.0416	0.0376	0.0359
城市	沈阳	厦门**	济南	石家庄	南京	成都	上海*	天津*	宁波**
入围机构数（家）	4	4	3	3	3	3	3	3	3
竞争力指数	0.0341	0.0309	0.0353	0.0335	0.0333	0.0310	0.0298	0.0292	0.0274
城市	西安	呼和浩特	重庆*	西宁	哈尔滨	青岛**	大连**	福州	贵阳
入围机构数（家）	3	3	2	2	2	2	2	2	1
竞争力指数	0.0250	0.0257	0.0255	0.0233	0.0221	0.0186	0.0177	0.0160	0.0137
城市	兰州	银川	南昌	杭州	长春	长沙	武汉		
入围机构数（家）	1	1	1	1	1	1	1		
竞争力指数	0.0130	0.0120	0.0116	0.0109	0.0108	0.0095	0.0088		

注：* 为直辖市，** 为计划单列市。

数据来源：广州艾力彼医院管理中心。

　　将省单医院 100 强按照每 25 名为一个方阵，分为 4 个方阵进行分析，结果发现整体入围机构数最多的城市是深圳和广州，各有 8 家，而深圳的竞争力指数高于广州。由此可以看出，入围机构数与竞争力指数成正比，在入围机构数相同的情况下，入围第一方阵的机构数越多的城市，竞争力指数越高。

入围第一方阵机构数最多的是昆明、太原、南京、呼和浩特和西宁，都有两家。武汉、贵阳、兰州、银川、南昌、杭州、长春、长沙8个城市均只有1家医院入围省单医院100强，其中武汉入围医院位于第三方阵，其他7个城市入围医院位于第一和第二方阵，所以其竞争力指数最低。

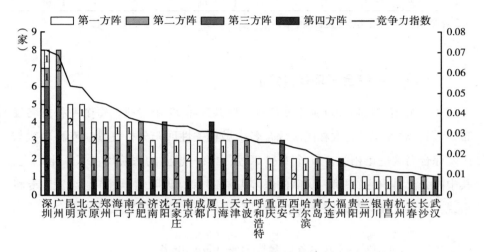

图6　2022年省单医院100强城市分布及竞争力指数

数据来源：广州艾力彼医院管理中心。

（三）竞争力要素分析

从资源配置方面看，实开床位数中部地区最多，东部地区最少。全院职工人数西部地区最多，东部地区最少。全院职工人数/实开床位数西部地区略高于东部地区，且二者均显著高于中部地区。高级职称人数/全院职工人数中部地区最高，其次是东部地区，西部地区最低。从运营效率方面看，年门急诊量最多的是东部地区，其次是西部地区，最少的是中部地区，中部地区与东部地区和西部地区的差距较大。西部地区年住院量最多，东部地区年住院量最少（见表2）。

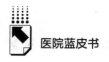
表2　2022年东、中、西部地区省单医院100强部分指标中位数

指标	实开床位数（张）	全院职工人数（人）	年门急诊量（万人次）	年住院量（万人次）	全院职工人数/实开床位数	高级职称人数/全院职工人数(%)
东部	1625	2420	161	6.01	1.49	16.15
中部	2379	2878	114	7.24	1.21	16.63
西部	2000	3033	159	8.18	1.52	15.36
100强中位数	1877	2705	154	6.68	1.44	15.68

数据来源：广州艾力彼医院管理中心。

（四）省单综合医院专科分析

2022年省单医院100强中专科排行榜共发布17个专科，每个专科排名发布30强。对各专科名次和医院综合名次做相关性回归分析发现，专科名次与医院综合名次呈正相关，17个专科30强中第一梯队的医院均占了一半以上，其中内分泌科30强中第一梯队的医院占了24家，说明对于省单综合医院专科来说，专科发展与医院综合竞争力发展具有一定协同作用（见图7）。

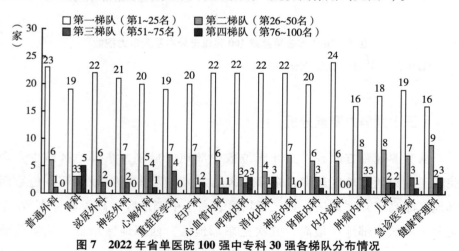

图7　2022年省单医院100强中专科30强各梯队分布情况

数据来源：广州艾力彼医院管理中心。

对省单医院100强中专科30强在七大地区的分布情况进行分析，上榜17个专科，每个专科排名发布30强，共510个科室，总体入围科室数量排前三

位的地区是华北（109 个）、华东（105 个）和华南（97 个），入围科室较少的两个地区是华中（32 个）和东北（24 个）。每个专科入围数量较多的地区均来自华北、华东和华南。其中华北地区的健康管理科、急诊医学科、骨科、普通外科、内分泌科、心血管内科、妇产科、神经外科入围科室数量较多；华东地区的肾脏内科、心胸外科、泌尿外科、内分泌科、心血管内科入围科室数量较多；儿科、肿瘤内科、重症医学科入围数量较多的科室集中在华南地区（见图8）。再次说明，整体上省单医院 100 强中专科 30 强和省单医院 100 强呈正相关，专科发展与医院综合竞争力发展具有一定协同作用。

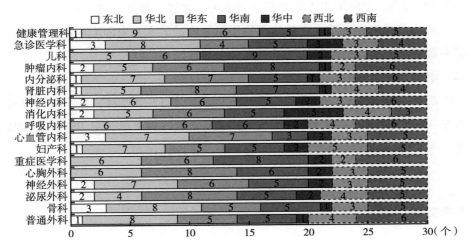

图8 2022 年省单医院 100 强中专科 30 强在七大地区的分布情况

数据来源：广州艾力彼医院管理中心。

二 结语

1. 竞争力地区分析

2022 年省单医院 100 强中，东部地区竞争力最强，入围机构数超过榜单的一半，竞争力指数为 0.550，远远高于中部和西部地区。七大地区中，华东地区竞争力最强，华中地区竞争力最弱。

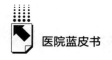

2. 竞争力城市分析

从省单医院 100 强入围机构数所在的城市看，除乌鲁木齐、拉萨以外，其他城市均有医院上榜，覆盖面较广。竞争力指数排前两位的深圳和广州均有 8 家医院入围省单医院 100 强。

3. 竞争力要素分析

从资源配置方面看，实开床位数中部地区最多，全院职工人数西部地区最多，东部地区的实开床位数和全院职工人数均最少。全院职工人数/实开床位数西部地区略高于东部地区，且二者均显著高于中部地区。中部地区的高级职称人数/全院职工人数略高于其他两个地区，西部地区最低。

从运营效率方面看，东部地区的年门急诊量最多，中部地区最少，且二者差距较大。西部地区年住院量最多，东部地区年住院量最少。

4. 省单综合医院专科分析

2022 年省单医院 100 强中专科排行榜共发布 17 个专科，每个专科排名发布 30 强。整体上，省单医院 100 强中专科 30 强和省单医院 100 强呈正相关，专科发展与医院综合竞争力发展具有一定协同作用。

参考文献

［1］庄一强、王兴琳主编《医院蓝皮书：中国医院竞争力报告（2022）》，社会科学文献出版社，2022。

［2］庄一强主编《医院蓝皮书：中国医院竞争力报告（2020~2021）》，社会科学文献出版社，2021。

［3］庄一强主编《医院蓝皮书：中国医院竞争力报告（2019~2020）》，社会科学文献出版社，2020。

［4］国家卫生健康委员会编《中国卫生健康统计年鉴2021》，中国协和医科大学出版社，2021。

［5］国家统计局编《中国统计年鉴2021》，中国统计出版社，2021。

［6］中华人民共和国民政部编《中华人民共和国行政区划简册2016》，中国地图出版社，2016。

［7］庄一强：《论多元化办医的困境与出路》，《现代医院管理》2013年第5期。

2022年顶级医院竞争力报告：
院级及专科分析

李琼 罗芸 雷至珊 葛洪超*

摘　要： 本报告对2022年中国顶级医院100强的地理分布、医疗技术、资源配置、学术科研等方面进行研究，结果显示：顶级医院10强的格局稳中有变，分布不均衡；除内蒙古、青海、海南、西藏之外，其余省份均至少有1家医院进入顶级医院100强榜单，上榜医院较多的省份是北京、上海、广东。竞争力要素分析结果显示，顶级医院100强中，第一方阵医院与其他方阵医院在服务能力和资源配置方面差异不大，在学术科研和突出人才建设方面差异相对较大，学术科研和专科建设是影响顶级医院竞争力的重要因素。

关键词： 顶级医院　医院竞争力　医学研究

　　中国顶级医院涵盖最佳综合医院，不包含部队医院、专科医院和中医医院。广州艾力彼医院管理中心（以下简称"艾力彼"）的顶级医院评价指标包含五大维度，分别是医疗技术、资源配置、医院运营、诚信服务和学术科研。本报告以2022年中国顶级医院100强为研究对象，对其地理分布、竞争力要素等方面进行分析，从而了解中国顶级医院的医疗现状。

---

* 李琼，广东省器官医学创新技术发展与评价分会副秘书长；罗芸，广州艾力彼医院管理中心量化咨询专家；雷至珊，广州艾力彼医院管理中心分析师；葛洪超，广州艾力彼医院管理中心产业发展部区域总监。

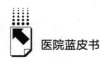
一 综合情况：10强稳中有变

（一）顶级医院10强稳中有变

2022年中国顶级医院10强分布于北京、上海、成都、武汉、广州、杭州6个城市，其中上海上榜3家、北京和武汉各上榜2家，优势突出。从地区分布上看，10强中华东地区占4家，华中和华北地区各占2家，华南和西南地区各占1家，七大地区中仅东北和西北地区没有医院进入10强。与2021年的名次相比，2022年5强中复旦大学附属中山医院从第3名跃升至第2名，四川大学华西医院由第2名下降至第3名，复旦大学附属华山医院排名从第7名跃升至第5名，取得较大的进步；北京大学第三医院排名从第10名升至第9名；华中科技大学同济医学院附属协和医院由第11名跃升进10强，排名第10，北京大学第一医院由第8名跌出10强。顶级医院10强代表着中国最具竞争力的医院，相较上年，2022年4强医院保持不变，5~9强存在位次的调整。这表明顶级医院能够长期保持强劲的竞争力。

表1 2022年中国顶级医院竞争力10强

医院名称	2022年排名	2021年排名	排名变化	地区	省份	城市
北京协和医院	1	1	—	华北	北京	北京
复旦大学附属中山医院	2	3	+1	华东	上海	上海
四川大学华西医院	3	2	-1	西南	四川	成都
上海交通大学医学院附属瑞金医院	4	4	—	华东	上海	上海
复旦大学附属华山医院	5	7	+2	华东	上海	上海
华中科技大学同济医学院附属同济医院	6	6	—	华中	湖北	武汉
中山大学附属第一医院	7	5	-2	华南	广东	广州
浙江大学医学院附属第一医院	8	9	+1	华东	浙江	杭州
北京大学第三医院	9	10	+1	华北	北京	北京
华中科技大学同济医学院附属协和医院	10	11	+1	华中	湖北	武汉

数据来源：广州艾力彼医院管理中心。

（二）顶级医院10强的科研能力水平领先

中国顶级医院 10 强的学术论文得到认可，且在综合医院中处于领先水平。根据中国科学技术信息研究所发布的《2022 年中国科技论文统计报告》，中国顶级医院 10 强中进入 2021 年国内论文被引用次数较多医院 20 强的有 6 家，进入 2021 年国际论文被引用篇数较多的医疗机构 20 强的有 8 家，进入 2021 年中国卓越科技论文较多的医疗机构 30 强的有 8 家；同时，在 2021 年度中国医院科技量值（STEM）综合排名中，中国顶级医院 10 强均进入该榜单的 30 强（见表 2）。

表 2　2022 年中国顶级医院 10 强科技论文相关排名比较

医院名称	艾力彼顶级医院排名	国内论文被引用次数排名*	国际论文被引用篇数较多的医疗机构排名*	中国卓越科技论文较多的医疗机构排名*	中国医院科技量值综合排名**	自然指数——国际医疗机构排名***
北京协和医院	1	3	3	3	2	92
复旦大学附属中山医院	2	18	10	12	3	51
四川大学华西医院	3	2	1	1	1	14
上海交通大学医学院附属瑞金医院	4	—	15	18	6	46
复旦大学附属华山医院	5	—	—	—	13	86
华中科技大学同济医学院附属同济医院	6	5	5	5	4	77

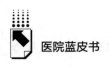
续表

医院名称	艾力彼顶级医院排名	国内论文被引用次数排名 *	国际论文被引用篇数较多的医疗机构排名 *	中国卓越科技论文较多的医疗机构排名 *	中国医院科技量值综合排名 **	自然指数——国际医疗机构排名 ***
中山大学附属第一医院	7	—	13	—	29	—
浙江大学医学院附属第一医院	8	—	4	13	5	60
北京大学第三医院	9	7	—	10	9	—
华中科技大学同济医学院附属协和医院	10	17	9	9	7	59

注：* 中国科学技术信息研究所发布的《2022 年中国科技论文统计报告》；** 中国医学科学院医学信息研究所 "2021 年度中国医院科技量值（STEM）——综合" 排名；*** 自然指数网站（Nature Index）2022 年自然指数——国际医疗机构（Healthcare Institution）年度榜单。

（三）顶级医院10强的学科建设优势明显

对顶级医院竞争力进行评价，学科建设是重中之重，顶级医院承担着非常重要的科研、教学任务，学科建设离不开高校的支持。中国顶级医院 10 强所属的 8 所高校在学科建设上也代表着国内的顶尖水平。对比发现，在教育部第四轮学科评估中，浙江大学和上海交通大学获得 A+，领先于其他学校；在国际排名中，北京大学、上海交通大学、复旦大学排名相对更靠前。

对 10 强医院所属高校进行分类，统计出同一高校对应的附属医院数量。对比教育部第四轮学科评估结果——临床医学排名及美国 U. S. News、英国 T. H. E. 、英国 Q. S. 和软科 GRAS 全球临床医学学科排名，发现：

（1）顶级医院 10 强所属高校临床医学学科在教育部第四轮学科评估中均被评为 A 类；（2）在美国 U. S. News 全球临床医学学科排名中，有 5 所进入 150 强且较上年有所提高，说明顶级医院 10 强所属高校的临床医学学科发展势头较好；（3）在英国 T. H. E. 全球临床医学学科排名中，有 5 所高校的排名较上年有进步，其中四川大学跨越式进步，从上年的第 126～150 名提升至第 58 名，成绩优异；（4）在英国 Q. S. 全球临床医学学科排名中，8 所高校都进入 300 强并且其中 3 所入围 100 强；（5）在软科 GRAS 全球临床医学学科排名中，有 6 所高校进入 300 强，其中华中科技大学从上年的第 401～500 名提升至第 201～300 名，成绩优异。对比国内和国际临床医学学科评估或排名，可以看出在国内的评估中，浙江大学和上海交通大学临床医学学科最优，其次是复旦大学和北京协和医学院；而在国际排名中，北京大学临床医学学科综合表现最好，其次是上海交通大学和复旦大学（见表 3）。

表 3　2022 年中国顶级医院竞争力 10 强所属高校比较

高校名称	艾力彼顶级医院10强机构数（家）	艾力彼顶级医院10强排名	教育部第四轮学科评估结果——临床医学	美国 U.S. News 全球临床医学学科排名	英国 T. H. E.全球临床医学学科排名	英国 Q. S.全球临床医学学科排名	软科 GRAS全球临床医学学科排名
北京协和医学院	1	1	A	121	—	251～300	201～300
复旦大学	2	2、5	A	73	45	74	201～300
四川大学	1	3	A−	201	58	201～250	—
上海交通大学	1	4	A+	62	53	96	151～200
华中科技大学	2	6、10	A−	155	67	251～300	201～300
中山大学	1	7	A−	105	101～125	148	201～300
浙江大学	1	8	A+	156	90	151～200	401～500
北京大学	1	9	A−	69	24	54	201～300

数据来源：广州艾力彼医院管理中心。

高校与其直属医院的紧密交流对人才培养、教学和科研都有重要的意义，高校理论教学与医院临床实践可以实现优势互补、资源共享、共赢发展。在顶级医院 100 强中，高校附属（含直属附属和非直属附属）医院占比近九成，其中 27 家医院是"双一流"医学类学科建设高校的直属医院，按高校分类，统计其直属医院的竞争力指数如表 4 所示。

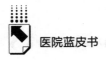
从高校直属医院综合竞争力指数来看，上海交通大学、北京大学、浙江大学、中山大学名列前四。这四所高校的直属医院在顶级医院100强中的数量均达到或者超过3家，良好的学科基础为临床医学发展提供了强大支持，数量优势也有助于这四所高校的综合竞争力名列前茅。从单家医院的平均竞争力指数来看，最具竞争力的代表分别是北京协和医学院、四川大学和复旦大学。这三所高校尽管上榜医院数量较少，但凭借单家医院的强劲实力名列前茅。研究发现，高校临床医学学科建设水平与其附属医院的竞争力呈正相关。高质量的学科建设是临床研究强有力的支撑，只有学科建设与临床研究相辅相成，才能实现人才和技术的相互促进、相互提高。

表4　2022年中国顶级医院100强所属"双一流"医学类学科建设高校及其竞争力指数

单位：家

"双一流"医学类学科建设高校	顶级医院100强机构数	综合竞争力指数	综合竞争力指数排名	平均竞争力指数	平均竞争力指数排名
上海交通大学	4	0.0487	1	0.0122	7
北京大学	3	0.0376	2	0.0125	5
浙江大学	3	0.0359	3	0.0120	8
中山大学	3	0.0356	4	0.0119	9
复旦大学	2	0.0270	5	0.0135	3
华中科技大学	2	0.0261	6	0.0130	4
武汉大学	2	0.0208	7	0.0104	11
天津医科大学	2	0.0192	8	0.0096	12
广州医科大学	2	0.0191	9	0.0095	13
北京协和医学院	1	0.0139	10	0.0139	1
四川大学	1	0.0135	11	0.0135	2
山东大学	1	0.0123	12	0.0123	6
郑州大学	1	0.0113	13	0.0113	10

注：根据2017年教育部、财政部、国家发展改革委《关于公布世界一流大学和一流学科建设高校及建设学科名单的通知》公布的世界一流大学和一流学科（简称"双一流"）建设高校和建设学科名单。

数据来源：广州艾力彼医院管理中心数据库。

二 地理分布：东部上榜64家，华东上榜36家，
北京、上海和广东上榜最多

对中国顶级医院100强进行阶梯式分组，第1~25名为第一方阵，第26~50名为第二方阵，第51~75名为第三方阵，第76~100名为第四方阵。

根据地理区域划分，华东地区上榜医院数量最多，为36家，和上年持平；华北地区次之，上榜19家；其后依次为华南地区（11家）、华中地区（11家）、东北地区（9家）、西北地区（8家）、西南地区（6家）。第一方阵主要集中在华东地区（9家）、华北地区（5家）、华南地区（5家）、华中地区（4家），东北和西南地区各有1家医院入榜，西北地区无缘第一方阵。按照东、中、西部划分，东部地区上榜医院64家，中部地区21家，西部地区15家，东部占绝对优势。

从省域分布层面来看，上榜医院数量较多的省（市）分别为北京、上海和广东。北京是顶级医院100强上榜数量最多的城市，共上榜13家医院，其中第一方阵5家，第二方阵5家，第三方阵3家，优质医疗资源集中。上海是

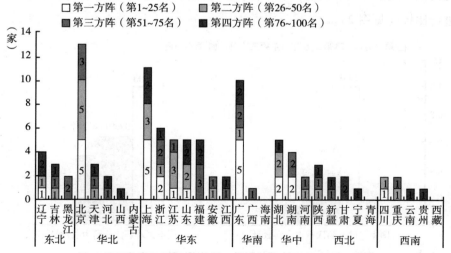

图1　2022年中国顶级医院100强各方阵省（区、市）分布

数据来源：广州艾力彼医院管理中心。

华东地区优质医疗资源最集中的城市，共上榜 11 家医院，其中第一方阵 5 家，第二方阵 3 家，第四方阵 3 家。广东集中了华南地区大多数的顶级医院 100 强，共上榜 10 家医院，其中第一方阵 5 家，第二方阵 1 家，第三、四方阵各有 2 家。内蒙古、青海、海南、西藏没有医院进入顶级医院 100 强。

三 竞争力要素分析：专科建设和学术科研差距拉开

根据艾力彼竞争力排名 TOPSIS 模型，顶级医院竞争力包括医疗技术、资源配置、医院运营、诚信服务、学术科研五大维度，以下将选取部分指标对四个方阵的医院进行不同要素的数据比较。

（一）医疗技术要素——第一方阵的医院在国家卫健委临床重点专科数量和国家疑难病症诊治中心数量上占据绝对领先优势

顶级医院竞争力医疗技术要素通过医院高素质人才配备、重点专科建设、医疗质量、医疗服务的技术含量、重症监护床配置等指标来综合评价医院提供优质医疗服务的能力和所提供医疗服务的质量，现选取其中部分指标进行比较（见图 2）。

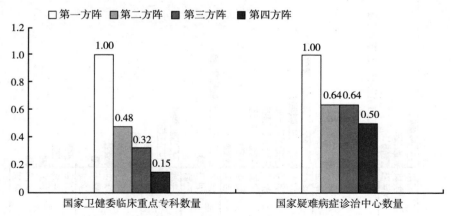

图 2 2022 年中国顶级医院 100 强医疗技术要素方阵比较

注：将第一方阵数据转化为 1，其他方阵数据等比例缩放。
数据来源：广州艾力彼医院管理中心。

国家卫健委临床重点专科数量从第一方阵至第四方阵递减。第一方阵在国家卫健委临床重点专科数量和国家疑难病症诊治中心数量上占有绝对领先优势。

（二）资源配置与医院运营要素——第一方阵医院无论是服务能力还是效率都优于其他三个方阵，且从规模发展向质量发展转型

资源配置要素通过人床比、医床比、护床比、医疗设备配置等指标评价医院的资源配置情况，并通过医师与门急诊患者、住院患者的人数比例考核医师配置的充足程度，反映医院为患者提供安全的医疗服务的能力，现对其中部分指标进行比较。从图3全院职工人数和实际开放床位数两个指标来看，第一方阵全院职工人数最多，但是实际开放床位数并不是最多的，因而其人床比（全院职工人数/实际开放床位数）最高，高人床比有利于第一方阵的医院在为患者提供更优质的医疗服务的同时开展更多临床研究，引领我国医疗技术向前发展。从年出院量/实际开放床位数指标来看，第一方阵医院的表现依然优于其他三个方阵，可见第一方阵医院无论是服务能力还是效率都较高。综合四个指标数据来看，第二方阵医院仍处于规模发展阶段，而第一方阵医院已经从规模发展向质量发展转型。

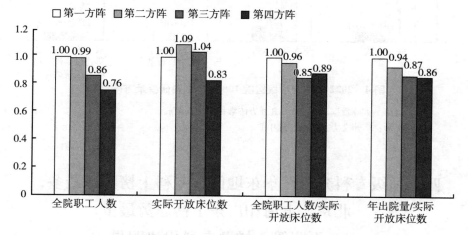

图3　2022年中国顶级医院100强资源配置与医院运营要素方阵比较

注：将第一方阵数据转化为1，其他方阵数据等比例缩放。
数据来源：广州艾力彼医院管理中心。

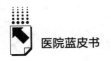
（三）学术科研要素——第一方阵在院士人数、学术领袖人数、国家临床医学研究中心数量和"双一流"医学类学科建设高校直属附属医院数量上都具备压倒性优势，且第一、二、三、四方阵在上述指标上基本呈阶梯状递减分布

学术科研要素对医院拥有突出人才的情况以及科研、教学情况进行评价。现选取部分指标以及医院是否属于"双一流"医学类学科建设高校直属附属医院来进行比较（见图4）。第一方阵在院士人数、学术领袖人数、国家临床医学研究中心数量和"双一流"医学类学科建设高校直属附属医院数量上都具备压倒性优势，且第一方阵、第二方阵、第三方阵和第四方阵在上述指标上基本呈阶梯状递减分布。

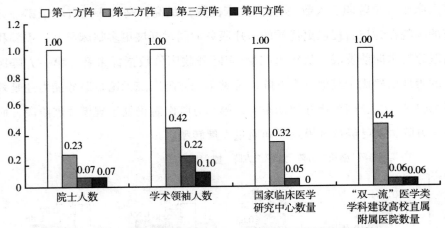

图4　2022年中国顶级医院100强学术科研要素方阵比较

注：将第一方阵数据转化为1，其他方阵数据等比例缩放。
数据来源：广州艾力彼医院管理中心。

四　顶级专科分析：华东地区各专科上榜数量最多，北京、上海和广东上榜总数最多，百强第一梯队专科优势明显

顶级综合医院专科是指"顶级医院100强"上榜医院的18个专科，包

含普通外科、骨科、泌尿外科、神经外科、心血管外科、胸外科、重症医学科、妇产科、心血管内科、呼吸内科、消化内科、神经内科、肾脏内科、内分泌科、肿瘤内科、儿科、急诊医学科、健康管理科。顶级医院18个专科30强榜单共评出540个专科，分布在79家顶级医院。顶级医院100强中委属医院占23%，均上榜顶级综合医院专科30强，上榜专科（共243个）占据榜单总席位的45%，体现出委属医院的专科实力较强。

从省域分布层面看（见图5），位于北京的顶级医院上榜专科数最多（89个），上榜专科数为50个及以上的还包括上海（78个）、广东（56个）、湖北（50个），这四个省（市）上榜专科总数占比超50%。北京、上海、广东、湖北分别作为华北、华东、华南、华中地区的医疗高地，汇集了区域内优质的医疗资源，专科发展更具优势。18个专科榜单均至少有1个专科上榜的省（市）包括北京、上海、广东、湖北、江苏、辽宁和四川，说明这7个省（市）专科实力较强且发展较为全面，一方面可以承担起省内各种疑难重症的诊治，减轻本省患者跨省就医的负担，另一方面会吸引周边省份的患者前来就医。贵州、宁夏、山西、云南、海南、内蒙古、青海、西藏这8个省（区）没有顶级医院上榜专科30强。根据国家卫生健康委办公厅《关于2020年度全国三级公立医院绩效考核国家监测分析情况的通报》，

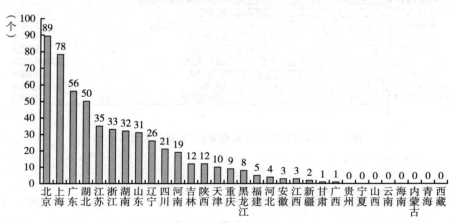

图5　2022年顶级综合医院专科30强各省（区、市）上榜专科数

数据来源：广州艾力彼医院管理中心。

在跨省异地就医患者比例较高的省份中，西藏外流患者中约有 70% 流向四川，内蒙古的外流患者中流向京吉宁辽的比例合计约 60%，黑龙江外流患者的主要流向为京津鲁辽沪等地；住院患者流入最多的省（市）为上海、北京、江苏、浙江和广东，顶级医院专科 30 强榜单结果与患者流动情况基本相符。

从顶级综合医院专科 30 强在七大地区的分布来看（见图 6），华东地区的顶级医院各专科上榜数量最多，上榜专科总数占 34.81%；其次为华北、华中地区，分别占 19.07% 和 18.70%；西北地区最少，占比仅为 2.78%。华东地区上榜专科 30 强的医院数量也最多，有 23 家，其中上海顶级医院有 10 家上榜顶级专科 30 强；其次为华北、华南地区，上榜医院数分别为 17 家、12 家。除了西北地区，其他 6 个地区在每个专科榜单都至少有 1 个专科上榜，反映出西北地区专科发展不够全面，整体实力偏弱。

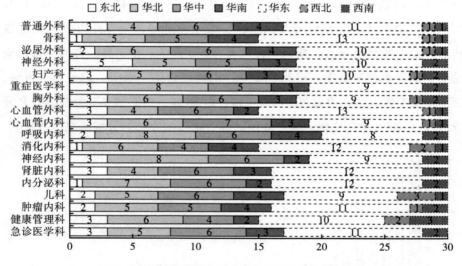

图 6　2022 年顶级综合医院专科 30 强七大地区分布

数据来源：广州艾力彼医院管理中心。

对中国顶级医院 100 强进行阶梯式分组，第 1~25 名为第一方阵，第 26~50 名为第二方阵，第 51~75 名为第三方阵，第 76~100 名为第四方阵。第一方阵各专科上榜数量明显多于其他方阵，上榜专科数占比为 58.15%，除健康管理科外，第一方阵其他专科占比均超50%。第二方阵共169个专科上榜，占比为31.30%。第三方阵共46个专科上榜，占比为8.52%。第四方阵共11个专科上榜，占比为2.04%。可见顶级医院各个方阵之间专科实力拉开较大距离。

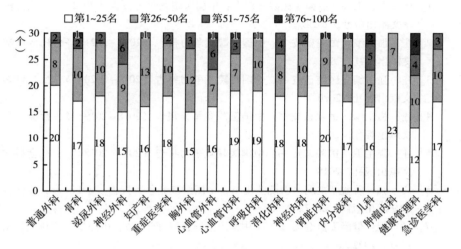

图7 2022年顶级综合医院专科30强各方阵上榜数

数据来源：广州艾力彼医院管理中心。

五 结语

从地理分布看，华东地区上榜顶级医院100强的数量最多；北京、上海和广东入围医院较多，内蒙古、青海、海南、西藏没有医院进入顶级医院100强。

从竞争力要素看，顶级医院100强中，第一方阵医院无论是服务能力还是效率都优于其他三个方阵，且从规模发展向质量发展转型，在突出人才配置和国家临床医学研究中心等高质量平台建设上都具有压倒性优势。

从专科层面看，顶级医院100强中委属医院专科实力较强；北京、上海、广东、湖北上榜专科总数较多；华东地区上榜专科数多于其他地区；顶级医院100强各个方阵之间专科实力拉开较大距离。

参考文献

［1］ 庄一强、王兴琳主编《医院蓝皮书：中国医院竞争力报告（2022）》，社会科学文献出版社，2022。

［2］ 庄一强主编《医院蓝皮书：中国医院竞争力报告（2020~2021）》，社会科学文献出版社，2021。

［3］ 庄一强主编《医院蓝皮书：中国医院竞争力报告（2019~2020）》，社会科学文献出版社，2020。

［4］ 庄一强主编《医院蓝皮书：中国医院竞争力报告（2018~2019）》，社会科学文献出版社，2019。

［5］ 庄一强主编《医院蓝皮书：中国医院竞争力报告（2017~2018）》，社会科学文献出版社，2018。

［6］ 庄一强、曾益新主编《医院蓝皮书：中国医院竞争力报告（2017）》，社会科学文献出版社，2017。

［7］ 国家卫生健康委员会编《2022中国卫生健康统计年鉴》，中国协和医科大学出版社，2022。

［8］《教育部　财政部　国家发展改革委关于公布世界一流大学和一流学科建设高校及建设学科名单的通知》，教育部网站，2017年9月21日，http：//m. moe. gov. cn/srcsite/A22/moe_ 843/201709/t20170921_ 314942. html。

［9］ 美国新闻与世界报道—教育网（U. S. News Education），www. usnews. com/education。

［10］ 英国泰晤士高等教育网（Times Higher Education），www. timeshighereducation. com。

［11］ 英国 Q. S. 世界大学排行网（Quacquarelli Symonds Top Universities），www. topuniversities. com。

B.8
2022年中医医院竞争力报告：
院级及专科分析

郭镇魁　梁竞涛　梁婉莹*

摘　要： 本报告研究对象为国内各级中医药管理局管辖的综合性中医医院，含中西医结合医院和民族医院，不含专科医院和部队医院。本次研究采用分层分级方法，对中医医院100强、300强、500强从地理分布、竞争力指数、均衡指数、竞争力要素等方面进行深入剖析。结果发现：我国不同地区中医医院的发展水平存在差距，发展不均衡的现象仍然存在，相比中部、西部地区，东部地区优质中医资源依旧拥有较大优势。优质中医资源较丰富且发展较均衡的省份有江苏、广东、浙江、山东、湖南，西部地区省域内不均衡现象尤为突出，优质中医资源主要集中在省会（首府）城市。此外，西部地区的学科带头人与高层次人才占比仍较低，应继续加强人才队伍建设，发挥中医特色。整体上看，国家政策大力鼓励中医发展，中医医院整体竞争力不断提高，优质中医资源逐步下沉基层，但社会办中医医院的发展相对缓慢。

关键词： 中医医院　竞争力指数　均衡指数　竞争力要素

---

* 郭镇魁，广州艾力彼医院管理中心量化咨询专家；梁竞涛，广州艾力彼医院管理中心助理咨询师；梁婉莹，广州艾力彼医院管理中心数据分析师。

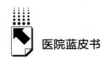

一 2022年中医医院100强分析

（一）地理分布分析

1. 七大地区分布

2022年中医医院100强中，华东地区入围32家，入围机构数与上一年持平，但是区域竞争力指数较上年降低，由0.318降至0.314。相比华北、华南等其他地区，华东地区的入围机构数与竞争力指数仍有显著优势。由图1可见，根据入围机构数与竞争力指数，七大地区中医医院的分布可划分为三大梯队：第一梯队为华东地区，第二梯队为华北、华南、华中地区，第三梯队为西北、西南和东北地区。第一梯队入围机构数与竞争力指数优势明显；第二梯队入围机构数为14~17家，竞争力指数在0.134~0.182区间；第三梯队入围机构数为5~10家，竞争力指数相对较低，均低于0.100，可能是受区域经济社会发展水平较低与医疗资源分布不均衡的影响。由图2可见，东、中、西部地区中医医院发展不均衡的现象仍然存在，东部地区相对而言更占优势。

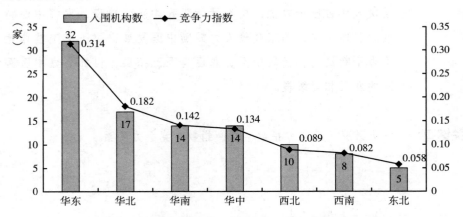

图1 2022年中医医院100强七大地区入围机构数和竞争力指数

数据来源：广州艾力彼医院管理中心。

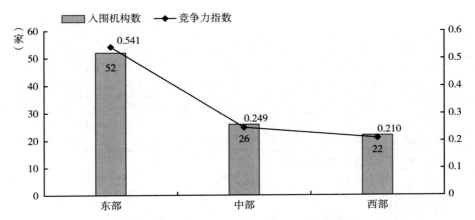

图2 2022年中医医院100强东、中、西部地区入围机构数和竞争力指数

数据来源：广州艾力彼医院管理中心。

2. 省域分布

2022年中医医院100强分布在30个省（区、市），与上年相比增加了2个省份（宁夏与海南）。由表1可见，入围机构数与竞争力指数排名前五位的为广东、北京、浙江、江苏、上海，与上年保持一致。其中，广东入围机构数仍最多，达到10家，且是竞争力指数唯一超过0.1的省份；北京以入围机构8家、竞争力指数0.094居第二位；江苏入围机构数较上年增加1家，竞争力指数上升0.004，居第四位。此外，山东与陕西入围机构数较上年减少1家，且竞争力指数均有所下降，分别下降了0.010、0.007。

整体上看，入围机构数与竞争力指数排名前十的省（市）中，除陕西外，均位于东部与中部。在西部地区中，西藏仍没有医院入围中医医院100强榜单。我国中医医院发展不平衡的状况仍然存在。

表1 2022年中医医院100强各省（区、市）入围机构数及竞争力指数

单位：家

省（区、市）	广东	北京	浙江	江苏	上海	陕西	河南	山东	湖南	四川
入围机构数	10	8	7	7	5	5	5	5	5	4
竞争力指数	0.104	0.094	0.069	0.065	0.059	0.048	0.047	0.046	0.046	0.041

续表

省（区、市）	湖北	天津	广西	黑龙江	福建	安徽	山西	河北	甘肃	江西
入围机构数	4	3	3	3	3	3	3	2	2	2
竞争力指数	0.041	0.033	0.033	0.032	0.030	0.026	0.026	0.022	0.020	0.019

省（区、市）	贵州	辽宁	重庆	吉林	新疆	云南	内蒙古	青海	宁夏	海南
入围机构数	2	1	1	1	1	1	1	1	1	1
竞争力指数	0.018	0.013	0.013	0.013	0.011	0.009	0.006	0.005	0.005	0.005

数据来源：广州艾力彼医院管理中心。

3. 城市分布

在全国333个地级行政区划单位（293个地级市、7个地区、30个自治州、3个盟，[①] 不含直辖市，以下简称"地级市"）中，2022年中医医院100强分布在56个地级市，较上年增加1个。由表2可见，拥有3家及以上中医医院的地级市有7个，城市分布与机构数量与上年保持一致，均为省会城市，说明优质中医医疗资源仍然主要集中在省会城市。其中，杭州市入围5家，是拥有中医医院100强最多的地级市。此外，西部地区仍旧没有拥有3家及以上中医医院100强的地级市。

表2 2022年有多家机构入围中医医院100强的城市

单位：家

地区	省份	城市	入围机构数
华东	浙江	杭州	5
华中	湖南	长沙	4
	湖北	武汉	3
	河南	郑州	3
华南	广东	广州	4
东北	黑龙江	哈尔滨	3
华北	山西	太原	3

注："多家"指3家及以上。
数据来源：广州艾力彼医院管理中心。

---

① 数据来源于民政部《2021年民政事业发展统计公报》。

　　由表3可见，2022年中医医院100强分布在26个省（区）、56个地级市，与上年相比，入围省（区）增加2个（海南、宁夏），入围城市增加1个。其中，山东入围城市数较上年减少1个，均衡指数①下降了0.063。除山东及新增的海南、宁夏外，其他省（区）的入围城市数及均衡指数较上年均无变化。其中，广东仍为入围城市数量最多的省份（7个），但其均衡指数仅排第三；陕西虽入围城市数量只有4个，但均衡指数达到0.400，在所有入围省（区）中最高。说明广东的中医医院100强主要分布在部分城市，中医医院发展不如陕西和江苏均衡。

　　总体来看，东部地区各省（区）的均衡指数高于中部和西部地区，西部地区仅陕西均衡指数较高，其次是宁夏。

表3　2022年中医医院100强各省（区）入围城市数及均衡指数

单位：个

省（区）	陕西	江苏	广东	浙江	山东	海南	福建	宁夏	安徽
入围城市数	4	5	7	3	4	1	2	1	3
均衡指数	0.400	0.385	0.333	0.273	0.250	0.250	0.222	0.200	0.188
省（区）	河北	江西	河南	湖北	四川	广西	广西	青海	贵州
入围城市数	2	2	3	2	3	2	2	1	1
均衡指数	0.182	0.182	0.176	0.154	0.143	0.143	0.143	0.125	0.111
省（区）	吉林	山西	内蒙古	黑龙江	甘肃	辽宁	新疆	云南	
入围城市数	1	1	1	1	1	1	1	1	
均衡指数	0.111	0.091	0.083	0.077	0.071	0.071	0.071	0.063	

数据来源：广州艾力彼医院管理中心。

（二）竞争力要素分析

　　医院综合竞争力评价包括资源配置、人才结构、医疗技术、医疗质量、运营效率、学术科研等维度，能够综合评价不同地区医院的能力水平及差

---

① 均衡指数能够反映医疗资源在地理分布上的广泛程度，由各省（区）拥有100强中医医院的地级市数量除以该省（区）地级市总数得出。

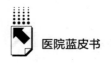

距。本次竞争力要素分析主要从资源配置与人才结构方面着手，发现不同地区的差异。

在资源配置上，人（全院职工人数）、床（实际开放床位数）是医院开展医疗服务的基础，也是衡量医院综合实力的重要指标。由表4可见，2022年中医医院100强中，东部地区全院职工人数高于西部和中部地区，中部地区实际开放床位数高于西部和东部地区，可得东部地区人床比高于西部和中部地区。与上年相比，西部地区中医医院100强全院职工人数和实际开放床位数均值均下降较多，而东部地区均有所增加；中部地区实际开放床位数增加，但全院职工人数有所下降。

在人才结构上，东部地区高级职称人数占比高于中部和西部地区，西部地区的学科带头人与高层次人才占比仍较低。但与上年相比，西部地区的高级职称人数占比上升了1.76个百分点，增长幅度在三个地区中最高。

表4　2022年中医医院100强东、中、西部地区入围机构部分指标均值

指标	全院职工人数（人）	实际开放床位数（张）	高级职称人数（人）	高级职称人数占比（%）
东部地区	2106	1466	393	18.78
中部地区	1759	1617	296	16.81
西部地区	2029	1587	327	16.48
中医医院100强均值	2006	1532	355	17.83

数据来源：广州艾力彼医院管理中心。

由图3可见，2020~2022年，中医医院100强全院职工人数及实际开放床位数均值均呈上升趋势。全院职工人数均值从2020年的1934人增加至2022年的2006人，两年增长率分别为2.7%、1.0%，三年复合增长率为1.8%；实际开放床位数均值由2020年的1506张增加到2022年的1532张，两年增长率分别为0.6%、1.1%，三年复合增长率为0.9%。全院职工人数与实际开放床位数整体呈缓慢增长趋势，但是2022年的人床比与2021年相比略有下降（见图4），人力资源仍然紧张。

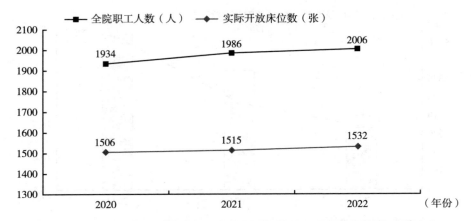

图 3　2020~2022 年中医医院 100 强全院职工人数及实际开放床位数均值变化

数据来源：广州艾力彼医院管理中心。

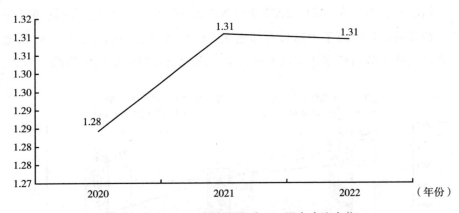

图 4　2020~2022 年中医医院 100 强人床比变化

数据来源：广州艾力彼医院管理中心。

医院综合竞争力提升的基础在于医疗卫生技术人才。医学技术和临床研究的发展都离不开高层次人才队伍的带动和引领，高层次人才是医院高质量发展的关键。图 5 显示，2020~2022 年，中医医院 100 强高级职称人数及其占比均呈上升趋势。高层次人才的不断增加能够推动中医医院高质量发展，同时患者也能够获得更多更高水准的中医医疗服务。

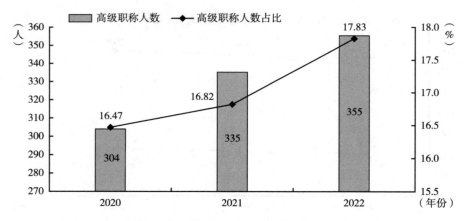

图5 2020~2022年中医医院100强高级职称人数及其占比均值变化

数据来源：广州艾力彼医院管理中心。

如图6所示，在2021~2022年中医医院100强中，东部地区的高级职称人数及其占比均高于中部与西部地区，医疗技术水平相对较高；西部地区高级职称人数虽然多于中部地区，但其占比仍在三个地区中最低。

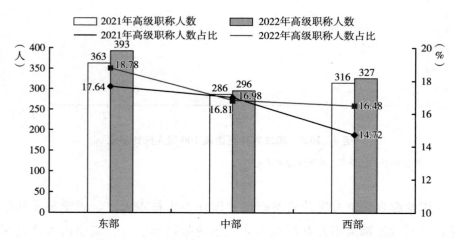

图6 2021~2022年中医医院100强东、中、西部地区入围机构
高级职称人数及其占比均值变化

数据来源：广州艾力彼医院管理中心。

与上年相比，三个地区的高级职称人数均有所增加，其中西部地区的高级职称人数占比上升明显，升高了1.76个百分点，达到16.48%，仍略低于中部地区；中部地区的高级职称人数占比不升反降，下降了0.17个百分点。

西部地区高级职称人数及其占比明显提高，显示了国家对西部医疗卫生发展的大力支持，对口支援、帮扶的效果显著。

二　中医医院300强、500强分析

（一）地理分布分析

由图7可见，2022年中医医院300强分布在31个省（区、市），比上年新增1个省份（海南）。其中，广东入围中医医院300强的机构数最多，达到30家，含24家中医医院，6家中西医结合医院；其次是江苏，有28家入围，含25家中医医院，3家中西医结合医院；入围20家及以上的省份有广东、江苏、浙江、山东、四川（按从高到低排序）。

与上年相比，广东入围2022年中医医院300强的机构数增加了2家，排名从第二上升到第一；江苏减少了4家，由第一跌落至第二；浙江新增3家中医医院，跻身拥有20家以上入围机构数行列。此外，变动较大的还有河南减少3家，北京新增3家。

入围的民族医院仍然集中分布在湖南、广西、内蒙古、云南、西藏、新疆、青海。与上年相比，变动不大。

如图8所示，2022年中医医院500强在各省（区、市）的分布中，江苏入围机构数位列第一，达50家；其次是广东，达43家；山东紧随其后，达42家。此外，浙江、四川也超过了30家，分别为35家、36家。与上年相比，入围机构数排前五的省份中，除广东增加2家外，其他省份均有不同程度减少，江苏减少2家，山东减少2家，浙江减少4家，四川减少2家。

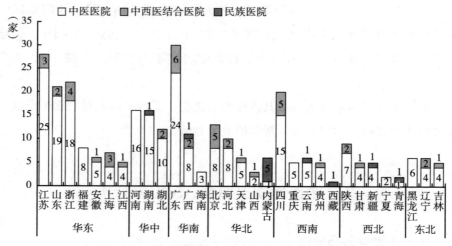

图7　2022年中医医院300强各省（区、市）分布

数据来源：广州艾力彼医院管理中心。

在2022年中医医院500强分布统计上，入围机构数排前十位的省（区、市）中医医院总数占比达63.0%，虽较上年的64.4%略有下降，但分布仍然趋于集中，我国中医医院发展不均衡的现象仍然存在。

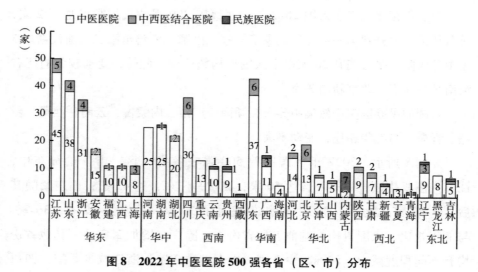

图8　2022年中医医院500强各省（区、市）分布

数据来源：广州艾力彼医院管理中心。

（二）均衡度分析

由表5可知，除4个直辖市外，2022年中医医院300强分布在27个省（区），较上年增加1个（海南）。均衡指数超过0.9的省份有江苏、浙江，说明这两个省份基本上每个地级市都有中医医院入围中医医院300强，各地级市发展比较均衡；山东、湖南均高于0.7，位居第三、第四。在入围城市数方面，广东与四川最多，均达到14个，但两省份的均衡指数均仅为0.667，表明广东与四川的地级市较多，且入围300强的中医医院主要集中在部分城市。此外，入围城市数达到10个及以上的省份为6个，较上年减少1个。

与上年相比，入围城市数排名前十的省份中，江苏与湖南均减少1个，河南减少了2个，广东和四川则均增加了1个。

表5　2022年中医医院300强各省（区）入围城市数及均衡指数

单位：个

省（区）	江苏	浙江	山东	湖南	广东	四川	陕西	福建	河北
入围城市数	12	10	12	10	14	14	6	5	6
均衡指数	0.923	0.909	0.750	0.714	0.667	0.667	0.600	0.556	0.545
省（区）	河南	广西	海南	湖北	内蒙古	贵州	吉林	安徽	云南
入围城市数	9	7	2	6	4	3	3	5	5
均衡指数	0.529	0.500	0.500	0.462	0.333	0.333	0.333	0.313	0.313
省（区）	江西	黑龙江	甘肃	辽宁	新疆	宁夏	西藏	青海	山西
入围城市数	3	3	3	3	3	1	1	1	1
均衡指数	0.273	0.231	0.214	0.214	0.214	0.200	0.143	0.125	0.091

数据来源：广州艾力彼医院管理中心。

如表6所示，2022年拥有4家及以上机构入围中医医院300强的城市共有13个，与上年持平，但城市与入围机构数发生了变动。其中，入围机构数最多的城市是广州，达8家，较上年减少1家；济南、长沙、成都均较上年增加1家。

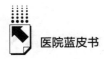

整体上看，2022年华东地区仍然为拥有4家及以上机构入围中医医院300强的城市数最多的地区，但与上年相比减少了2个（南昌、徐州），仅剩4个；华南地区则增加了2个（深圳、南宁）；华中、西南、东北、华北地区变动不大。

表6　2022年有多家机构入围中医医院300强的城市

单位：家

地区	省份	城市	入围机构数
华东	江苏	苏州	6
		南京	5
	浙江	杭州	7
	山东	济南	5
华中	河南	郑州	7
	湖南	长沙	6
	湖北	武汉	4
华南	广东	广州	8
		深圳	5
	广西	南宁	4
西南	四川	成都	6
东北	黑龙江	哈尔滨	4
华北	河北	石家庄	4

注："多家"指4家及以上。
数据来源：广州艾力彼医院管理中心。

由表7可见，2022年中医医院500强分布在27个省（区），入围城市数达到10个及以上的省（区）有10个，其中四川最多（17个），其次是广东（16个）。在均衡指数方面，达到1.000的有湖南、湖北、江苏、浙江，说明这四个省份中每个城市都有中医医院入围500强，区域发展较均衡。均衡指数达到0.800及以上的省（区）有11个。

与上年相比，入围城市数增加的省（区）有湖北、江西、贵州、内蒙古、海南，其中2022年海南实现了零的突破，有2个城市新入围中医医院500强；入围城市数减少的有河北、四川、陕西、广东、广西、安徽、辽宁等 11 个省（区），其中辽宁减少了 5 个，河北、安徽分别减少 2 个。均衡指数变动较大的有河北省，由 1.000 降至 0.818，辽宁省由 0.857 降至 0.500，内蒙古由 0.333 升至 0.500。

整体来说，中医医院 500 强的入围城市数较上年减少了 10 个，可能的原因是在疫情防控中，中医发挥的作用越来越大，加上国家越来越重视中医的发展，中医医疗机构水平在短期内得到较大提升，相对优质的中医资源集中度提高，中医医院间的竞争愈加激烈。

表 7　2022 年中医医院 500 强各省（区）入围城市数及均衡指数

单位：个

省（区）	湖南	湖北	江苏	浙江	山东	福建	河南	河北	江西
入围城市数	14	13	13	11	15	8	14	9	9
均衡指数	1.000	1.000	1.000	1.000	0.938	0.889	0.824	0.818	0.818
省（区）	四川	陕西	贵州	广东	广西	云南	安徽	辽宁	内蒙古
入围城市数	17	8	7	16	10	10	9	7	6
均衡指数	0.810	0.800	0.778	0.762	0.714	0.625	0.563	0.500	0.500
省（区）	海南	吉林	甘肃	宁夏	黑龙江	山西	新疆	西藏	青海
入围城市数	2	4	6	2	5	3	3	1	1
均衡指数	0.500	0.444	0.429	0.400	0.385	0.273	0.214	0.143	0.125

数据来源：广州艾力彼医院管理中心。

如表 8 所示，2022 年拥有 5 家及以上机构入围中医医院 500 强的城市共有 14 个，较上年减少 2 个。其中，江苏拥有 5 家及以上机构入围中医医院 500 强的城市数有 5 个，在所有省（区）中最多；广州、成都均有 12 家入围，是入围机构数最多的城市。

对比上年，入围机构数变动如下：南京、苏州、南通、济南、广州、深圳、长沙、成都均增加了 1 家，泰州、杭州均减少 1 家；烟台、青岛、沈阳跌出入围城市行列，南宁则新进入。从地域上看，东北地区没有拥有 5 家及以上中医医院 500 强的城市，拥有 5 家及以上中医医院 500 强的城市仍然主要集中在东部地区。

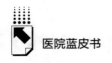

表8　2022年有多家机构入围中医医院500强的城市

单位：家

地区	省份	城市	入围机构数
华东	江苏	南京	7
		苏州	7
		南通	6
		徐州	5
		泰州	5
	浙江	杭州	9
		绍兴	5
	山东	济南	6
华南	广东	广州	12
		深圳	6
	广西	南宁	5
华中	河南	郑州	7
	湖南	长沙	6
西南	四川	成都	12

注："多家"指5家及以上。

数据来源：广州艾力彼医院管理中心。

（三）其他特征

从医院等级看，2022年中医医院300强中，三甲医院有278家，占比为92.7%，占主导地位，数量较上年增加2家，占比提高0.7个百分点；在中医医院500强中，三级医院有450家（含53家中西医结合医院和16家民族医院），占90.0%。

从医院属性看，2022年中医医院500强中，社会办医院有9家，比上年减少1家。其中有4家位于华东地区，2家位于华北地区，2家位于华南地区，1家位于华中地区。

从医院类型看，2022年中医医院500强中，中医医院、中西医结合医院、民族医院分别占85.6%、11.2%、3.2%。截至2021年，我国中医医院、中西医结合医院、民族医院分别有4630家、756家、329家，同比分别增长4.4%、3.2%、1.5%。

三　中医综合医院专科分析

（一）地理分布分析

1. 七大地区分布

进入 2022 年中医医院 100 强的 17 个专科，包括普通外科、中医肛肠科、骨科（含骨伤科）、重症医学科、妇产科、心血管内科（含心病科）、呼吸内科（含肺病科）、消化内科（含脾胃病科）、神经内科（含脑病科）、肾脏内科（含肾病科）、内分泌科、肿瘤内科、儿科、急诊医学科、健康管理科（含体检科、治未病科）、推拿科、针灸科。由图 9 可见，2022 年中医综合医院专科 30 强主要集中在华东、华北、华南、华中四个地区，合计占比均在 70% 以上，而分布在西北、西南、东北地区的数量较少。显然，我国中医医院的专科发展也存在不均衡现象，优质专科医疗资源主要集中在东部地区。

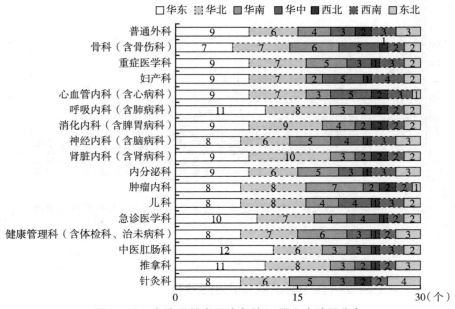

图 9　2022 年中医综合医院专科 30 强七大地区分布

数据来源：广州艾力彼医院管理中心。

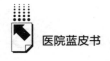

2.省域分布

如图 10 所示，从上榜专科数分析：北京最多，达 85 个，远超其他省（区、市）；其次是广东和上海，均不少于 50 个；上榜专科数量超过 20 个的有浙江、天津、江苏、河南、四川、湖北（按从高到低排序）；其他省（区、市）的上榜专科数量较少，其中宁夏、青海、海南、内蒙古的中医医院 100 强中没有专科上榜。从竞争力指数分析：广东和北京的竞争力指数较高，远高于其他省（区、市），其中广东是唯一超过 0.1 的省份；竞争力指数属于第二档的是上海、浙江、江苏，在 0.059~0.069 区间；河南、四川、湖北、山东、陕西、湖南的竞争力指数属于第三档，在 0.041~0.048 区间；其他省（区、市）的竞争力指数相对较低。此外，上海、天津、辽宁、重庆、吉林五个省市的竞争力指数与上榜专科数相近的省份相比偏低，其中上海比广东低 0.045，天津比浙江低 0.036。

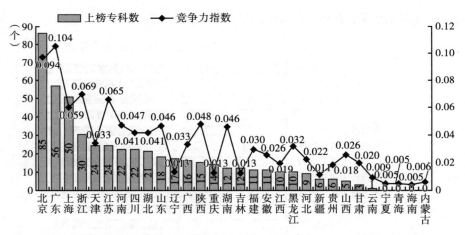

图 10 2022 年中医医院 100 强所在省（区、市）上榜专科数与竞争力指数

数据来源：广州艾力彼医院管理中心。

（二）中医专科在中医医院100强的分布

将中医医院 100 强划分为四大梯队，每 25 名为一个梯队。由图 11 可知，17 个中医专科 30 强中，其上榜专科所属医院主要位于第一梯队，其次是第二梯队，位于第三、第四梯队的较少。可见，优质专科资源主要集中在中医医院 50 强，头部效应明显。

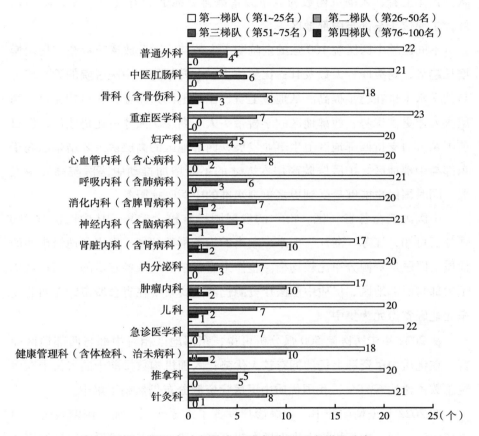

图 11　2022 年中医综合医院专科 30 强各梯队分布

数据来源：广州艾力彼医院管理中心。

四　结语

我国东部、中部、西部地区中医医院发展水平存在差距，发展不均衡的

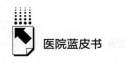
现象仍然存在。在中医医院 100 强中，七大地区按照竞争力指数可划分为三大梯队：华东地区为第一梯度，其入围机构数与竞争力指数仍保持显著优势；华北、华南、华中地区为第二梯队；西北、西南、东北地区为第三梯队。整体上看，入围机构数与竞争力指数排名靠前的省（市）中，除陕西外，主要位于东部与中部地区。

不同区域中医医院 100 强的全院职工人数与实际开放床位数整体呈缓慢增长趋势，高级职称人数及其占比整体均呈上升趋势，中医医院的诊疗能力与技术水平也在稳步提高。从地域上看，东部地区人床配置相对较充足，高层次人才更占优势，西部地区的学科带头人与高层次人才占比仍较低，但目前国家大力支持西部地区卫生事业发展，西部地区的高层次人才增幅已高于东部与中部地区。中医医院高层次人才的不断增加推动中医医院高质量发展，同时国民也能够享受到更多更高水准的中医医疗服务。

中医医院在各省（区、市）的发展同样有较大差异。从中医医院 300 强分析可知，江苏、浙江、山东、湖南的均衡指数较高，省内各地级市间的优质中医医疗资源分布比较均衡。整体上看，东部地区各省份的均衡指数优于中部与西部地区，优质中医医疗资源仍然主要集中在省会城市，在西北及东北地区省份尤为集中。

从 2022 年中医医院 500 强分析可得，东部地区相对中部与西部地区而言，在优质中医资源上仍然拥有较大优势；入围机构数排前十的省份中医医院总数占比达 63.0%，我国优质中医医疗资源分布仍然趋于集中。

在 2022 年疫情防控中，中医诊疗发挥了重要作用，加上国家政策大力支持中医发展，中医机构未来发展态势良好，越来越多的优质中医资源逐步下沉基层。

中医医院整体综合竞争力在不断提高。在 2022 年中医医院 300 强和 500 强中，近三年三甲医院及三级医院的占比年均在稳步提高。但中医医院 500 强社会办中医医院的发展相对停滞，入榜优质社会办中医医院仍较少，仅有 9 家，比上年减少 1 家。

2022 年共有 17 个专科进入中医医院 100 强，其中北京、广东、上海的上榜专科数较多，广东和北京的竞争力指数较高；17 个中医专科 30 强主要集中在华东、华北、华南、华中四个地区，合计占比均在 70% 以上，显示出我国中医医院的专科发展也存在不均衡现象，优质专科医疗资源主要集中在东部地区。

国家中医药管理局综合司发布的《关于 2021 年度全国三级公立中医医院绩效考核国家监测分析情况的通报》（国中医药医政函〔2022〕333 号）明确指出，优质医疗资源分布不均衡现象有所改善，但问题仍然存在，主要表现为优质医疗资源主要集中在发达城市，且华东、华南地区的医疗服务能力和信息化水平明显优于其他地区。艾力彼研究也发现：中医医院 500 强中以三级医院为主体（90%）；在地域分布上，东部地区相对于中部、西部地区在优质中医资源上拥有较大优势，且华东地区优势显著。

参考文献

［1］庄一强、王兴琳主编《医院蓝皮书：中国医院竞争力报告（2022）》，社会科学文献出版社，2022。

［2］庄一强主编《医院蓝皮书：中国医院竞争力报告（2020～2021）》，社会科学文献出版社，2021。

［3］中华人民共和国民政部编《中华人民共和国乡镇行政区划简册（2020）》，中国社会出版社，2020。

B.9
2022年肿瘤医院竞争力报告

蔡华　张招椿　周韫涛　江平*

摘　要： 本报告从肿瘤医院数量、等级、类型、地域分布、竞争力指数和资源配置等维度，分析2022年国内肿瘤医院10强和80强发展变化情况。对比研究发现，肿瘤医院10强稳中有变，前5名和第10名保持不变，第6~9名存在名次调整；华东地区入围医院数量最多，以江苏和安徽为主；学科建设发展呈现加速趋势，科研水平迅速提高。肿瘤医院80强中，江苏和广东上榜医院较多，华东、华北地区肿瘤医疗资源优于西南和西北地区，不同地区间优质肿瘤医院分布仍不均衡；医院等级和医院性质与医院竞争力有关联，三级和公立医院的综合竞争力更强；肿瘤医院80强资源配置总体较优，省部级和公立医院集聚优势资源。

关键词： 肿瘤医院　竞争力指数　学术科研

世界卫生组织国际癌症研究机构（IARC）发布的《2020年全球最新癌症负担数据》显示，2020年，中国新发癌症人数和癌症死亡人数均位居全球第一。其中，新发癌症457万人，占全球新发癌症人数的23.7%；癌症死亡300万人，占全球癌症死亡总人数的30%。中国癌症新发病例数中，以肺癌（82万人）、结直肠癌（56万人）、胃癌（48万人）为主。癌症死亡人

---

* 蔡华，广州艾力彼医院管理中心副主任；张招椿，广州艾力彼医院管理中心量化咨询专家；周韫涛，广州艾力彼医院管理中心数据分析师；江平，广州艾力彼医院管理中心产业发展部区域总监。

数排在前三位的分别是肺癌（71万人）、肝癌（39万人）、胃癌（37万人）。庞大的肿瘤新发和死亡数据与中国肿瘤医疗服务资源供给不匹配，2020年中国肿瘤医院只有150家，肿瘤医疗服务市场供需缺口突出。

广州艾力彼医院管理中心（以下简称"艾力彼"）对我国肿瘤医院竞争力进行了多年研究，本报告以艾力彼发布的2022年中国肿瘤医院80强为研究对象，对其区域分布、所属高校、科技影响力、竞争力指数等进行分析研究，助力肿瘤医院高质量发展。

一　肿瘤医院10强综合竞争力

（一）肿瘤医院10强稳中有变，华东入围最多

除直辖市外，2022年肿瘤医院10强主要分布在省会城市，其中北京优势凸显，有2家医院入围。从区域分布看，华东地区入围数量最多（4家），华北地区入围数量第二（3家），华南、华中和西南地区各有1家医院入围，东北和西北地区仍然没有肿瘤医院入围10强。与2021年榜单相比，前5名和第10名保持不变，第6~9名存在名次调整：浙江省肿瘤医院和江苏省肿瘤医院都比上年提升1名，而山东第一医科大学附属肿瘤医院和河南省肿瘤医院均较上年降低1名。虽然2022年肿瘤医院10强较2021年发生轻微变化，但没有医院跌出10强，也没有新医院入围，肿瘤医院10强稳中有变（见表1）。

表1　2021~2022年中国肿瘤医院10强

医院名称	2021年排名	2022年排名	排名变化	地区	城市
中国医学科学院肿瘤医院	1	1	—	华北	北京
中山大学肿瘤防治中心	2	2	—	华南	广州
复旦大学附属肿瘤医院	3	3	—	华东	上海
天津市肿瘤医院	4	4	—	华北	天津
北京大学肿瘤医院	5	5	—	华北	北京

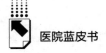
续表

医院名称	2021年排名	2022年排名	排名变化	地区	城市
浙江省肿瘤医院	7	6	+1	华东	杭州
山东第一医科大学附属肿瘤医院	6	7	−1	华东	济南
江苏省肿瘤医院	9	8	+1	华东	南京
河南省肿瘤医院	8	9	−1	华中	郑州
四川省肿瘤医院	10	10	—	西南	成都

（二）"双一流"高校是肿瘤医院10强学科发展的基石

学科建设在肿瘤医院竞争力评价中占有较高权重，而学科建设离不开高校支持。中国肿瘤医院10强所属10所高校医学学科均被评为教育部一级学科。在教育部第四轮基础医学学科评估结果中，北京协和医学院和北京大学获得A+，领先于其他高校；教育部第四轮临床医学学科评估结果中，北京协和医学院和复旦大学获得A，优于其他高校。与2021年相比，在2022年国际排名中，中山大学、复旦大学、北京大学排名相对靠前（见表2）。

对比肿瘤医院10强所属10所高校的各类国际排名发现，2022年在美国 U. S. News 全球临床医学学科排名中，北京大学和复旦大学2所高校进入100强，有8所高校进入500强。除南京医科大学外，其余9所高校排名上升较快。其中，电子科技大学上升了70名，山东第一医科大学上升了41名。在美国 U. S. News 全球肿瘤学学科排名中，中山大学、复旦大学和北京大学3所高校进入100强，但中山大学和复旦大学与2021年排名相比都下降了2名，而北京大学上升了6名。在英国 T. H. E. 全球临床医学学科排名中，北京大学和复旦大学2所高校进入50强，中山大学进入130强。在英国 Q. S. 全球临床医学学科排名中，北京大学、复旦大学2所高校进入80强，中山大学进入150强。在国际排名上，中山大学的肿瘤学学科排名相对靠前，北京大学的临床医学学科排名相对较优异。

表2　2022年中国肿瘤医院10强所属高校中外排名

高校	下属肿瘤医院排名	教育部第四轮学科评估结果——基础医学*	教育部第四轮学科评估结果——临床医学*	美国U.S. News全球临床医学学科排名**	美国U.S. News全球肿瘤学学科排名**	英国T.H.E.全球临床医学学科排名***	英国Q.S.全球临床医学学科排名****
北京协和医学院	1	A+	A	121	110	—	—
中山大学	2	A	A−	105	51	101~125	148
复旦大学	3	A−	A	73	59	45	74
天津医科大学	4	B+	B	418	143	—	—
北京大学	5	A+	A−	69	88	24	54
中国科学院大学	6	—	—	418	243	—	—
山东第一医科大学	7	—	—	609	264	—	—
南京医科大学	8	B+	B+	277	102	401~500	—
郑州大学	9	B−	B	479	119	601~800	601~650
电子科技大学	10	—	—	897	393	—	551~600

注：＊中国教育部学位与研究生教育发展中心2016年开展第四轮一级学科评估；＊＊《美国新闻与世界报道》2023年全球大学临床医学学科（Clinical Medicine）排名、肿瘤学学科（Oncology）排名；＊＊＊英国泰晤士高等教育2023年全球大学临床医学学科（Clinical，Pre-clinicla&Health）排名；＊＊＊＊英国Quacquarelli Symonds 2022年全球大学临床医学学科（Medicine）排名。

高校为其附属医院人才培养、科研教学和临床学科建设提供了良好的学习资源和发展平台，高校综合实力的提升在一定程度上会促进其附属医院学科建设发展。2022年中国肿瘤医院80强中，高校附属医院占68.75%，有14家肿瘤医院是"双一流"高校附属医院。按高校分类统计其附属肿瘤医院的竞争力指数发现，北京协和医学院和复旦大学2所高校最具竞争力，其附属肿瘤医院竞争力指数均大于0.04，排在前列，且各有2家附属肿瘤医院入围80强（见表3）。

表 3　2022 年中国肿瘤 80 强医院所属"双一流"高校及其竞争力指数

单位：家

"双一流"医学类学科建设高校	附属肿瘤医院80强排名	附属肿瘤医院80强入围数量	竞争力指数
北京协和医学院	1、34	2	0.0424
复旦大学	3、26	2	0.0411
中山大学	2	1	0.0285
天津医科大学	4	1	0.0246
北京大学	5	1	0.0241
南京医科大学	8	1	0.0201
郑州大学	9	1	0.0199
华中科技大学	19	1	0.0155
广州医科大学	24	1	0.0140
浙江大学	30	1	0.0130
暨南大学	45	1	0.0102
南京中医药大学	58	1	0.0084

注：根据 2022 年教育部、财政部、国家发展改革委《关于公布第二轮世界一流大学及一流学科建设高校和建设学科名单的通知》公布的世界一流大学及一流学科（简称"双一流"）建设高校和建设学科名单。

（三）科研是肿瘤医院10强高质量发展的动力引擎

根据中国医学科学院医学信息研究所发布的 2021 年度中国医学院校/中国医院科技量值（STEM），肿瘤医院 10 强全部入围中国医院 STEM 综合百强榜单，且均上榜中国医院 STEM 肿瘤学 60 强，肿瘤医院 5 强入围中国医院 STEM 肿瘤学 10 强。肿瘤医院 10 强中，有一半以上的医院 STEM 排名呈上升趋势，其中四川省肿瘤医院和山东第一医科大学附属肿瘤医院 2 家医院 STEM 排名实现跨越式提升，分别比上年提高 19 名和 10 名，科研水平迅速提高（见表 4）。在中外权威肿瘤专科科研排名中，肿瘤医院 10 强中有 5 家入围 Nature Index 癌症研究百强医疗机构。综合中国医院 STEM 综合排名和 Nature Index 癌症研究百强医疗机构排名结果来看，中国肿瘤医院 10 强的科研能力处于领先水平，科研的创新发展提升了医院核心竞争力。科研是激活医院发展的动能，《公立医院高质量发展促进行动（2021—2025 年）》和

《"十四五"优质高效医疗卫生服务体系建设实施方案》都强调医院学术科研和成果转化的重要性。医院想要走得更高、更远，就必须重视科研。肿瘤医院10强应充分运用其科研优势和资源，加快推进研究型医院建设，集中力量开展核心技术攻关，推动临床科研成果转化，解决医学领域"卡脖子"问题，增强医院核心竞争力和自主创新能力，促进医院高质量发展。

表4 2022年肿瘤医院10强及其中外权威肿瘤专科科研排名

名次	肿瘤医院10强	Nature Index 癌症研究百强医疗机构排名*	中国医院STEM综合排名(肿瘤学排名)**
1	中国医学科学院肿瘤医院	81	10(1)
2	中山大学肿瘤防治中心	30	12(2)
3	复旦大学附属肿瘤医院	61	37(4)
4	天津市肿瘤医院	82	64(9)
5	北京大学肿瘤医院	97	57(6)
6	浙江省肿瘤医院	—	(24)
7	山东第一医科大学附属肿瘤医院		79(12)
8	江苏省肿瘤医院		(47)
9	河南省肿瘤医院		(48)
10	四川省肿瘤医院		(51)

注：*自然指数网站（Nature Index）2020年自然指数——癌症研究百强医疗机构（Top 100 healthcare institutions in cancer research）；**中国医学科学院医学信息研究所"2021年度中国医院科技量值（STEM）——综合"100强和"2021年度中国医院科技量值（STEM）——肿瘤学"100强。

二 肿瘤医院80强综合竞争力

（一）华东竞争力最强，江苏、广东上榜医院数量较多

按照地理区域划分，七大地区中，肿瘤医院80强入围机构数最多的是华东地区，有29家医院上榜，占36.25%，江苏和安徽入围机构数较多。其次是华北地区，上榜医院12家，占入围机构数的15%，北京入围机构数较多。

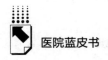

入围机构数排在第三的是华中地区，有 10 家医院上榜，占入围机构数的 12.5%，其中河南有 5 家。西北地区入围机构数最少，只有 5 家，占入围机构数的 6.25%，甘肃有 2 家（见表 5）。这表明不同地区间优质肿瘤医院分布仍不均衡，华东、华北地区肿瘤医疗资源优于西南和西北地区，医院竞争力差距仍然较大。这与《国家卫生健康委办公厅关于 2021 年度全国三级公立医院绩效考核国家监测分析情况的通报》中提出的"优质医疗资源分布不均衡问题仍然存在，华北、华东地区的三级公立医院医疗水平的综合实力仍明显高于其他地区"分析结果相呼应。

表 5　2022 年肿瘤医院 80 强七大地区分布

地区	省（区、市）	入围机构数	地区	省（区、市）	入围机构数
东北	黑龙江	3	华南	广东	6
	吉林	3		广西	2
	辽宁	3		海南	1
华北	北京	4	华中	河南	5
	河北	2		湖北	1
	内蒙古	3		湖南	4
	山西	2	西北	甘肃	2
	天津	1		青海	1
华东	安徽	5		陕西	1
	福建	1		新疆	1
	江苏	9	西南	贵州	1
	江西	3		四川	2
	山东	4		云南	2
	上海	3		重庆	1
	浙江	4			

从各地区阶梯分组看，每 10 名为一组，共 8 个分组，肿瘤医院 80 强阶梯分布结果中，华东地区每组均有医院入围，且在 6 个分组中入围医院数为 3 家及以上，覆盖面最广。西北地区覆盖面最窄，只在 3 个分组中有医院上榜（见图 1）。

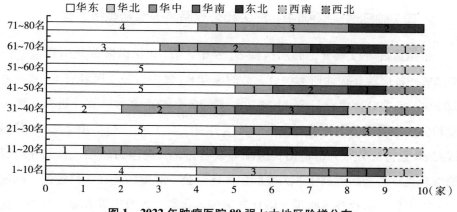

图1　2022年肿瘤医院80强七大地区阶梯分布

从省域分布看，肿瘤医院80强分布在全国29个省（区、市），覆盖范围较广，除西藏和宁夏2个自治区外，其他省（区、市）均有医院入围。从城市竞争力指数看，江苏、广东、北京居竞争力指数前三名。江苏是肿瘤医院80强入围机构数最多的省份，上榜9家医院；其次是广东，有6家医院上榜；河南和安徽各有5家医院上榜（见图2）。

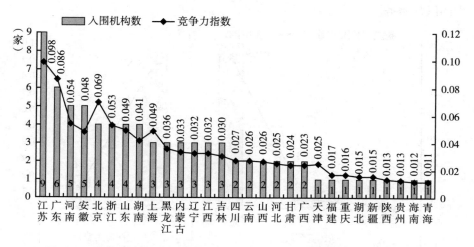

图2　2022年肿瘤医院80强各省（区、市）入围机构数及其竞争力指数

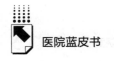

（二）肿瘤医院80强中，三级和公立医院的综合竞争力强

根据医院等级划分，肿瘤医院80强中，有70家医院为三级医院，占87.5%；按医院登记注册类型分，肿瘤医院80强中，公立医院有66家，占82.5%，而非公立医院只有14家，占17.5%；按竞争力指数分析，三级医院和公立医院竞争力指数明显高于其他类型医院（见图3）。由2022年肿瘤医院80强特征分布分析得出：医院等级越高，其竞争力越强；公立肿瘤医院综合竞争力指数远高于非公立肿瘤医院。公立肿瘤医院在学科建设、高层次人才团队、医疗技术水平、治疗方法多元化和品牌效应等方面具有领先优势。但随着政策的不断倾斜和资本的不断涌入，非公立肿瘤医院高速发展，在差异化服务、品牌专科建设、MDT多学科诊疗、患者体验、规模扩张等方面具有一定优势。基于肿瘤患者多样化的诊疗需求，公立和非公立肿瘤医院可发挥各自优势，在医疗技术、人才建设、服务体验、科研合作、品牌拓展等方面加强合作，满足社会多层次、多元化的医疗服务需求，通过市场化竞争机制，提高医疗服务效率和质量，为肿瘤患者提供更加有效、合理、优质的医疗服务。

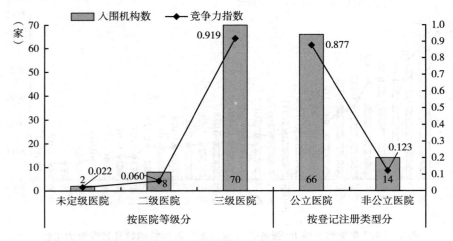

图3　2022年肿瘤医院80强特征分布

（三）肿瘤医院80强资源配置总体较优，省部级和公立医院集聚优势资源

肿瘤医院 80 强全院职工人数的中位数为 1340 人，高级职称人数的中位数为 259 人，实际开放床位数的中位数为 1167 张。实际开放床位数、全院职工人数和高级职称人数是医院竞争力评价的重要指标，实际开放床位数是医院医疗服务能力的一种体现，全院职工人数和高级职称人数是人才队伍建设的重要指标。肿瘤医院 80 强中，实际开放床位数的较大分位数和较小分位数相差 1029 张，全院职工人数的较大分位数和较小分位数相差 996 人，高级职称人数的较大分位数和较小分位数相差 230 人（见表 6），对比发现肿瘤医院 80 强各医院实际开放床位数和人员配置差距较大。一般来说，床位规模大、学科配置齐全、人才队伍建设完整、高层次人才资源丰富的医院，医疗服务能力、技术水平和综合实力较强，其综合竞争力也相应较强。

表 6　2022 年肿瘤医院 80 强实际开放床位数和人员配置情况

单位：张，人

指标	实际开放床位数	全院职工人数	高级职称人数
较大分位数	1693	2008	378
中位数	1167	1340	259
较小分位数	664	1012	148

从肿瘤医院 80 强不同类型医院资源配置情况来看，在人床比（全院职工人数/实际开放床位数）、高级职称人数占比、国家级和省级临床重点专科数方面，省部级肿瘤医院中位数均高于非省部级肿瘤医院，公立肿瘤医院中位数均高于非公立肿瘤医院（见表 7）。省部级和公立肿瘤医院在医院规模、高层次人才资源、学科建设和临床科研等方面优于非省部级和非公立肿瘤医院，需要承担更多的临床科研、教学和疑难疾病救治等任务。同时，非公立肿瘤医院以营利性为主，更多考虑投入产出和运营成本，偏向于医疗技术、设备配置、就医环境和服务体验，弱化临床科研与教学；而公立肿瘤医

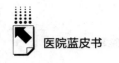

院需要承担基本医疗服务，满足百姓基本就医需求，以公益性为主，重视教学、科研和医学人才培养，从而提升医疗技术水平。

表 7　2022 年肿瘤医院 80 强不同类型医院资源配置情况

单位：%，个

指标	全院职工人数/ 实际开放床位数	高级职称 人数占比	国家级临床重点 专科数	省级临床重点 专科数
省部级肿瘤医院中位数	1.26	16	2	7
非省部级肿瘤医院中位数	1.14	14	0	1
公立肿瘤医院中位数	1.22	17	1	4
非公立肿瘤医院中位数	0.97	10	0	0

　　在肿瘤医院综合竞争力维度中，重点专科建设、人床配置、"双高"人才队伍建设等要素是重要的评价指标。从人床比、高级职称人数占比、国家级和省级临床重点专科数的较大分位数来看（见表 8），肿瘤医院 80 强的医疗服务能力、人才资源和学科建设优势明显，总体资源配置能力较强，有利于提升我国肿瘤医院的医疗技术水平和综合竞争力。

表 8　2022 年肿瘤医院 80 强资源配置情况

单位：%，个

指标	全院职工人数/ 实际开放床位数	高级职称 人数占比	国家级临床重点 专科数	省级临床重点 专科数
较大分位数	1.37	21	1	6
中位数	1.16	16	0	2
较小分位数	0.96	12	0	0

三　结语

　　除直辖市外，2022 年肿瘤医院 10 强主要分布在省会城市，其中北京优势凸显，华东地区入围数量最多，东北和西北地区仍然没有医院入围10强。与2021年榜单相比，前5名和第10名保持不变，第6~9名存在名次调整。肿瘤医院10强学科建设和科研水平均呈现上升趋势，从肿瘤医院10强竞争力指数来看，高校临床医学学科建设水平与其附属医院竞争力总体上呈正相关。

从区域分布看，肿瘤医院80强入围机构数最多的是华东地区，西北地区入围机构数最少，不同地区间优质肿瘤医院分布仍不均衡。从省域分布看，肿瘤医院80强省域覆盖范围较广，除西藏和宁夏2个自治区外，其他省（区、市）均有医院入围。从省域竞争力指数看，江苏、广东、北京居竞争力指数前三名。从医院等级和登记注册类型来看，三级医院和公立医院综合竞争力比二级及以下医院和非公立医院更具优势。从资源配置情况来看，省部级和公立肿瘤医院在医院规模、高层次人才资源、学科建设和临床科研等方面优于非省部级和非公立肿瘤医院。

参考文献

［1］世界卫生组织国际癌症研究机构：《2020年全球最新癌症负担数据》。

［2］庄一强、王兴琳主编《医院蓝皮书：中国医院竞争力报告（2022）》，社会科学文献出版社，2022。

［3］庄一强主编《医院蓝皮书：中国医院竞争力报告（2020~2021）》，社会科学文献出版社，2021。

［4］庄一强主编《医院蓝皮书：中国医院竞争力报告（2019~2020）》，社会科学文献出版社，2020。

［5］中华人民共和国民政部编《中华人民共和国乡镇行政区划简册2022》，中国地图出版社，2022。

［6］《国家卫生健康委办公厅关于2021年度全国三级公立医院绩效考核国家监测分析情况的通报》，医政司网站，2022年12月21日，http://www.nhc.gov.cn/yzygj/s3594q/202212/f40bfe4606eb4b1d8e7c82b1473df9ae.shtml。

B.10
2022年妇产、儿童医院竞争力报告

刘建华　王永会　邱悦　田宾*

摘　要： 因新冠疫情影响加上出生率持续下降，2021年全国医院儿科、妇产科门急诊量和出院量与2020年相比，虽然分别增长24.8%和7.3%，但仍低于2019年水平。本报告重点对妇产、儿童医院100强的区域分布、竞争力做了系统分析，结合"十四五"时期的重要目标，参考国家三级妇幼保健机构绩效考核指标体系、《三级医院评审标准（2022版）实施细则》，结合剖宫产死亡率和平均住院日，以及儿童肺炎病死率和平均住院日单病种质控，提出应全面加强医院质量管理，关注妇幼全生命周期健康建设。

关键词： 妇产医院　儿童医院　全生命周期　高质量发展

目前国内妇产、儿童医疗主体单位是妇产和儿童专科医院、妇女儿童医学中心、妇幼保健院和综合医院的妇产科、儿科。基于排名的科学性、评选医院的可比性考虑，综合医院的妇产科、儿科不参与妇产、儿童医院100强榜单的排名。

2022年妇产、儿童医院100强评价对象为妇产专科医院、儿童专科医院，含妇幼保健院、妇儿医学中心，不含综合医院妇产科、儿科。

---

* 刘建华，广州艾力彼医院管理中心医院事业部总经理；王永会，广州艾力彼医院管理中心高级区域经理；邱悦，广州艾力彼医院管理中心数据分析师；田宾，广州艾力彼医院管理中心医院事业部区域总监。

一 2022年妇产、儿童医院竞争力分析

（一）区域分布与竞争力分析

妇产、儿童医院100强区域分布如图1所示，在全国七大地区中，华东地区上榜医院数和竞争力指数依然占绝对优势，华南地区位居第二，其他地区竞争力指数和上榜医院数相差不大。

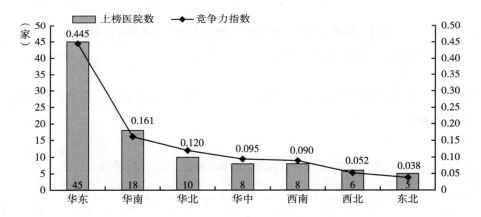

图1　2022年妇产、儿童医院100强七大地区上榜医院数和竞争力指数

数据来源：广州艾力彼医院管理中心。

从100强入围梯队来看，华东地区在20强中有12家医院上榜，在各组别中都有医院入围，发展良性且稳定。西北、华中、华南、西南、华北和东北地区均有医院入围100强，东北和西北地区入围医院排名整体相对靠后（见图2）。

从省份维度看，至少1家医院入围妇产、儿童医院100强的有29个省（区、市）（见表1）。从总体数据看，广东、江苏、上海的竞争力指数优势比较明显。其中，广东上榜医院数和竞争力指数皆排在首位，华南地区的妇

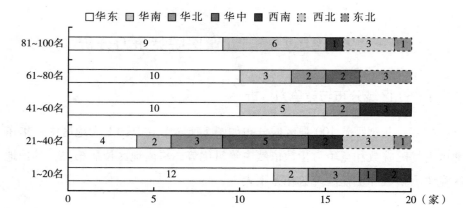

图2　2022年妇产、儿童医院100强各组别七大地区分布

数据来源：广州艾力彼医院管理中心。

产、儿童医院100强多在广东，说明广东是华南地区的妇产、儿童优质医疗
资源集中地。

表1　2022年妇产、儿童医院100强省（区、市）分布

单位：家

省（区、市）	广东	江苏	山东	浙江	上海	福建	北京	四川
医院数	15	12	9	7	6	5	3	3
竞争力指数	0.135	0.109	0.075	0.072	0.096	0.041	0.049	0.040
省（区、市）	河南	湖南	陕西	辽宁	江西	安徽	河北	重庆
医院数	3	3	3	3	3	3	3	2
竞争力指数	0.035	0.034	0.029	0.025	0.027	0.025	0.027	0.026
省（区、市）	湖北	天津	广西	云南	甘肃	山西	贵州	内蒙古
医院数	2	2	2	2	1	1	1	1
竞争力指数	0.026	0.025	0.021	0.013	0.012	0.011	0.010	0.008
省（区、市）	黑龙江	吉林	青海	海南	新疆			
医院数	1	1	1	1	1			
竞争力指数	0.007	0.006	0.006	0.006	0.005			

数据来源：广州艾力彼医院管理中心。

（二）妇产、儿童医院10强分析

从妇产、儿童医院 10 强的分布可以看出（见图 3），北京和上海合计占比达到 50%，说明妇产、儿童医院优质资源主要集中在北京和上海，全国各地区妇产、儿童医院优质资源分配不均衡。2019 年 10 月，经国务院同意，多部门联合启动了国家区域医疗中心建设试点，从而推动优质医疗资源扩容和均衡布局，有效缓解群众看病难问题。推选一批高水平医院通过建设分中心、分支机构等多种方式，作为输出医院，在患者集中流出、医疗资源相对薄弱地区建设国家区域医疗中心，从而缩小医疗资源薄弱地区重点病种治疗水平与全国先进水平的差距，努力实现减少跨省跨区域就医，做到"大病不出省"。2020 年 9 月 2 日，设立 5 家国家儿童区域医疗中心，建立统筹协同、分工协作机制，分别在华东、东北、西南、中南、西北地区引领提高区域内儿童医疗水平、教学质量、科研能力及预防保健服务水平等，促进医疗资源薄弱地区儿科医疗服务发展。运行以来，试点地区引入优质妇产、儿童医疗资源补齐当地短板，病种诊疗水平得以较快提升，患者流出率明显下降。例如，

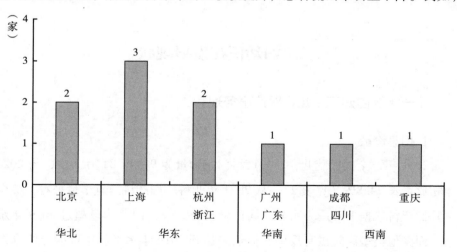

图 3　2022 年妇产、儿童医院 10 强分布

数据来源：广州艾力彼医院管理中心。

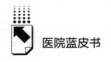

首批国家儿童区域医疗中心建设输出医院试点，选取了复旦大学附属儿科医院安徽医院、首都医科大学附属北京儿童医院和上海交通大学医学院附属上海儿童医学中心等，在此基础上，2021年又增加了浙江大学医学院附属儿童医院、广州市妇女儿童医疗中心和重庆医科大学附属儿童医院联合四川大学华西第一医院等作为第二批国家儿童区域医疗中心建设输出医院。

妇产科领域，复旦大学附属妇产科医院将依托郑州大学第三附属医院（河南省妇幼保健院）创办河南医院，项目设置床位1000张，人员编制1200个，计划于2023年6月投用，交由项目医院。双方计划通过3~5年的努力，全面提升河南省妇产科整体诊疗水平，着力建设以妇产科学科为核心，生殖医学、产前诊断等多学科协同发展的国家区域医疗中心，做强8个优势学科，做精5个特色学科，使河南妇产科病种外转率和孕产妇死亡率有效降低，显著提升中原地区妇女健康水平和出生人口质量。相信未来几年，河南省医疗资源分布不均衡现象会得到进一步缓解，儿童妇幼这些短半径专科至少可以做到"大病不出省"。

二 妇幼医疗发展现状

（一）国内妇产、儿童医疗服务现状

1.门急诊量

2021年，全国医院儿科、妇产科门急诊量为91446.31万人次，与2020年相比增长24.8%（见表2）。从2021年儿科、妇产科门急诊量来看，综合医院妇产科数据上升最为明显，同比增长69.1%，门急诊量超过2019年水平，而其他类型医院虽有反弹，但仍未达到2019年水平。这可能与综合医院应对疫情工作更充分，患者更便于获得其他专科治疗，以及医院持续坚持高质量发展，在疫情防控的同时坚持学科建设有关。

表2 2019~2021年全国医院儿科、妇产科门急诊量

单位：万人次，%

类型	2019年	2020年	2021年	2021年同比增长
妇幼保健院	29018.54	25091.86	28453.31	13.4
妇产专科医院	4206.54	3663.44	3971.52	8.4
儿童专科医院	6735.02	4779.88	6265.68	31.1
综合医院妇产科	26934.70	16602.50	28073.50	69.1
综合医院儿科	27766.90	23121.30	24682.30	6.8
合计	94661.70	73258.98	91446.31	24.8

数据来源：国家卫生健康委员会编《2022中国卫生健康统计年鉴》。

2. 出院量

2021年儿科、妇产科出院量为4225.98万人次，与2020年相比增长7.3%，出院量增长较快的是儿童专科医院（见表3）。从2021年儿科、妇产科出院量来看，妇产专科医院仍为负增长，这与新生儿数下降相关。

表3 2019~2021年全国医院儿科、妇产科出院量

单位：万人次，%

类型	2019年	2020年	2021年	2021年同比增长
妇幼保健院	1026.77	878.28	913.08	4.0
综合医院儿科、妇产科	3612.60	2726.21	2954.14	8.4
儿童专科医院	225.39	171.09	202.59	18.4
妇产专科医院	181.02	161.61	156.17	-3.4
合计	5045.78	3937.19	4225.98	7.3

数据来源：国家卫生健康委员会编《2022中国卫生健康统计年鉴》。

3. 综合医院与专科医院对比

无论是门急诊量还是出院量，综合医院的总服务量具有绝对优势。2021年综合医院的儿科和妇产科门急诊量占57.7%，出院量占69.9%；妇幼保健院排名其次，门急诊量占31.1%，出院量占21.6%；妇产专科和儿童专科医院门急诊量占比仅为11.2%（见图4和图5）。这与人们的就医习惯以及综合医院对疑难重症病人的综合救治能力较强有很大的关系。

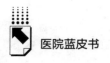
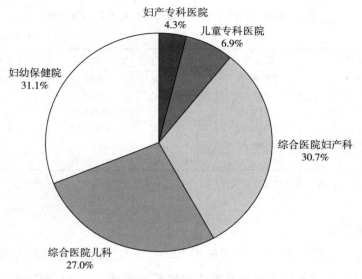

图 4　2021 年全国医院儿科、妇产科门急诊量构成

数据来源：国家卫生健康委员会编《2022 中国卫生健康统计年鉴》。

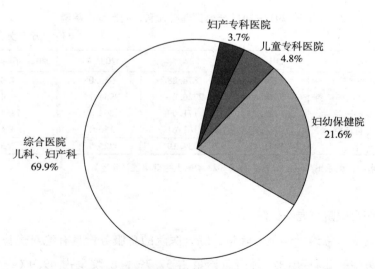

图 5　2021 年全国医院儿科、妇产科出院量构成

数据来源：国家卫生健康委员会编《2022 中国卫生健康统计年鉴》。

图 6 为 2021 年全国医院儿科、妇产科病床使用率和出院量情况。结果显示，儿科、妇产科病床使用率均相对较低，其中儿童专科医院最高，为 77.45%，而妇产专科医院仅为 44.08%。从卫生经济学角度分析，床位使用率在 93%~95% 区间较为合理，可见儿科、妇产科的床位资源配置是足够的，在近年来新生儿数持续下降的情况下，由规模扩张向高质量发展已经是必然趋势。

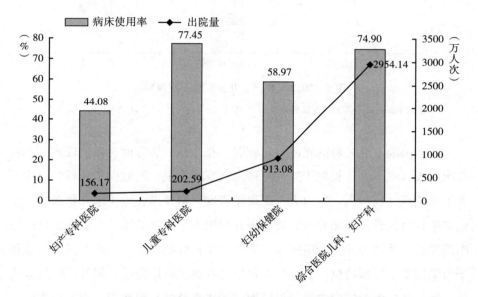

图 6　2021 年全国医院儿科、妇产科病床使用率和出院量情况

数据来源：国家卫生健康委员会编《2022 中国卫生健康统计年鉴》。

4. 妇产、儿童医院100强分析

从妇产、儿童医院 100 强可以看出，妇幼保健院占据绝对优势，达到 59%，妇产专科医院占比仅有 9%，低于儿童专科医院占比（32%）（见图 7）。由此看来，相对于儿童专科医院和妇产专科医院，妇幼保健院业务量和占比更高。

妇幼保健院涵盖了妇产、婴幼儿等领域，相对来说覆盖了妇幼全生命周期健康管理，目标人群数量多，可发展专科较多，医院有较多选择，可发展特色科室，综合实力相对较强。同时政策也向这类医院倾斜，促进了这一领域的蓬勃发展。

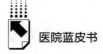

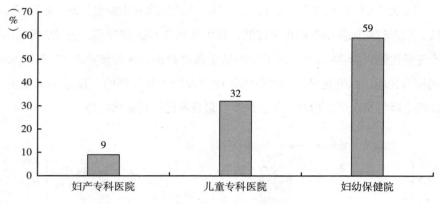

图7　2022年妇产、儿童医院100强构成

数据来源：广州艾力彼医院管理中心。

综合医院发展儿科的意愿相对较弱，在专科发展方面选择比较多。儿科临床的投入成本高，相较于其他专科发展空间有限。同时由于儿科的医疗服务工作烦琐，风险高、压力大、医患矛盾发生率较高，近年来儿科医护人才流失率有所提升。而随着人们对于提升健康水平需求的增长，儿童医疗服务刚需强劲，这就为儿童专科医院发展营造了良好的环境。儿童专科医院立足于市场需求，发展特色专科、亚专科以更好满足临床需求，提升医疗服务质量，逐步从规模效应向内涵建设转型，形成良好的品牌效应，提升成本收益率。政府和社会办医院也愿意将更多资金投入儿童专科医院，推动了这一领域的发展。

综合医院发展妇科的意愿较强。妇产科各类疑难杂症、重症人群需要多学科的诊疗，综合医院吸引了更多患者人群。同时，妇产科的运营收入在医院排名靠前，因此，综合医院有意愿加大对妇产科的资源投入力度，吸引妇产科优秀的专业人才，从而提供更高水平的医疗服务。相对而言，妇产专科医院面临的竞争压力更大，在人才配置和资金持续投入方面无法与综合医院相比，因此妇产专科医院入围数量少，这也是市场资源配置的结果。

（二）各省（区、市）上榜妇产、儿童医院数与新生儿数对比分析

如图8所示，广东上榜医院数和新生儿数都排在第一位；排在第二位的江苏有12家医院上榜，而江苏的新生儿数远远低于广东，说明江苏妇产、儿童优质医疗资源相对更充足。河南新生儿数居第二位，上榜妇产、儿童医院只有3家，位居全国第七，相较而言，河南妇产、儿童优质医疗资源比较紧张。

广西、贵州、云南新生儿数较高，但上榜医院数少，妇产、儿童优质医疗资源较为匮乏。海南、青海无论是上榜医院数还是新生儿数均较低。总体而言，妇产、儿童医院100强分布情况与各省（区、市）的经济社会发展情况正相关，表现为中部、西部地区相对较弱，东部地区较强。

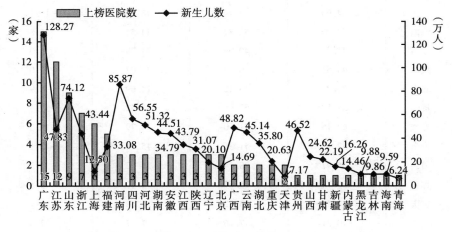

**图8 2021年妇产、儿童医院100强省（区、市）分布
与新生儿数**

数据来源：广州艾力彼医院管理中心；国家卫生健康委员会编《2022中国卫生健康统计年鉴》。

2021年全国医院新生儿数量为1039.10万人（公安部统计同期户口登记人数为1003.5万人），与2020年相比下降12.7%；各省（区、市）均呈现下降趋势，其中湖北、湖南、黑龙江、广西四省下降较为明显（见表4）。

表4 2019~2021年全国医院新生儿数量

单位：万人，%

省（区、市）	2019 年	2020 年	2021 年	2021 年同比增长
广东	165.76	143.12	128.27	-10.4
江苏	68.09	52.90	47.83	-9.6
浙江	58.84	47.66	43.44	-8.8
山东	113.87	86.49	74.12	-14.3
四川	77.68	65.66	56.55	-13.9
上海	17.11	13.64	12.50	-8.4
辽宁	28.18	21.28	20.10	-5.6
河南	117.50	98.18	85.87	-12.5
湖北	53.55	43.76	35.80	-18.2
福建	46.35	38.01	33.08	-13.0
河北	76.24	59.36	51.32	-13.6
广西	64.99	57.49	48.82	-15.1
湖南	62.09	52.87	44.51	-15.8
江西	47.60	40.94	34.79	-15.0
陕西	44.51	36.56	31.07	-15.0
北京	21.84	16.12	14.69	-8.9
贵州	57.52	52.61	46.52	-11.6
安徽	62.15	51.50	43.79	-15.0
云南	59.15	51.36	45.14	-12.1
山西	35.97	28.74	24.62	-14.3
甘肃	30.74	25.67	22.19	-13.5
重庆	28.42	23.82	20.63	-13.4
天津	10.31	7.76	7.17	-7.6
新疆	20.65	18.17	16.26	-10.5
内蒙古	20.65	15.88	14.46	-9.0
黑龙江	15.47	11.66	9.88	-15.3
吉林	14.67	11.17	9.86	-11.7
海南	12.18	10.87	9.59	-11.8
青海	7.83	6.88	6.24	-9.3
合计	1439.89	1190.12	1039.10	-12.7

数据来源：历年《中国卫生健康统计年鉴》。

三　结语

第一，在全国各地区中，华东地区的妇产、儿童医院100强上榜医院竞争力指数和医院数占绝对优势，华南地区位居第二，其他五个地区竞争力指数和上榜医院数相差不大，西北和东北地区的竞争力指数相对偏低。

第二，妇产、儿童医院10强中，北京和上海合计占比达到50%，说明妇产、儿童优质医疗资源在全国分布不均衡。2020年成立的5个国家儿童区域医疗中心可以很好地发挥区域辐射引领作用，促进区域间儿科医疗服务均衡发展，妇产科国家区域医疗中心也在第四批名单中获批，对进一步强化妇产科、儿科在区域内的领先优势，同时建成立足本地、辐射周边各省域的医疗中心起到了积极推动作用。

第三，无论是门急诊量还是出院量，综合医院的医疗服务量都占据主导地位，尤其是2021年综合医院妇产科的门急诊量超过2019年水平，同比增长69.1%；儿童专科医院门急诊量增长31.1%，基本达到疫情前水平；其他类型医院虽有反弹，但仍未达到2019年水平。2021年全国医院儿科、妇产科门急诊量同比增长24.8%、出院量同比增长7.3%，出院量增幅远不及门急诊量，其中一个原因是新生儿数量较上年下降12.7%。

第四，广东上榜医院数和新生儿数都排在第一位，江苏妇产、儿童优质医疗资源相对更充足。河南妇产、儿童优质医疗资源供应比较紧张。广西、贵州、云南上榜医院数较少而新生儿数较多，可见妇产、儿童优质医疗资源较为匮乏。妇产、儿童医疗资源分布呈现中部、西部地区弱而东部地区强的局面。

2022年1月起，国家卫生健康委妇幼司出台一系列政策，加强对于妇幼人群的筛查工作，提高妇女儿童健康水平。4月2日发布的《国家卫生健康委关于贯彻2021—2030年中国妇女儿童发展纲要的实施方案》中强调，将妇女儿童健康教育与健康促进贯穿全生命周期。由此看出妇幼医院接下来的工作重心，除医疗服务之外，还要加强筛查工作，并进一步扩大公共卫生

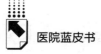

职能，满足人民群众对美好生活的需要。2021 年，全国医院儿科、妇产科出院量有所回升，但仍比 2019 年低，病床使用率偏低，说明妇幼保健院、妇产专科医院和儿童专科医院，以及综合医院的妇产科、儿科资源配置已经较为充裕。"十四五"时期的重要目标，是把县级妇幼医院绩效考核指标体系、国家三级妇幼医院作为指导方向，参考《三级医院评审标准（2022 版）实施细则》，以医疗质量和患者安全为主轴，结合剖宫产死亡率和平均住院日，以及儿童肺炎病死率和平均住院日单病种质控，全面加强医院质量管理，助力医院高质量发展。

未来妇产专科医院、儿童专科医院、妇幼保健院以及综合医院的妇产科、儿科的竞争，除了体现在为患者提供优质的医疗服务，还体现在提升医疗技术和内部管理水平上。信息化建设水平也是非常重要的一个方面，各级医院面临着科研水平和医学人才的竞争。当前，如何优化医院服务流程，提升诊疗各环节的医疗服务水平，成为妇幼医院发展的关注重点。因此，要依托国家医学中心和区域医疗中心，提升医院服务水平、医疗技术和管理能力，实现可持续、高质量发展。

参考文献

［1］庄一强、王兴琳主编《医院蓝皮书：中国医院竞争力报告（2022）》，社会科学文献出版社，2022。

［2］国家卫生健康委员会编《2022 中国卫生健康统计年鉴》，中国协和医科大学出版社，2022。

［3］国家卫生健康委妇幼司：《国家卫生健康委关于贯彻 2021—2030 年中国妇女儿童发展纲要的实施方案》，2022。

［4］中华人民共和国统计局编《2022 中国统计年鉴》，中国统计出版社，2022。

附录一 艾力彼医院竞争力排行榜

一 2021年中国·中东欧最佳医院100强

中国·中东欧最佳医院为参与中国—中东欧国家合作所在国的最佳综合医院，不含专科医院和部队医院。本排行榜数据截至2021年底，涉及的中东欧国家包括阿尔巴尼亚、波黑、保加利亚、克罗地亚、捷克、爱沙尼亚、希腊、匈牙利、拉脱维亚、黑山、北马其顿、波兰、罗马尼亚、塞尔维亚、斯洛伐克和斯洛文尼亚。2021年中国·中东欧最佳医院100强见表1。

表1　2021年中国·中东欧最佳医院100强

名次	医院	得分	国家	城市	医院级别	信息化评级（EMR/互联互通/智慧服务）	是否公立	是否医学院附属医院
1	北京协和医院 Peking Union Medical College Hospital	977.64	中国	北京	三甲	五级/四级甲等/—	是	是
2	四川大学华西医院 West China Hospital，Sichuan University	973.53	中国	成都	三甲	五级/五级乙等/—	是	是
3	复旦大学附属中山医院 Zhongshan Hospital Affiliated Fudan University	971.33	中国	上海	三甲	五级/五级乙等/—	是	是
4	上海交通大学医学院附属瑞金医院 Ruijin Hospital，Affiliated Shanghai Jiao Tong University School of Medicine	969.95	中国	上海	三甲	七级/五级乙等/三级	是	是

续表

名次	医院	得分	国家	城市	医院级别	信息化评级（EMR/互联互通/智慧服务）	是否公立	是否医学院附属医院
5	布拉格大学综合医院 General University Hospital in Prague	968.88	捷克	布拉格			是	是
6	中山大学附属第一医院 The First Affiliated Hospital, Sun Yat-sen University	961.91	中国	广州	三甲	五级/五级乙等/—	是	是
7	塞梅尔威斯大学临床中心 Semmelweis University Clinical Centre	957.74	匈牙利	布达佩斯			是	是
8	华中科技大学同济医学院附属同济医院 Tongji Hospital, Tongji Medical College of Huazhong University of Science and Technology	955.73	中国	武汉	三甲	五级/五级乙等/—	是	是
9	雅典吉尼马塔斯综合医院 General Hospital of Athens G. Gennimatas	952.96	希腊	雅典			是	否
10	华沙医科大学临床中心 University Clinical Centre of the Medical University of Warsaw	952.70	波兰	华沙			是	是
11	复旦大学附属华山医院 Huashan Hospital Affiliated Fudan University	946.15	中国	上海	三甲	五级/四级甲等/—	是	是
12	北京大学第一医院 Peking University First Hospital	945.87	中国	北京	三甲	—/四级甲等/—	是	是
13	浙江大学医学院附属第一医院 The First Affiliated Hospital, Zhejiang University School of Medicine	943.35	中国	杭州	三甲	五级/四级/—	是	是

续表

名次	医院	得分	国家	城市	医院级别	信息化评级（EMR/互联互通/智慧服务）	是否公立	是否医学院附属医院
14	莫托尔大学医院 Motol University Hospital	938.95	捷克	布拉格			是	是
15	北京大学第三医院 Peking University Third Hospital	937.84	中国	北京	三甲	六级/五级乙等/三级	是	是
16	华中科技大学同济医学院附属协和医院 Union Hospital Affiliated to Tongji Medical College of Huazhong University of Science and Technology	930.82	中国	武汉	三甲	五级/四级甲等/—	是	是
17	雅典希波克拉底综合医院 Ippokrateio General Hospital of Athens	924.57	希腊	雅典			是	是
18	中南大学湘雅医院 Xiangya Hospital, Central South University	920.44	中国	长沙	三甲	五级/五级乙等/—	是	是
19	德布勒森大学临床中心 University of Debrecen Clinical Center	913.62	匈牙利	德布勒森			是	是
20	南方医科大学南方医院 Nanfang Hospital of Southern Medical University	913.26	中国	广州	三甲	六级/五级乙等/—	是	是
21	北京大学人民医院 Peking University People's Hospital	908.56	中国	北京	三甲	—/四级甲等/—	是	是
22	上海交通大学医学院附属仁济医院 Renji Hospital Affiliated to Shanghai Jiaotong University School of Medicine	907.52	中国	上海	三甲	—/五级乙等/—	是	是

名次	医院	得分	国家	城市	医院级别	信息化评级（EMR/互联互通/智慧服务）	是否公立	是否医学院附属医院
23	克拉科夫大学医院 University Hospital in Krakow	906.76	波兰	克拉科夫			是	是
24	浙江大学医学院 附属第二医院 The Second Affiliated Hospital, Zhejiang University School of Medicine	905.48	中国	杭州	三甲	五级/五级乙等/三级	是	是
25	中国医科大学附属第一医院 The First Hospital of China Medical University	900.84	中国	沈阳	三甲	五级/四级甲等/—	是	否
26	北爱沙尼亚医疗中心 North Estonia Medical Centre	900.62	爱沙尼亚	塔林			是	否
27	卢布尔雅那大学医学中心 University Medical Centre Ljubljana	893.63	斯洛文尼亚	卢布尔雅那			是	是
28	江苏省人民医院 Jiangsu Province Hospital	891.32	中国	南京	三甲	六级/五级乙等/三级	是	是
29	塞格德大学阿尔伯特· 圣捷尔吉临床中心 Albert Szent-Gyorgyi Medical Center, University of Szeged	885.68	匈牙利	塞格德			是	是
30	山东大学齐鲁医院 Qilu Hospital of Shandong University	879.39	中国	济南	三甲		是	是
31	塞萨洛尼基大学综合医院 University General Hospital of Thessaloniki A. H. E. P. A.	877.73	希腊	塞萨洛尼基			是	是
32	中南大学湘雅二医院 The Second Xiangya Hospital of Central South University	874.49	中国	长沙	三甲		是	是
33	布尔诺大学医院 University Hospital Brno	870.32	捷克	布尔诺			是	是

续表

名次	医院	得分	国家	城市	医院级别	信息化评级（EMR/互联互通/智慧服务）	是否公立	是否医学院附属医院
34	上海交通大学医学院附属第九人民医院 Shanghai Ninth People's Hospital, Shanghai Jiaotong University School of Medicine	870.21	中国	上海	三甲	一/四级甲等/—	是	是
35	中山大学孙逸仙纪念医院 Sun Yat-sen Memorial Hospital, Sun Yat-sen University	869.53	中国	广州	三甲	一/四级甲等/—	是	是
36	伊拉克利翁大学综合医院 University General Hospital of Heraklion	869.53	希腊	伊拉克利翁			是	是
37	广东省人民医院 Guangdong Provincial People's Hospital	865.11	中国	广州	三甲	五级/五级乙等/—	是	是
38	萨格勒布大学中心医院 University Hospital Centre Zagreb	861.83	克罗地亚	萨格勒布			是	是
39	奥洛穆茨大学医院 Olomouc University Hospital	854.65	捷克	奥洛穆茨			是	是
40	首都医科大学附属北京天坛医院 Beijing Tian Tan Hospital	845.81	中国	北京	三甲	六级/四级甲等/三级	是	是
41	佩奇大学临床中心 Pecs University Clinical Center	840.72	匈牙利	佩奇			是	是
42	上海市第六人民医院 Shanghai Sixth People's Hospital	834.08	中国	上海	三甲	五级/四级乙等/—	是	是
43	约阿尼纳大学医院 University Hospital of Ioannina	825.03	希腊	约阿尼纳			是	是
44	弗罗茨瓦夫医科大学临床医院 University Clinical Hospital in Wroclaw	821.52	波兰	弗罗茨瓦夫			是	是

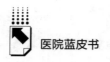

续表

名次	医院	得分	国家	城市	医院级别	信息化评级（EMR/互联互通/智慧服务）	是否公立	是否医学院附属医院
45	广州医科大学附属第一医院 The First Affiliated Hospital of Guangzhou Medical University	819.78	中国	广州	三甲	五级/四级甲等/—	是	是
46	塔尔图大学医院 Tartu University Hospital	814.09	爱沙尼亚	塔尔图			是	是
47	塞尔维亚临床中心 Clinical Center of Serbia	810.64	塞尔维亚	贝尔格莱德			是	是
48	布拉迪斯拉发大学医院 University Hospital Bratislava	806.45	斯洛伐克	布拉迪斯拉发			是	是
49	上海交通大学医学院附属新华医院 Xinhua Hospital Affiliated Shanghai Jiao Tong University of Medicine	801.27	中国	上海	三甲	—/五级乙等/—	是	是
50	斯特拉迪什临床大学医院 Pauls Stradins Clinical University Hospital	798.24	拉脱维亚	里加			是	是
51	索非亚医科大学亚历山德罗夫斯卡医院 University Hospital Aleksandrovska	788.82	保加利亚	索非亚			是	是
52	中国医科大学附属盛京医院 Shengjing Hospital Affiliated to China Medical University	784.20	中国	沈阳	三甲	七级/五级乙等/—	是	是
53	斯普利特大学医院 University Hospital of Split	780.35	克罗地亚	斯普利特			是	是
54	格但斯克医科大学临床中心 University Clinical Centre in Gdansk	772.49	波兰	格但斯克			是	是
55	山东第一医科大学附属省立医院 Shandong Provincial Hospital	770.48	中国	济南	三甲	—/四级甲等/—	是	是

续表

名次	医院	得分	国家	城市	医院级别	信息化评级（EMR/互联互通/智慧服务）	是否公立	是否医学院附属医院
56	马里博尔大学临床中心 Maribor University Medical Centre	766.34	斯洛文尼亚	马里博尔			是	是
57	苏州大学附属第一医院 The First Affiliated Hospital of Soochow University	763.21	中国	苏州	三甲	五级/四级甲等/—	是	是
58	罗兹医科大学教学中心医院 Central Teaching Hospital of the Medical University of Lodz	761.64	波兰	罗兹			是	是
59	布加勒斯特大学急诊医院 University Emergency Hospital Bucharest	754.88	罗马尼亚	布加勒斯特			是	是
60	帕特雷大学综合医院 General University Hospital of Patras	747.76	希腊	帕特雷			是	是
61	郑州大学第一附属医院 The First Affiliated Hospital of Zhengzhou University	743.11	中国	郑州	三甲	六级/四级甲等/三级	是	是
62	托伦哥白尼大学安东尼·朱拉兹医院 Antoni Jurasz University Hospital No. 1 in Bydgoszcz	740.31	波兰	比得哥什			是	是
63	里耶卡临床医院中心 Clinical Hospital Center Rijeka	732.88	克罗地亚	里耶卡			是	是
64	南京鼓楼医院 Nanjing Drum Tower Hospital	732.49	中国	南京	三甲	六级/五级乙等/—	是	是
65	伏伊伏丁那临床中心 Clinical Center of Vojvodina	729.53	塞尔维亚	诺维萨德			是	是
66	俄斯特拉发大学医院 Ostrava University Hospital	726.66	捷克	俄斯特拉发			是	是
67	圣斯皮里登医院 Saint Spiridon County Hospital	722.59	罗马尼亚	雅西			是	是

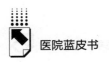

名次	医院	得分	国家	城市	医院级别	信息化评级（EMR/互联互通/智慧服务）	是否公立	是否医学院附属医院
68	首都医科大学附属北京安贞医院 Beijing Anzhen Hospital, Capital Medical University	715.25	中国	北京	三甲		是	是
69	武汉大学人民医院 Renmin Hospital of Wuhan University	709.39	中国	武汉	三甲	一/四级甲等/一	是	是
70	中山大学附属第三医院 The Third Affiliated Hospital, Sun Yat-Sen University	705.93	中国	广州	三甲	一/四级甲等/一	是	是
71	南佩斯中心医院 South-Pest Hospital Centre	700.61	匈牙利	布达佩斯			是	否
72	首都医科大学宣武医院 Xuanwu Hospital, Capital Medical University	697.04	中国	北京	三甲	五级/五级乙等/一	是	是
73	华沙内政与行政部中央临床医院 Central Clinical Hospital of the Ministry of the Interior and Administration in Warsaw	691.01	波兰	华沙			是	否
74	皮尔森大学医院 University Hospital in Pilsen	685.40	捷克	皮尔森			是	是
75	尼什临床中心 Clinical Centre of Nis	679.53	塞尔维亚	尼什			是	是
76	天津医科大学总医院 Tianjin Medical University General Hospital	672.00	中国	天津	三甲		是	是
77	首都医科大学附属北京同仁医院 Beijing Tongren Hospital	664.65	中国	北京	三甲	一/四级甲等/一	是	是

续表

名次	医院	得分	国家	城市	医院级别	信息化评级（EMR/互联互通/智慧服务）	是否公立	是否医学院附属医院
78	米什科尔茨大学博尔索德-阿鲍伊-赞普伦县中心医院 Borsod-Abauj-Zemplen County Central Hospital and University Teaching Hospital	661.58	匈牙利	米什科尔茨			是	是
79	波美拉尼亚医科大学第二独立公立临床医院 Independent Public Clinical Hospital No. 2 of the Pomeranian Medical University in Szczecin	657.14	波兰	什切青			是	是
80	中日友好医院 China-Japan Friendship Hospital	651.91	中国	北京	三甲	五级/四级甲等/—	是	否
81	里加东方大学医院 Riga East University Hospital	647.54	拉脱维亚	里加			是	是
82	波兹南医科大学赫利奥多尔·斯维西基临床医院 Heliodor Swiecicki Clinical Hospital of the Medical University of Poznan	644.33	波兰	波兹南			是	是
83	吉林大学白求恩第一医院 The First Bethune Hospital of Jilin University	637.78	中国	长春	三甲	五级/五级乙等/—	是	是
84	特蕾莎修女临床中心 Clinical Center Mother Theresa	632.11	北马其顿	斯科普里			是	是
85	克卢日-纳波卡急诊临床医院 Cluj-Napoca County Emergency Clinical Hospital	624.57	罗马尼亚	克卢日-纳波卡			是	否
86	伊万格里斯医院 Evangelismos Hospital	619.61	希腊	雅典			是	否

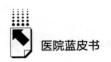

续表

名次	医院	得分	国家	城市	医院级别	信息化评级（EMR/互联互通/智慧服务）	是否公立	是否医学院附属医院
87	上海市第一人民医院 Shanghai General Hospital	616.96	中国	上海	三甲	五级/五级乙等/—	是	是
88	萨拉热窝大学临床中心 Clinical Center University of Sarajevo	611.52	波黑	萨拉热窝			是	是
89	地拉那大学特蕾莎修女医院中心 University Hospital Centre Mother Teresa of Tirana	608.03	阿尔巴尼亚	地拉那			是	是
90	罗斯福大学班斯卡-比斯特里察总医院 F. D. Roosevelt General Hospital of Banska Bystrica	606.94	斯洛伐克	班斯卡-比斯特里察			是	是
91	黑山临床中心 Clinical Center of Montenegro	605.91	黑山	波德戈里察			是	是
92	普罗夫迪夫医科大学圣乔治医院 St. George University Hospital of Plovdiv	599.86	保加利亚	普罗夫迪夫			是	是
93	瓦尔纳圣玛丽娜大学医院 St. Marina University Hospital of Varna	599.08	保加利亚	瓦尔纳			是	是
94	科希策路易斯巴斯德大学医院 Louis Pasteur University Hospital in Kosice	589.82	斯洛伐克	科希策			是	是
95	重庆医科大学附属第一医院 The First Affiliated Hospital of Chongqing Medical University	587.03	中国	重庆	三甲		是	是
96	芬德尼临床研究所 Fundeni Clinical Institute	585.39	罗马尼亚	布加勒斯特			是	否

续表

名次	医院	得分	国家	城市	医院级别	信息化评级（EMR/互联互通/智慧服务）	是否公立	是否医学院附属医院
97	塔古穆雷斯急诊临床医院 Tirgu Mures Emergency Clinical County Hospital	583.75	罗马尼亚	布拉索夫			是	否
98	赫拉德茨-克拉洛韦大学医院 University Hospital Hradec Kralove	579.92	捷克	赫拉德茨-克拉洛韦			是	是
99	贝凯斯县中央医院 Central Hospital of Bekes County	577.63	匈牙利	贝凯什乔包			是	否
100	托伦哥白尼大学简·比齐尔医院 Jan Biziel University Hospital No. 2 in Bydgoszcz	576.22	波兰	比得哥什			是	是

二 2021年中国·东盟最佳医院100强

中国·东盟最佳医院为位于中国内地、东盟十国（"10+1"）的最佳综合医院，不含专科医院和部队医院。东盟十国为文莱、柬埔寨、印度尼西亚、老挝、马来西亚、缅甸、菲律宾、新加坡、泰国和越南。2021年中国·东盟最佳医院100强见表2。

表2 2021年中国·东盟最佳医院100强

名次	医院	得分	国家	城市	医院级别	信息化评级（EMR/互联互通/智慧服务）	是否公立	是否医学院附属医院
1	北京协和医院 Peking Union Medical College Hospital	976.65	中国	北京	三甲	五级/四级甲等/—	是	是

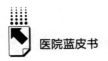

名次	医院	得分	国家	城市	医院级别	信息化评级（EMR/互联互通/智慧服务）	是否公立	是否医学院附属医院
2	新加坡中央医院 Singapore General Hospital	972.46	新加坡	新加坡			是	是
3	四川大学华西医院 West China Hospital, Sichuan University	970.83	中国	成都	三甲	五级/五级乙等/—	是	是
4	复旦大学附属中山医院 Zhongshan Hospital Affiliated Fudan University	966.61	中国	上海	三甲	五级/五级乙等/—	是	是
5	新加坡国立大学医院 National University Hospital	963.29	新加坡	新加坡			是	是
6	上海交通大学医学院附属瑞金医院 Ruijin Hospital, Affiliated Shanghai Jiao Tong University School of Medicine	956.35	中国	上海	三甲	七级/五级乙等/三级	是	是
7	中山大学附属第一医院 The First Affiliated Hospital, Sun Yat-sen University	926.38	中国	广州	三甲	五级/五级乙等/—	是	是
8	复旦大学附属华山医院 Huashan Hospital Affiliated Fudan University	917.30	中国	上海	三甲	五级/四级甲等/—	是	是
9	北京大学第一医院 Peking University First Hospital	911.07	中国	北京	三甲	—/四级甲等/—	是	是
10	浙江大学医学院附属第一医院 The First Affiliated Hospital, Zhejiang University School of Medicine	899.96	中国	杭州	三甲	五级/四级/—	是	是
11	北京大学第三医院 Peking University Third Hospital	885.62	中国	北京	三甲	六级/五级乙等/三级	是	是

续表

名次	医院	得分	国家	城市	医院级别	信息化评级（EMR/互联互通/智慧服务）	是否公立	是否医学院附属医院
12	华中科技大学同济医学院附属协和医院 Union Hospital Affiliated to Tongji Medical College of Huazhong University of Science and Technology	883.26	中国	武汉	三甲	五级/四级甲等/—	是	是
13	中南大学湘雅医院 Xiangya Hospital, Central South University	862.77	中国	长沙	三甲	五级/五级乙等/—	是	是
14	南方医科大学南方医院 Nanfang Hospital of Southern Medical University	856.12	中国	广州	三甲	六级/五级乙等/—	是	是
15	北京大学人民医院 Peking University People's Hospital	844.80	中国	北京	三甲	—/四级甲等/—	是	是
16	新加坡陈笃生医院 Tan Tock Seng Hospital	838.53	新加坡	新加坡			是	否
17	上海交通大学医学院附属仁济医院 Renji Hospital Affiliated to Shanghai Jiaotong University School of Medicine	835.05	中国	上海	三甲	—/五级乙等/—	是	是
18	玛希隆大学诗里拉吉医院 Siriraj Hospital	831.29	泰国	曼谷			是	是
19	浙江大学医学院附属第二医院 The Second Affiliated Hospital, Zhejiang University School of Medicine	821.34	中国	杭州	三甲	五级/五级乙等/三级	是	是
20	中国医科大学附属第一医院 The First Hospital of China Medical University	801.86	中国	沈阳	三甲	五级/四级甲等/—	是	是

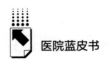

续表

名次	医院	得分	国家	城市	医院级别	信息化评级（EMR/互联互通/智慧服务）	是否公立	是否医学院附属医院
21	吉隆坡中央医院 Hospital Kuala Lumpur	787.71	马来西亚	吉隆坡			是	是
22	江苏省人民医院 Jiangsu Province Hospital	779.72	中国	南京	三甲	六级/五级乙等/三级	是	是
23	山东大学齐鲁医院 Qilu Hospital of Shandong University	771.35	中国	济南	三甲		是	是
24	新加坡樟宜综合医院 Changi General Hospital	770.05	新加坡	新加坡			是	否
25	中南大学湘雅二医院 The Second Xiangya Hospital of Central South University	758.90	中国	长沙	三甲		是	是
26	上海交通大学医学院附属第九人民医院 Shanghai Ninth People's Hospital, Shanghai Jiaotong University School of Medicine	751.08	中国	上海	三甲	一/四级甲等/一	是	是
27	新加坡伊丽莎白医院 Mount Elizabeth Hospital	740.24	新加坡	新加坡			否	否
28	中山大学孙逸仙纪念医院 Sun Yat-sen Memorial Hospital, Sun Yat-sen University	738.73	中国	广州	三甲	一/四级甲等/一	是	是
29	朱拉隆功国王纪念医院 King Chulalongkorn Memorial Hospital	725.19	泰国	曼谷			是	是
30	广东省人民医院 Guangdong Provincial People's Hospital	719.77	中国	广州	三甲	五级/五级乙等/一	是	是
31	新加坡邱德拔医院 Khoo Teck Puat Hospital	715.95	新加坡	新加坡			是	否
32	首都医科大学附属北京天坛医院 Beijing Tian Tan Hospital	706.41	中国	北京	三甲	六级/四级甲等/三级	是	是

续表

名次	医院	得分	国家	城市	医院级别	信息化评级（EMR/互联互通/智慧服务）	是否公立	是否医学院附属医院
33	上海市第六人民医院 Shanghai Sixth People's Hospital	694. 23	中国	上海	三甲	五级/四级乙等/—	是	是
34	广州医科大学附属第一医院 The First Affiliated Hospital of Guangzhou Medical University	680. 58	中国	广州	三甲	五级/四级甲等/—	是	是
35	上海交通大学医学院附属新华医院 Xinhua Hospital Affiliated Shanghai Jiaotong University of Medicine	665. 01	中国	上海	三甲	—/五级乙等/—	是	是
36	印度尼西亚国家中央总医院 Dr. Cipto Mangunkusumo National Public Hospital	659. 55	印度尼西亚	雅加达			是	是
37	中国医科大学附属盛京医院 Shengjing Hospital Affiliated to China Medical University	659. 12	中国	沈阳	三甲	七级/五级乙等/—	是	是
38	菲律宾总医院 Philippine General Hospital	645. 66	菲律宾	马尼拉			是	是
39	山东第一医科大学附属省立医院 Shandong Provincial Hospital	641. 55	中国	济南	三甲	—/四级甲等/—	是	是
40	新加坡莱佛士医院 Raffles Hospital	640. 76	新加坡	新加坡			否	否
41	白梅医院 Bach Mai Hospital	639. 46	越南	河内			是	是
42	苏州大学附属第一医院 The First Affiliated Hospital of Soochow University	633. 77	中国	苏州	三甲	五级/四级甲等/—	是	是
43	郑州大学第一附属医院 The First Affiliated Hospital of Zhengzhou University	630. 32	中国	郑州	三甲	六级/四级甲等/三级	是	是

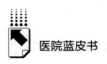

名次	医院	得分	国家	城市	医院级别	信息化评级 （EMR/互联互通/智慧服务）	是否公立	是否医学院附属医院
44	马来亚大学附属医院 University Malaya Medical Centre	627.56	马来西亚	吉隆坡			是	是
45	南京鼓楼医院 Nanjing Drum Tower Hospital	626.12	中国	南京	三甲	六级/五级乙等/一	是	是
46	黄廷芳综合医院 Ng Teng Fong General Hospital	623.96	新加坡	新加坡			是	否
47	吉隆坡鹰阁医院 Gleneagles Hospital Kuala Lumpur	623.25	马来西亚	吉隆坡			否	否
48	曼谷医院 Bangkok Hospital	619.40	泰国	曼谷			否	否
49	首都医科大学附属北京安贞医院 Beijing Anzhen Hospital, Capital Medical University	616.44	中国	北京	三甲		是	是
50	圣卢克医疗中心 St. Luke's Medical Center	608.80	菲律宾	奎松			否	否
51	大水镬医院 Cho Ray Hospital	607.88	越南	胡志明			是	否
52	武汉大学人民医院 Renmin Hospital of Wuhan University	602.50	中国	武汉	三甲	一/四级甲等/一	是	是
53	中山大学附属第三医院 The Third Affiliated Hospital, Sun Yat-Sen University	598.92	中国	广州	三甲	一/四级甲等/一	是	是
54	中华崇仁总医院 Chinese General Hospital and Medical Center	597.29	菲律宾	奎松			否	否
55	卡里亚迪综合医院 Dr. Kariadi General Hospital Medical Center	596.60	印度尼西亚	雅加达			是	是

续表

名次	医院	得分	国家	城市	医院级别	信息化评级（EMR/互联互通/智慧服务）	是否公立	是否医学院附属医院
56	新加坡鹰阁医院 Gleneagles Hospital Singapore	592.96	新加坡	新加坡			否	否
57	首都医科大学宣武医院 Xuanwu Hospital, Capital Medical University	586.26	中国	北京	三甲	五级/五级乙等/—	是	是
58	天津医科大学总医院 Tianjin Medical University General Hospital	577.50	中国	天津	三甲		是	是
59	伊丽莎白诺维娜医院 Mount Elizabeth Novena Hospital	575.03	新加坡	新加坡			否	否
60	首都医科大学附属北京同仁医院 Beijing Tongren Hospital	574.62	中国	北京	三甲		是	是
61	中日友好医院 China-Japan Friendship Hospital	572.51	中国	北京	三甲	五级/四级甲等/—	是	否
62	吉林大学白求恩第一医院 The First Bethune Hospital of Jilin University	566.41	中国	长春	三甲	五级/五级乙等/—	是	是
63	上海市第一人民医院 Shanghai General Hospital	553.13	中国	上海	三甲	五级/五级乙等/—	是	是
64	新加坡安微尼亚山医院 Mount Alvernia Hospital	550.87	新加坡	新加坡			否	否
65	重庆医科大学附属第一医院 The First Affiliated Hospital of Chongqing Medical University	549.10	中国	重庆	三甲		是	是
66	西安交通大学第一附属医院 The First Affiliated Hospital of Xi'an Jiaotong University	540.41	中国	西安	三甲	五级/四级甲等/—	是	是

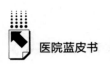

续表

名次	医院	得分	国家	城市	医院级别	信息化评级（EMR/互联互通/智慧服务）	是否公立	是否医学院附属医院
67	槟城中央医院 Hospital Pulau Pinang	539.70	马来西亚	槟岛			是	否
68	拉马蒂博迪医院 Ramathibodi Hospital	536.08	泰国	曼谷			是	是
69	东南大学附属中大医院 Zhongda Hospital, Southeast University	532.21	中国	南京	三甲	五级/四级甲等/—	是	是
70	浙江大学医学院附属邵逸夫医院 Sir Run Run Shaw Hospital	527.07	中国	杭州	三甲	五级/五级乙等/三级	是	是
71	里帕斯医院 Raja Isteri Pengiran Anak Saleha Hospital	523.59	文莱	文莱			是	否
72	北京医院 Beijing Hospital	523.10	中国	北京	三甲	五级/—/—	是	否
73	苏埃托莫综合医院 Dr. Soetomo Academic Medical Center Hospital	517.54	印度尼西亚	泗水			是	否
74	维森特·索托纪念医院 Vicente Sotto Memorial Medical Center	516.43	菲律宾	宿务			是	否
75	青岛大学附属医院 The Affiliated Hospital of Qingdao University	505.54	中国	青岛	三甲	六级/五级乙等/—	是	是
76	越德医院 Vietnam-Germany Friendship Hospital	504.79	越南	河内			是	是
77	武汉大学中南医院 Zhongnan Hospital of Wuhan University	502.47	中国	武汉	三甲	五级/五级乙等/—	是	是
78	士拉央中央医院 Hospital Selayang	493.88	马来西亚	士拉央			是	否

续表

名次	医院	得分	国家	城市	医院级别	信息化评级（EMR/互联互通/智慧服务）	是否公立	是否医学院附属医院
79	康民国际医院 Bumrungrad International Hospital	484.67	泰国	曼谷			否	否
80	北京朝阳医院 Beijing Chao-yang Hospital	482.24	中国	北京	三甲	一/四级甲等/—	是	是
81	胡志明市医药大学医学中心 Ho Chi Minh City Medicine and Pharmacy University Medical Center	480.07	越南	胡志明			是	是
82	砂拉越中央医院 Sarawak General Hospital	477.51	马来西亚	砂拉越			是	否
83	安徽医科大学第一附属医院 The First Affiliated Hospital of Anhui Medical University	474.63	中国	合肥	三甲	五级/四级甲等/—	是	是
84	仰光总医院 Yangon General Hospital	465.24	缅甸	仰光			是	是
85	哈尔滨医科大学附属第一医院 The First Affiliated Hospital of Harbin Medical University	463.43	中国	哈尔滨	三甲	五级/四级甲等/—	是	是
86	首都医科大学附属北京友谊医院 Beijing Friendship Hospital, Capital Medical University	462.46	中国	北京	三甲	五级/五级乙等/三级	是	是
87	福建医科大学附属协和医院 Fujian Medical University Union Hospital	456.06	中国	福州	三甲	五级/四级甲等/—	是	是
88	哈尔滨医科大学附属第二医院 The Second Affiliated Hospital of Harbin Medical University	455.26	中国	哈尔滨	三甲	一/四级甲等/—	是	是
89	圣托马斯大学附属医院 University of Santo Tomas Hospital	451.83	菲律宾	马尼拉			否	是

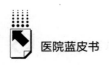

续表

名次	医院	得分	国家	城市	医院级别	信息化评级（EMR/互联互通/智慧服务）	是否公立	是否医学院附属医院
90	四川省人民医院 Sichuan Provincial People's Hospital	447.64	中国	成都	三甲	五级/四级甲等/—	是	否
91	哈桑·萨迪金总医院 Hasan Sadikin General Hospital	442.74	印度尼西亚	万隆			是	否
92	北京积水潭医院 Beijing Jishuitan Hospital	442.16	中国	北京	三甲		是	否
93	福建医科大学附属第一医院 The First Affiliated Hospital of Fujian Medical University	439.95	中国	福州	三甲	五级/四级甲等/—	是	是
94	中国科学技术大学附属第一医院（安徽省立医院）The First Affiliated Hospital of University of Science and Technology of China（Anhui Provincial Hospital）	433.99	中国	合肥	三甲	—/五级乙等/—	是	是
95	怡保中央医院 Hospital Raja Permaisuri Bainun	431.36	马来西亚	怡保			是	否
96	萨其托博士医院 Dr. Sardjito Central General Hospital	425.33	印度尼西亚	日惹			是	是
97	清迈大学医学院附属医院 Maharaj Nakorn Chiang Mai Hospital	419.94	泰国	清迈			是	是
98	卡尔梅特医院 Calmette Hospital	418.40	柬埔寨	金边			是	是
99	布城医院 Putrajaya Hospital	418.12	马来西亚	布城			是	否

续表

名次	医院	得分	国家	城市	医院级别	信息化评级（EMR/互联互通/智慧服务）	是否公立	是否医学院附属医院
100	老挝卫生部友谊医院 Mittaphab Hospital	413.14	老挝	万象			是	否

注：根据国家医保局通报，有一家医院存在串换、虚记骨科高值医用耗材的问题，以及骗取医保基金的行为。以上违规事件违反了诚信服务的"一票否决四要素"原则（一年内无骗保、无虚假广告、无欺诈病人和无医方承担主要责任的一级甲等医疗事故）。因此艾力彼医院竞争力指数委员会暂停评价这家医院一年。

三　2021年粤港澳大湾区最佳医院100强

粤港澳大湾区最佳医院：位于粤港澳大湾区（"9+2"城市）的最佳医院，包含综合医院和专科医院，不含部队医院。"9+2"城市为广州、深圳、珠海、佛山、惠州、东莞、中山、江门、肇庆以及香港特别行政区、澳门特别行政区。2021年粤港澳大湾区最佳医院100强见表3。

表3　2021年粤港澳大湾区最佳医院100强

名次	医院	得分	城市	医院级别	信息化评级（EMR/互联互通/智慧服务）	是否公立	是否联网总医院/委属医院	是否医学院属医院
1	玛丽医院	950.24	香港			是	是	是
2	中山大学附属第一医院	926.06	广州	三甲	五级/五级乙等/—	是	是	是
3	威尔斯亲王医院	918.94	香港			是	是	是
4	南方医科大学南方医院	909.81	广州	三甲	六级/五级乙等/—	是	否	是
5	中山大学肿瘤防治中心	901.69	广州	三甲	五级/四级甲等/—	是	否	是
6	香港伊利沙伯医院	900.40	香港			是	是	否
7	中山大学孙逸仙纪念医院	893.90	广州	三甲	—/四级甲等/—	是	是	是
8	东区尤德夫人那打素医院	893.83	香港			是	是	否
9	广东省人民医院	892.02	广州	三甲	五级/五级乙等/—	是	否	否

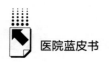

续表

名次	医院	得分	城市	医院级别	信息化评级（EMR/互联互通/智慧服务）	是否公立	是否联网总医院/委属医院	是否医学院附属医院
10	香港养和医院	882.16	香港			否	否	否
11	玛嘉烈医院	851.91	香港			是	是	否
12	广州医科大学附属第一医院	851.72	广州	三甲	五级/四级甲等/—	是	否	是
13	基督教联合医院	824.06	香港			是	是	否
14	中山大学附属第三医院	817.39	广州	三甲	—/四级甲等/—	是	是	是
15	屯门医院	809.76	香港			是	是	否
16	香港浸信会医院	794.31	香港			否	否	否
17	广华医院	788.04	香港			是	否	否
18	南方医科大学珠江医院	783.88	广州	三甲	—/四级甲等/—	是	否	是
19	圣德肋撒医院	777.75	香港			否	否	否
20	广东省中医院	771.35	广州	三甲	五级/五级乙等/—	是	否	是
21	广州市第一人民医院	745.84	广州	三甲	—/四级甲等/—	是	否	否
22	广州市妇女儿童医疗中心	731.20	广州	三甲	七级/五级乙等/—	是	否	否
23	港怡医院	719.79	香港			否	否	否
24	深圳市人民医院	716.40	深圳	三甲	五级/五级乙等/—	是	否	否
25	广州中医药大学第一附属医院	707.52	广州	三甲	—/五级乙等/—	是	否	是
26	广州医科大学附属第二医院	705.53	广州	三甲	—/五级乙等/—	是	否	是
27	深圳市第二人民医院	704.14	深圳	三甲	六级/五级乙等/—	是	否	否
28	暨南大学附属第一医院	702.38	广州	三甲	—/四级甲等/—	是	否	是
29	佛山市第一人民医院	700.43	佛山	三甲	—/四级甲等/—	是	否	否
30	中山大学附属第六医院	700.37	广州	三甲	—/四级甲等/—	是	是	是
31	北京大学深圳医院	698.23	深圳	三甲	六级/五级乙等/—	是	否	否
32	圣保禄医院	696.02	香港			否	否	否
33	广东省妇幼保健院	671.32	广州	三甲	—/四级甲等/—	是	否	否
34	南方医科大学第十附属医院（东莞市人民医院）	671.10	东莞	三甲	—/四级甲等/—	是	否	否

续表

名次	医院	得分	城市	医院级别	信息化评级（EMR/互联互通/智慧服务）	是否公立	是否联网总医院/委属医院	是否医学院附属医院
35	中山市人民医院	670.08	中山	三甲	—/四级甲等/—	是	否	否
36	广东省第二人民医院	658.76	广州	三甲	五级/五级乙等/—	是	否	否
37	中山大学中山眼科中心	645.26	广州	三甲	—/四级甲等/—	是	是	是
38	深圳市第三人民医院	641.42	深圳	三甲	六级/五级乙等/—	是	否	否
39	香港大学深圳医院	640.47	深圳	三甲	—/五级乙等/—	是	否	否
40	广州医科大学附属肿瘤医院	633.42	广州	三甲	—/四级甲等/—	是	否	是
41	惠州市中心人民医院	611.69	惠州	三甲		是	否	否
42	华中科技大学协和深圳医院（南山医院）	608.12	深圳	三甲	五级/四级甲等/—	是	否	否
43	佛山市中医院	605.27	佛山	三甲	—/四级甲等/—	是	否	否
44	广州医科大学附属第三医院	604.91	广州	三甲	—/四级甲等/—	是	否	是
45	江门市中心医院	603.50	江门	三甲	—/四级甲等/—	是	否	否
46	珠海市人民医院	603.18	珠海	三甲	五级/五级乙等/—	是	否	否
47	仁伯爵综合医院	597.70	澳门			是	否	否
48	佛山复星禅诚医院	591.11	佛山	三甲		否	否	否
49	深圳市中医院	587.34	深圳	三甲	六级/五级乙等/—	是	否	否
50	镜湖医院	586.96	澳门			否	否	否
51	东莞东华医院	585.25	东莞	三甲	—/四级甲等/—	否	否	否
52	中山大学附属第五医院	584.27	珠海	三甲	—/四级甲等/—	是	是	是
53	深圳市儿童医院	580.37	深圳	三甲	五级/四级甲等/—	是	否	否
54	中国医学科学院阜外医院深圳医院	569.06	深圳	三甲		是	否	否
55	香港港安医院	565.21	香港			否	否	否
56	明爱医院	558.76	香港			是	否	否
57	九龙医院	557.14	香港			是	否	否

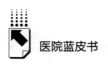

续表

名次	医院	得分	城市	医院级别	信息化评级（EMR/互联互通/智慧服务）	是否公立	是否联网总医院/委属医院	是否医学院附属医院
58	肇庆市第一人民医院	556.58	肇庆	三甲	—/四级甲等/—	是	否	否
59	将军澳医院	556.14	香港			是	否	否
60	广州市番禺区中心医院	537.30	广州	三甲	—/四级甲等/—	是	否	否
61	广州市红十字会医院	525.97	广州	三甲	—/四级甲等/—	是	否	否
62	广州市第八人民医院	516.94	广州	三级	—/四级甲等/—	是	否	否
63	中国医学科学院肿瘤医院深圳医院	516.60	深圳	三甲	—/四级甲等/—	是	否	否
64	中山市中医院	514.71	中山	三甲		是	否	否
65	东莞康华医院	511.21	东莞	三甲		否	否	否
66	北区医院	509.83	香港			是	否	否
67	广东省第二中医院	506.14	广州	三甲		是	否	否
68	深圳市妇幼保健院	497.02	深圳	三甲	五级/四级甲等/—	是	否	否
69	深圳市罗湖区人民医院	496.33	深圳	三甲	—/四级甲等/—	是	否	否
70	佛山市妇幼保健院	495.44	佛山	三甲	—/五级乙等/—	是	否	否
71	仁济医院	491.33	香港			是	否	否
72	律敦治及邓肇坚医院	491.21	香港			是	否	否
73	中山大学附属第八医院	488.76	深圳	三甲		是	是	是
74	深圳市宝安区人民医院	488.03	深圳	三甲	—/四级甲等/—	是	否	否
75	中山大学附属口腔医院	483.20	广州	三甲	—/四级甲等/—	是	是	是
76	佛山市第二人民医院	461.04	佛山	三甲	—/四级甲等/—	是	否	否
77	中山市小榄人民医院	459.93	中山	三甲		是	否	否
78	深圳市龙华区人民医院	459.69	深圳	三甲	—/四级甲等/—	是	否	否
79	江门市五邑中医院	459.43	江门	三甲	—/四级甲等/—	是	否	否
80	深圳市龙岗中心医院	456.46	深圳	三甲	—/四级甲等/—	是	否	否
81	中山市博爱医院	455.86	中山	三甲		是	否	否
82	南方医科大学第三附属医院	450.39	广州	三甲	—/四级甲等/—	是	否	是
83	仁安医院	449.57	香港			否	否	否
84	东莞市中医院	447.24	东莞	三甲	—/四级甲等/—	是	否	否

续表

名次	医院	得分	城市	医院级别	信息化评级（EMR/互联互通/智慧服务）	是否公立	是否联网总医院/委属医院	是否医学院附属医院
85	明德国际医院	444.81	香港			否	否	否
86	南方医科大学顺德医院	443.20	佛山	三甲		是	否	是
87	中山大学附属第七医院	439.36	深圳	三甲	—/四级甲等/—	是	是	是
88	南方医科大学中西医结合医院	408.66	广州	三甲	—/四级甲等/—	是	否	是
89	东莞市第八人民医院（东莞市儿童医院）	408.28	东莞	三级		是	否	否
90	嘉诺撒医院	406.36	香港			否	否	否
91	南方医科大学口腔医院（广东省口腔医院）	403.25	广州	三甲		是	否	是
92	广东祈福医院	402.86	广州	三甲		否	否	否
93	惠州市第三人民医院	392.92	惠州	三甲		是	否	否
94	南方医科大学深圳医院	392.82	深圳	三甲	—/四级甲等/—	是	否	是
95	广州医科大学附属第五医院	392.43	广州	三甲	—/四级甲等/—	是	否	是
96	东莞市松山湖中心医院	389.94	东莞	三甲		是	否	否
97	遵义医科大学第五附属（珠海）医院	388.40	珠海	三级	—/四级甲等/—	是	否	是
98	珠海市妇幼保健院	373.07	珠海	三甲	—/四级甲等/—	是	否	否
99	惠州市第一人民医院	365.90	惠州	三甲		是	否	否
100	江门市人民医院	350.86	江门	三甲		是	否	否

注：香港港安医院包括司徒拔道和荃湾。

四　2022年顶级医院100强

评价对象：全国最佳综合医院，不含中医医院、专科医院和部队医院。2022年顶级医院100强见表4。

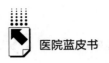

表4　2022年顶级医院100强

名次	医院	得分	省（区、市）	城市	级别	信息化评级（EMR/互联互通/智慧服务）
1	北京协和医院	943.98	北京	北京	三甲	五级/四级甲等/—
2	复旦大学附属中山医院	930.70	上海	上海	三甲	五级/五级乙等/—
3	四川大学华西医院	917.61	四川	成都	三甲	五级/五级乙等/—
4	上海交通大学医学院附属瑞金医院	907.93	上海	上海	三甲	七级/五级乙等/三级
5	复旦大学附属华山医院	901.63	上海	上海	三甲	五级/四级甲等/—
6	华中科技大学同济医学院附属同济医院	899.11	湖北	武汉	三甲	五级/五级乙等/—
7	中山大学附属第一医院	887.75	广东	广州	三甲	五级/五级乙等/—
8	浙江大学医学院附属第一医院	878.56	浙江	杭州	三甲	五级/四级/—
9	北京大学第三医院	876.76	北京	北京	三甲	六级/五级乙等/三级
10	华中科技大学同济医学院附属协和医院	870.20	湖北	武汉	三甲	五级/四级甲等/—
11	北京大学第一医院	867.61	北京	北京	三甲	—/四级甲等/—
12	中南大学湘雅医院	848.75	湖南	长沙	三甲	五级/五级乙等/—
13	浙江大学医学院附属第二医院	846.00	浙江	杭州	三甲	五级/五级乙等/三级
14	南方医科大学南方医院	845.83	广东	广州	三甲	六级/五级乙等/—
15	上海交通大学医学院附属仁济医院	842.45	上海	上海	三甲	五级/五级乙等/—
16	山东大学齐鲁医院	835.55	山东	济南	三甲	—/四级甲等/—
17	中国医科大学附属第一医院	826.25	辽宁	沈阳	三甲	五级/四级甲等/—
18	江苏省人民医院	820.24	江苏	南京	三甲	—/五级乙等/三级
19	北京大学人民医院	803.71	北京	北京	三甲	—/四级甲等/—
20	中南大学湘雅二医院	800.06	湖南	长沙	三甲	
21	上海交通大学医学院附属第九人民医院	796.96	上海	上海	三甲	—/四级甲等/—
22	首都医科大学附属北京天坛医院	795.17	北京	北京	三甲	六级/四级甲等/三级
23	中山大学孙逸仙纪念医院	789.58	广东	广州	三甲	—/四级甲等/—

续表

名次	医院	得分	省(区、市)	城市	级别	信息化评级(EMR/互联互通/智慧服务)
24	广东省人民医院	781.23	广东	广州	三甲	五级/五级乙等/—
25	广州医科大学附属第一医院	774.88	广东	广州	三甲	五级/四级甲等/—
26	上海市第六人民医院	774.80	上海	上海	三甲	五级/四级乙等/—
27	中国医科大学附属盛京医院	771.54	辽宁	沈阳	三甲	七级/五级乙等/—
28	山东第一医科大学附属省立医院	769.82	山东	济南	三甲	—/四级甲等/—
29	郑州大学第一附属医院	766.84	河南	郑州	三甲	六级/四级甲等/三级
30	上海交通大学医学院附属新华医院	755.60	上海	上海	三甲	—/五级乙等/—
31	南京鼓楼医院	748.03	江苏	南京	三甲	六级/五级乙等/—
32	苏州大学附属第一医院	743.76	江苏	苏州	三甲	五级/四级甲等/—
33	中山大学附属第三医院	738.79	广东	广州	三甲	—/四级甲等/—
34	武汉大学人民医院	730.99	湖北	武汉	三甲	—/四级甲等/—
35	首都医科大学宣武医院	726.72	北京	北京	三甲	五级/五级乙等/—
36	首都医科大学附属北京安贞医院	725.50	北京	北京	三甲	
37	中日友好医院	723.28	北京	北京	三甲	五级/四级甲等/—
38	首都医科大学附属北京同仁医院	710.81	北京	北京	三甲	—/四级甲等/—
39	浙江大学医学院附属邵逸夫医院	710.35	浙江	杭州	三甲	五级/五级乙等/三级
40	东南大学附属中大医院	707.11	江苏	南京	三甲	五级/四级甲等/—
41	天津医科大学总医院	707.09	天津	天津	三甲	—/四级甲等/—
42	吉林大学白求恩第一医院	694.13	吉林	长春	三甲	五级/五级乙等/—
43	重庆医科大学附属第一医院	691.48	重庆	重庆	三甲	
44	青岛大学附属医院	689.37	山东	青岛	三甲	六级/五级乙等/—
45	四川省人民医院	685.77	四川	成都	三甲	五级/四级甲等/—
46	武汉大学中南医院	680.82	湖北	武汉	三甲	五级/五级乙等/—
47	上海市第一人民医院	679.30	上海	上海	三甲	五级/五级乙等/—
48	西安交通大学第一附属医院	674.89	陕西	西安	三甲	五级/四级甲等/—
49	北京医院	669.87	北京	北京	三甲	五级/—/—
50	安徽医科大学第一附属医院	662.82	安徽	合肥	三甲	五级/四级甲等/—

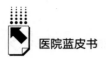

续表

名次	医院	得分	省（区、市）	城市	级别	信息化评级（EMR/互联互通/智慧服务）
51	北京朝阳医院	655.05	北京	北京	三甲	—/四级甲等/—
52	哈尔滨医科大学附属第一医院	647.82	黑龙江	哈尔滨	三甲	五级/四级甲等/—
53	福建医科大学附属协和医院	643.01	福建	福州	三甲	五级/四级甲等/—
54	哈尔滨医科大学附属第二医院	638.38	黑龙江	哈尔滨	三甲	—/四级甲等/—
55	福建医科大学附属第一医院	635.83	福建	福州	三甲	五级/四级甲等/—
56	中国科学技术大学附属第一医院（安徽省立医院）	632.58	安徽	合肥	三甲	—/五级乙等/—
57	首都医科大学附属北京友谊医院	630.61	北京	北京	三甲	五级/五级乙等/三级
58	北京积水潭医院	626.88	北京	北京	三甲	
59	西安交通大学第二附属医院	624.03	陕西	西安	三甲	—/四级乙等/—
60	新疆医科大学第一附属医院	622.35	新疆	乌鲁木齐	三甲	五级/四级甲等/—
61	重庆医科大学附属第二医院	620.06	重庆	重庆	三甲	
62	南昌大学第一附属医院	617.52	江西	南昌	三甲	五级/五级乙等/三级
63	徐州医科大学附属医院	615.76	江苏	徐州	三甲	—/四级甲等/—
64	温州医科大学附属第一医院	615.67	浙江	温州	三甲	五级/四级甲等/—
65	南方医科大学珠江医院	610.55	广东	广州	三甲	—/四级甲等/—
66	中南大学湘雅三医院	608.98	湖南	长沙	三甲	五级/四级乙等/—
67	河南省人民医院	605.21	河南	郑州	三甲	五级/五级乙等/—
68	河北医科大学第二医院	602.07	河北	石家庄	三甲	—/四级甲等/—
69	福建省立医院	598.77	福建	福州	三甲	五级/四级甲等/—
70	吉林大学第二医院	597.18	吉林	长春	三甲	—/五级乙等/—
71	广州市第一人民医院	595.91	广东	广州	三甲	—/四级甲等/—
72	浙江省人民医院	594.23	浙江	杭州	三甲	五级/五级乙等/三级
73	天津医科大学第二医院	591.87	天津	天津	三甲	
74	广西医科大学第一附属医院	587.12	广西	南宁	三甲	—/四级甲等/—
75	湖南省人民医院	581.21	湖南	长沙	三甲	—/四级甲等/—
76	新疆维吾尔自治区人民医院	572.76	新疆	乌鲁木齐	三甲	六级/四级甲等/—
77	上海市东方医院	570.61	上海	上海	三甲	五级/四级甲等/—
78	昆明医科大学第一附属医院	566.39	云南	昆明	三甲	五级/—/—
79	深圳市人民医院	560.18	广东	深圳	三甲	五级/五级乙等/—

名次	医院	得分	省（区、市）	城市	级别	信息化评级（EMR/互联互通/智慧服务）
80	天津市第一中心医院	558.95	天津	天津	三甲	
81	上海市第十人民医院	555.76	上海	上海	三甲	五级/四级甲等/—
82	大连医科大学附属第一医院	552.20	辽宁	大连	三甲	—/四级甲等/—
83	吉林大学中日联谊医院	549.67	吉林	长春	三甲	五级/五级乙等/—
84	厦门大学附属第一医院	540.06	福建	厦门	三甲	六级/五级乙等/—
85	大连医科大学附属第二医院	537.29	辽宁	大连	三甲	五级/五级乙等/—
86	兰州大学第二医院	532.52	甘肃	兰州	三甲	五级/五级乙等/—
87	宁夏医科大学总医院	530.34	宁夏	银川	三甲	—/四级甲等/—
88	复旦大学附属华东医院	528.83	上海	上海	三甲	—/四级甲等/—
89	烟台毓璜顶医院	526.40	山东	烟台	三甲	五级/五级乙等/—
90	广州医科大学附属第二医院	520.12	广东	广州	三甲	—/五级乙等/—
91	山西医科大学第一医院	514.65	山西	太原	三甲	—/五级乙等/—
92	兰州大学第一医院	512.90	甘肃	兰州	三甲	—/五级乙等/—
93	杭州市第一人民医院	511.16	浙江	杭州	三甲	六级/五级乙等/—
94	南昌大学第二附属医院	504.97	江西	南昌	三甲	五级/四级甲等/—
95	山东第一医科大学第一附属医院	498.48	山东	济南	三甲	五级/四级甲等/—
96	贵州医科大学附属医院	495.23	贵州	贵阳	三甲	
97	河北医科大学第三医院	489.92	河北	石家庄	三甲	—/四级甲等/—
98	厦门大学附属中山医院	485.46	福建	厦门	三甲	五级/五级乙等/三级
99	陕西省人民医院	481.56	陕西	西安	三甲	—/四级甲等/—
100	武汉市中心医院	479.79	湖北	武汉	三甲	五级/五级乙等/三级

五 2022年顶级综合医院专科排行榜

评价对象："顶级医院100强"上榜医院的18个专科，包含普通外科、骨科、泌尿外科、神经外科、心血管外科、胸外科、重症医学科、妇产科、心血管内科、呼吸内科、消化内科、神经内科、肾脏内科、内分泌科、肿瘤内科、儿科、急诊医学科、健康管理科。2022年顶级医院各专科30强见表5至表22。

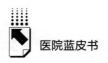

表5 2022年顶级医院普通外科30强

医院	省(区、市)	城市	级别
北京大学第一医院	北京	北京	三甲
北京大学人民医院	北京	北京	三甲
北京协和医院	北京	北京	三甲
复旦大学附属华山医院	上海	上海	三甲
复旦大学附属中山医院	上海	上海	三甲
哈尔滨医科大学附属第一医院	黑龙江	哈尔滨	三甲
华中科技大学同济医学院附属同济医院	湖北	武汉	三甲
华中科技大学同济医学院附属协和医院	湖北	武汉	三甲
吉林大学白求恩第一医院	吉林	长春	三甲
江苏省人民医院	江苏	南京	三甲
南方医科大学南方医院	广东	广州	三甲
南京鼓楼医院	江苏	南京	三甲
山东大学齐鲁医院	山东	济南	三甲
上海交通大学医学院附属仁济医院	上海	上海	三甲
上海交通大学医学院附属瑞金医院	上海	上海	三甲
上海交通大学医学院附属新华医院	上海	上海	三甲
首都医科大学附属北京友谊医院	北京	北京	三甲
四川大学华西医院	四川	成都	三甲
武汉大学中南医院	湖北	武汉	三甲
西安交通大学第一附属医院	陕西	西安	三甲
浙江大学医学院附属第一医院	浙江	杭州	三甲
浙江大学医学院附属第二医院	浙江	杭州	三甲
浙江大学医学院附属邵逸夫医院	浙江	杭州	三甲
郑州大学第一附属医院	河南	郑州	三甲
中国医科大学附属第一医院	辽宁	沈阳	三甲
中南大学湘雅二医院	湖南	长沙	三甲
中南大学湘雅医院	湖南	长沙	三甲
中山大学附属第三医院	广东	广州	三甲
中山大学附属第一医院	广东	广州	三甲
中山大学孙逸仙纪念医院	广东	广州	三甲

注：排名不分先后，按医院拼音首字母排序。

表6 2022年顶级医院骨科30强

医院	省（区、市）	城市	级别
北京大学第三医院	北京	北京	三甲
北京大学人民医院	北京	北京	三甲
北京积水潭医院	北京	北京	三甲
北京协和医院	北京	北京	三甲
复旦大学附属华山医院	上海	上海	三甲
复旦大学附属中山医院	上海	上海	三甲
河北医科大学第三医院	河北	石家庄	三甲
华中科技大学同济医学院附属同济医院	湖北	武汉	三甲
华中科技大学同济医学院附属协和医院	湖北	武汉	三甲
江苏省人民医院	江苏	南京	三甲
南方医科大学南方医院	广东	广州	三甲
南京鼓楼医院	江苏	南京	三甲
青岛大学附属医院	山东	青岛	三甲
山东第一医科大学附属省立医院	山东	济南	三甲
上海交通大学医学院附属第九人民医院	上海	上海	三甲
上海交通大学医学院附属瑞金医院	上海	上海	三甲
上海交通大学医学院附属新华医院	上海	上海	三甲
上海市第六人民医院	上海	上海	三甲
四川大学华西医院	四川	成都	三甲
苏州大学附属第一医院	江苏	苏州	三甲
西安交通大学第二附属医院	陕西	西安	三甲
浙江大学医学院附属第二医院	浙江	杭州	三甲
浙江大学医学院附属邵逸夫医院	浙江	杭州	三甲
郑州大学第一附属医院	河南	郑州	三甲
中国医科大学附属盛京医院	辽宁	沈阳	三甲
中南大学湘雅二医院	湖南	长沙	三甲
中南大学湘雅医院	湖南	长沙	三甲
中山大学附属第三医院	广东	广州	三甲
中山大学附属第一医院	广东	广州	三甲
中山大学孙逸仙纪念医院	广东	广州	三甲

注：排名不分先后，按医院拼音首字母排序。

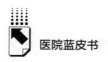
表7 2022年顶级医院泌尿外科30强

医院	省（区、市）	城市	级别
安徽医科大学第一附属医院	安徽	合肥	三甲
北京大学第三医院	北京	北京	三甲
北京大学第一医院	北京	北京	三甲
北京协和医院	北京	北京	三甲
北京医院	北京	北京	三甲
复旦大学附属华山医院	上海	上海	三甲
复旦大学附属中山医院	上海	上海	三甲
广州医科大学附属第一医院	广东	广州	三甲
华中科技大学同济医学院附属同济医院	湖北	武汉	三甲
华中科技大学同济医学院附属协和医院	湖北	武汉	三甲
吉林大学白求恩第一医院	吉林	长春	三甲
江苏省人民医院	江苏	南京	三甲
青岛大学附属医院	山东	青岛	三甲
上海交通大学医学院附属仁济医院	上海	上海	三甲
上海交通大学医学院附属瑞金医院	上海	上海	三甲
上海市第六人民医院	上海	上海	三甲
上海市第一人民医院	上海	上海	三甲
首都医科大学附属北京友谊医院	北京	北京	三甲
四川大学华西医院	四川	成都	三甲
天津医科大学第二医院	天津	天津	三甲
武汉大学中南医院	湖北	武汉	三甲
西安交通大学第一附属医院	陕西	西安	三甲
浙江大学医学院附属第一医院	浙江	杭州	三甲
郑州大学第一附属医院	河南	郑州	三甲
中国医科大学附属第一医院	辽宁	沈阳	三甲
中南大学湘雅二医院	湖南	长沙	三甲
中南大学湘雅医院	湖南	长沙	三甲
中山大学附属第三医院	广东	广州	三甲
中山大学附属第一医院	广东	广州	三甲
中山大学孙逸仙纪念医院	广东	广州	三甲

注：排名不分先后，按医院拼音首字母排序。

表 8　2022 年顶级医院神经外科 30 强

医院	省(区、市)	城市	级别
北京协和医院	北京	北京	三甲
重庆医科大学附属第一医院	重庆	重庆	三甲
福建医科大学附属第一医院	福建	福州	三甲
复旦大学附属华山医院	上海	上海	三甲
哈尔滨医科大学附属第二医院	黑龙江	哈尔滨	三甲
哈尔滨医科大学附属第一医院	黑龙江	哈尔滨	三甲
华中科技大学同济医学院附属同济医院	湖北	武汉	三甲
华中科技大学同济医学院附属协和医院	湖北	武汉	三甲
吉林大学白求恩第一医院	吉林	长春	三甲
江苏省人民医院	江苏	南京	三甲
南方医科大学南方医院	广东	广州	三甲
南方医科大学珠江医院	广东	广州	三甲
青岛大学附属医院	山东	青岛	三甲
山东大学齐鲁医院	山东	济南	三甲
上海交通大学医学院附属仁济医院	上海	上海	三甲
上海交通大学医学院附属瑞金医院	上海	上海	三甲
首都医科大学附属北京天坛医院	北京	北京	三甲
首都医科大学宣武医院	北京	北京	三甲
四川大学华西医院	四川	成都	三甲
苏州大学附属第一医院	江苏	苏州	三甲
天津医科大学总医院	天津	天津	三甲
温州医科大学附属第一医院	浙江	温州	三甲
浙江大学医学院附属第二医院	浙江	杭州	三甲
郑州大学第一附属医院	河南	郑州	三甲
中国医科大学附属第一医院	辽宁	沈阳	三甲
中国医科大学附属盛京医院	辽宁	沈阳	三甲
中南大学湘雅三医院	湖南	长沙	三甲
中南大学湘雅医院	湖南	长沙	三甲
中日友好医院	北京	北京	三甲
中山大学附属第一医院	广东	广州	三甲

注：排名不分先后，按医院拼音首字母排序。

表 9　2022 年顶级医院心血管外科 30 强

医院	省(区、市)	城市	级别
北京大学人民医院	北京	北京	三甲
福建医科大学附属协和医院	福建	福州	三甲
复旦大学附属中山医院	上海	上海	三甲
广东省人民医院	广东	广州	三甲
哈尔滨医科大学附属第二医院	黑龙江	哈尔滨	三甲
哈尔滨医科大学附属第一医院	黑龙江	哈尔滨	三甲
河北医科大学第二医院	河北	石家庄	三甲
河南省人民医院	河南	郑州	三甲
华中科技大学同济医学院附属同济医院	湖北	武汉	三甲
华中科技大学同济医学院附属协和医院	湖北	武汉	三甲
江苏省人民医院	江苏	南京	三甲
南昌大学第一附属医院	江西	南昌	三甲
南京鼓楼医院	江苏	南京	三甲
山东大学齐鲁医院	山东	济南	三甲
山东第一医科大学附属省立医院	山东	济南	三甲
上海交通大学医学院附属仁济医院	上海	上海	三甲
上海交通大学医学院附属瑞金医院	上海	上海	三甲
上海市东方医院	上海	上海	三甲
首都医科大学附属北京安贞医院	北京	北京	三甲
四川大学华西医院	四川	成都	三甲
苏州大学附属第一医院	江苏	苏州	三甲
西安交通大学第一附属医院	陕西	西安	三甲
浙江大学医学院附属第一医院	浙江	杭州	三甲
浙江大学医学院附属第二医院	浙江	杭州	三甲
郑州大学第一附属医院	河南	郑州	三甲
中国医科大学附属第一医院	辽宁	沈阳	三甲
中南大学湘雅二医院	湖南	长沙	三甲
中南大学湘雅医院	湖南	长沙	三甲
中日友好医院	北京	北京	三甲
中山大学附属第一医院	广东	广州	三甲

注：排名不分先后，按医院拼音首字母排序。

表 10　2022 年顶级医院胸外科 30 强

医院	省（区、市）	城市	级别
北京朝阳医院	北京	北京	三甲
北京大学人民医院	北京	北京	三甲
北京协和医院	北京	北京	三甲
重庆医科大学附属第一医院	重庆	重庆	三甲
福建医科大学附属协和医院	福建	福州	三甲
复旦大学附属中山医院	上海	上海	三甲
广东省人民医院	广东	广州	三甲
广州医科大学附属第一医院	广东	广州	三甲
华中科技大学同济医学院附属同济医院	湖北	武汉	三甲
华中科技大学同济医学院附属协和医院	湖北	武汉	三甲
吉林大学白求恩第一医院	吉林	长春	三甲
江苏省人民医院	江苏	南京	三甲
南昌大学第一附属医院	江西	南昌	三甲
南方医科大学南方医院	广东	广州	三甲
青岛大学附属医院	山东	青岛	三甲
山东第一医科大学附属省立医院	山东	济南	三甲
上海交通大学医学院附属瑞金医院	上海	上海	三甲
首都医科大学宣武医院	北京	北京	三甲
四川大学华西医院	四川	成都	三甲
苏州大学附属第一医院	江苏	苏州	三甲
天津医科大学总医院	天津	天津	三甲
武汉大学人民医院	湖北	武汉	三甲
西安交通大学第一附属医院	陕西	西安	三甲
浙江大学医学院附属第一医院	浙江	杭州	三甲
郑州大学第一附属医院	河南	郑州	三甲
中国医科大学附属第一医院	辽宁	沈阳	三甲
中国医科大学附属盛京医院	辽宁	沈阳	三甲
中南大学湘雅二医院	湖南	长沙	三甲
中南大学湘雅医院	湖南	长沙	三甲
中日友好医院	北京	北京	三甲

注：排名不分先后，按医院拼音首字母排序。

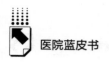

表 11 2022 年顶级医院重症医学科 30 强

医院	省（区、市）	城市	级别
北京朝阳医院	北京	北京	三甲
北京大学第一医院	北京	北京	三甲
北京大学人民医院	北京	北京	三甲
北京协和医院	北京	北京	三甲
重庆医科大学附属第一医院	重庆	重庆	三甲
东南大学附属中大医院	江苏	南京	三甲
复旦大学附属中山医院	上海	上海	三甲
广东省人民医院	广东	广州	三甲
广州医科大学附属第一医院	广东	广州	三甲
哈尔滨医科大学附属第一医院	黑龙江	哈尔滨	三甲
华中科技大学同济医学院附属同济医院	湖北	武汉	三甲
华中科技大学同济医学院附属协和医院	湖北	武汉	三甲
吉林大学白求恩第一医院	吉林	长春	三甲
山东大学齐鲁医院	山东	济南	三甲
山东第一医科大学附属省立医院	山东	济南	三甲
上海交通大学医学院附属仁济医院	上海	上海	三甲
上海交通大学医学院附属瑞金医院	上海	上海	三甲
首都医科大学附属北京安贞医院	北京	北京	三甲
首都医科大学附属北京天坛医院	北京	北京	三甲
首都医科大学宣武医院	北京	北京	三甲
四川大学华西医院	四川	成都	三甲
武汉大学中南医院	湖北	武汉	三甲
浙江大学医学院附属第一医院	浙江	杭州	三甲
浙江大学医学院附属第二医院	浙江	杭州	三甲
浙江大学医学院附属邵逸夫医院	浙江	杭州	三甲
郑州大学第一附属医院	河南	郑州	三甲
中国医科大学附属第一医院	辽宁	沈阳	三甲
中南大学湘雅医院	湖南	长沙	三甲
中日友好医院	北京	北京	三甲
中山大学附属第一医院	广东	广州	三甲

注：排名不分先后，按医院拼音首字母排序。

表 12　2022 年顶级医院妇产科 30 强

医院	省（区、市）	城市	级别
安徽医科大学第一附属医院	安徽	合肥	三甲
北京大学第三医院	北京	北京	三甲
北京大学第一医院	北京	北京	三甲
北京大学人民医院	北京	北京	三甲
北京协和医院	北京	北京	三甲
重庆医科大学附属第一医院	重庆	重庆	三甲
华中科技大学同济医学院附属同济医院	湖北	武汉	三甲
华中科技大学同济医学院附属协和医院	湖北	武汉	三甲
吉林大学第二医院	吉林	长春	三甲
江苏省人民医院	江苏	南京	三甲
南方医科大学南方医院	广东	广州	三甲
南京鼓楼医院	江苏	南京	三甲
青岛大学附属医院	山东	青岛	三甲
山东大学齐鲁医院	山东	济南	三甲
山东第一医科大学附属省立医院	山东	济南	三甲
上海交通大学医学院附属第九人民医院	上海	上海	三甲
上海交通大学医学院附属仁济医院	上海	上海	三甲
上海交通大学医学院附属新华医院	上海	上海	三甲
上海市第一人民医院	上海	上海	三甲
四川大学华西医院	四川	成都	三甲
天津医科大学总医院	天津	天津	三甲
武汉大学人民医院	湖北	武汉	三甲
武汉大学中南医院	湖北	武汉	三甲
西安交通大学第一附属医院	陕西	西安	三甲
郑州大学第一附属医院	河南	郑州	三甲
中国医科大学附属第一医院	辽宁	沈阳	三甲
中国医科大学附属盛京医院	辽宁	沈阳	三甲
中南大学湘雅医院	湖南	长沙	三甲
中山大学附属第一医院	广东	广州	三甲
中山大学孙逸仙纪念医院	广东	广州	三甲

注：排名不分先后，按医院拼音首字母排序。

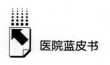
表 13   2022 年顶级医院心血管内科 30 强

医院	省（区、市）	城市	级别
北京朝阳医院	北京	北京	三甲
北京大学第三医院	北京	北京	三甲
北京大学第一医院	北京	北京	三甲
北京大学人民医院	北京	北京	三甲
北京协和医院	北京	北京	三甲
复旦大学附属中山医院	上海	上海	三甲
广东省人民医院	广东	广州	三甲
哈尔滨医科大学附属第二医院	黑龙江	哈尔滨	三甲
华中科技大学同济医学院附属同济医院	湖北	武汉	三甲
华中科技大学同济医学院附属协和医院	湖北	武汉	三甲
吉林大学白求恩第一医院	吉林	长春	三甲
江苏省人民医院	江苏	南京	三甲
南方医科大学南方医院	广东	广州	三甲
山东大学齐鲁医院	山东	济南	三甲
山东第一医科大学附属省立医院	山东	济南	三甲
上海交通大学医学院附属瑞金医院	上海	上海	三甲
上海市东方医院	上海	上海	三甲
首都医科大学附属北京安贞医院	北京	北京	三甲
四川大学华西医院	四川	成都	三甲
苏州大学附属第一医院	江苏	苏州	三甲
武汉大学人民医院	湖北	武汉	三甲
西安交通大学第一附属医院	陕西	西安	三甲
浙江大学医学院附属第一医院	浙江	杭州	三甲
浙江大学医学院附属第二医院	浙江	杭州	三甲
郑州大学第一附属医院	河南	郑州	三甲
中国医科大学附属第一医院	辽宁	沈阳	三甲
中南大学湘雅二医院	湖南	长沙	三甲
中南大学湘雅三医院	湖南	长沙	三甲
中南大学湘雅医院	湖南	长沙	三甲
中山大学附属第一医院	广东	广州	三甲

注：排名不分先后，按医院拼音首字母排序。

表 14 2022 年顶级医院呼吸内科 30 强

医院	省(区、市)	城市	级别
北京朝阳医院	北京	北京	三甲
北京大学第三医院	北京	北京	三甲
北京大学第一医院	北京	北京	三甲
北京大学人民医院	北京	北京	三甲
北京协和医院	北京	北京	三甲
北京医院	北京	北京	三甲
重庆医科大学附属第一医院	重庆	重庆	三甲
东南大学附属中大医院	江苏	南京	三甲
复旦大学附属华山医院	上海	上海	三甲
复旦大学附属中山医院	上海	上海	三甲
广东省人民医院	广东	广州	三甲
广州医科大学附属第一医院	广东	广州	三甲
华中科技大学同济医学院附属同济医院	湖北	武汉	三甲
华中科技大学同济医学院附属协和医院	湖北	武汉	三甲
江苏省人民医院	江苏	南京	三甲
南方医科大学南方医院	广东	广州	三甲
上海交通大学医学院附属瑞金医院	上海	上海	三甲
上海市第一人民医院	上海	上海	三甲
四川大学华西医院	四川	成都	三甲
天津医科大学总医院	天津	天津	三甲
武汉大学人民医院	湖北	武汉	三甲
武汉大学中南医院	湖北	武汉	三甲
浙江大学医学院附属第一医院	浙江	杭州	三甲
浙江大学医学院附属第二医院	浙江	杭州	三甲
郑州大学第一附属医院	河南	郑州	三甲
中国医科大学附属第一医院	辽宁	沈阳	三甲
中国医科大学附属盛京医院	辽宁	沈阳	三甲
中南大学湘雅医院	湖南	长沙	三甲
中日友好医院	北京	北京	三甲
中山大学附属第一医院	广东	广州	三甲

注：排名不分先后，按医院拼音首字母排序。

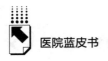

表 15 2022 年顶级医院消化内科 30 强

医院	省(区、市)	城市	级别
北京大学第三医院	北京	北京	三甲
北京大学第一医院	北京	北京	三甲
北京大学人民医院	北京	北京	三甲
北京协和医院	北京	北京	三甲
复旦大学附属华山医院	上海	上海	三甲
复旦大学附属中山医院	上海	上海	三甲
华中科技大学同济医学院附属同济医院	湖北	武汉	三甲
华中科技大学同济医学院附属协和医院	湖北	武汉	三甲
江苏省人民医院	江苏	南京	三甲
南昌大学第一附属医院	江西	南昌	三甲
南方医科大学南方医院	广东	广州	三甲
南京鼓楼医院	江苏	南京	三甲
山东大学齐鲁医院	山东	济南	三甲
上海交通大学医学院附属仁济医院	上海	上海	三甲
上海交通大学医学院附属瑞金医院	上海	上海	三甲
上海交通大学医学院附属新华医院	上海	上海	三甲
首都医科大学附属北京友谊医院	北京	北京	三甲
四川大学华西医院	四川	成都	三甲
天津医科大学总医院	天津	天津	三甲
温州医科大学附属第一医院	浙江	温州	三甲
武汉大学人民医院	湖北	武汉	三甲
西安交通大学第二附属医院	陕西	西安	三甲
西安交通大学第一附属医院	陕西	西安	三甲
浙江大学医学院附属第一医院	浙江	杭州	三甲
浙江大学医学院附属第二医院	浙江	杭州	三甲
郑州大学第一附属医院	河南	郑州	三甲
中国医科大学附属盛京医院	辽宁	沈阳	三甲
中山大学附属第三医院	广东	广州	三甲
中山大学附属第一医院	广东	广州	三甲
中山大学孙逸仙纪念医院	广东	广州	三甲

注：排名不分先后，按医院拼音首字母排序。

表16　2022年顶级医院神经内科30强

医院	省(区、市)	城市	级别
北京大学第三医院	北京	北京	三甲
北京大学第一医院	北京	北京	三甲
北京协和医院	北京	北京	三甲
北京医院	北京	北京	三甲
重庆医科大学附属第一医院	重庆	重庆	三甲
福建医科大学附属第一医院	福建	福州	三甲
复旦大学附属华山医院	上海	上海	三甲
复旦大学附属中山医院	上海	上海	三甲
河北医科大学第二医院	河北	石家庄	三甲
华中科技大学同济医学院附属同济医院	湖北	武汉	三甲
华中科技大学同济医学院附属协和医院	湖北	武汉	三甲
吉林大学白求恩第一医院	吉林	长春	三甲
江苏省人民医院	江苏	南京	三甲
南京鼓楼医院	江苏	南京	三甲
山东大学齐鲁医院	山东	济南	三甲
上海交通大学医学院附属瑞金医院	上海	上海	三甲
首都医科大学附属北京天坛医院	北京	北京	三甲
首都医科大学宣武医院	北京	北京	三甲
四川大学华西医院	四川	成都	三甲
天津医科大学总医院	天津	天津	三甲
武汉大学人民医院	湖北	武汉	三甲
浙江大学医学院附属第一医院	浙江	杭州	三甲
浙江大学医学院附属第二医院	浙江	杭州	三甲
郑州大学第一附属医院	河南	郑州	三甲
中国医科大学附属第一医院	辽宁	沈阳	三甲
中国医科大学附属盛京医院	辽宁	沈阳	三甲
中南大学湘雅二医院	湖南	长沙	三甲
中南大学湘雅医院	湖南	长沙	三甲
中山大学附属第三医院	广东	广州	三甲
中山大学附属第一医院	广东	广州	三甲

注：排名不分先后，按医院拼音首字母排序。

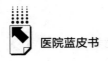

表 17 2022 年顶级医院肾脏内科 30 强

医院	省（区、市）	城市	级别
北京大学第三医院	北京	北京	三甲
北京大学第一医院	北京	北京	三甲
北京协和医院	北京	北京	三甲
大连医科大学附属第一医院	辽宁	大连	三甲
东南大学附属中大医院	江苏	南京	三甲
复旦大学附属华山医院	上海	上海	三甲
复旦大学附属中山医院	上海	上海	三甲
广东省人民医院	广东	广州	三甲
华中科技大学同济医学院附属同济医院	湖北	武汉	三甲
华中科技大学同济医学院附属协和医院	湖北	武汉	三甲
吉林大学白求恩第一医院	吉林	长春	三甲
江苏省人民医院	江苏	南京	三甲
南方医科大学南方医院	广东	广州	三甲
山东大学齐鲁医院	山东	济南	三甲
山东第一医科大学附属省立医院	山东	济南	三甲
上海交通大学医学院附属第九人民医院	上海	上海	三甲
上海交通大学医学院附属仁济医院	上海	上海	三甲
上海交通大学医学院附属瑞金医院	上海	上海	三甲
上海市第六人民医院	上海	上海	三甲
上海市第一人民医院	上海	上海	三甲
四川大学华西医院	四川	成都	三甲
四川省人民医院	四川	成都	三甲
武汉大学人民医院	湖北	武汉	三甲
浙江大学医学院附属第一医院	浙江	杭州	三甲
郑州大学第一附属医院	河南	郑州	三甲
中国医科大学附属第一医院	辽宁	沈阳	三甲
中南大学湘雅二医院	湖南	长沙	三甲
中南大学湘雅医院	湖南	长沙	三甲
中日友好医院	北京	北京	三甲
中山大学附属第一医院	广东	广州	三甲

注：排名不分先后，按医院拼音首字母排序。

表 18 2022 年顶级医院内分泌科 30 强

医院	省（区、市）	城市	级别
北京大学第三医院	北京	北京	三甲
北京大学第一医院	北京	北京	三甲
北京大学人民医院	北京	北京	三甲
北京协和医院	北京	北京	三甲
北京医院	北京	北京	三甲
重庆医科大学附属第一医院	重庆	重庆	三甲
东南大学附属中大医院	江苏	南京	三甲
复旦大学附属华山医院	上海	上海	三甲
复旦大学附属中山医院	上海	上海	三甲
华中科技大学同济医学院附属同济医院	湖北	武汉	三甲
华中科技大学同济医学院附属协和医院	湖北	武汉	三甲
江苏省人民医院	江苏	南京	三甲
南京鼓楼医院	江苏	南京	三甲
青岛大学附属医院	山东	青岛	三甲
山东大学齐鲁医院	山东	济南	三甲
山东第一医科大学附属省立医院	山东	济南	三甲
上海交通大学医学院附属瑞金医院	上海	上海	三甲
上海市第六人民医院	上海	上海	三甲
上海市第十人民医院	上海	上海	三甲
上海市第一人民医院	上海	上海	三甲
四川大学华西医院	四川	成都	三甲
天津医科大学总医院	天津	天津	三甲
武汉大学人民医院	湖北	武汉	三甲
郑州大学第一附属医院	河南	郑州	三甲
中国医科大学附属第一医院	辽宁	沈阳	三甲
中南大学湘雅二医院	湖南	长沙	三甲
中南大学湘雅医院	湖南	长沙	三甲
中日友好医院	北京	北京	三甲
中山大学附属第一医院	广东	广州	三甲
中山大学孙逸仙纪念医院	广东	广州	三甲

注：排名不分先后，按医院拼音首字母排序。

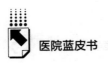

表19　2022年顶级医院肿瘤内科30强

医院	省(区、市)	城市	级别
北京大学第三医院	北京	北京	三甲
北京大学第一医院	北京	北京	三甲
北京大学人民医院	北京	北京	三甲
北京协和医院	北京	北京	三甲
重庆医科大学附属第一医院	重庆	重庆	三甲
复旦大学附属华山医院	上海	上海	三甲
复旦大学附属中山医院	上海	上海	三甲
广东省人民医院	广东	广州	三甲
华中科技大学同济医学院附属同济医院	湖北	武汉	三甲
华中科技大学同济医学院附属协和医院	湖北	武汉	三甲
江苏省人民医院	江苏	南京	三甲
南方医科大学南方医院	广东	广州	三甲
南京鼓楼医院	江苏	南京	三甲
山东大学齐鲁医院	山东	济南	三甲
上海交通大学医学院附属第九人民医院	上海	上海	三甲
上海交通大学医学院附属仁济医院	上海	上海	三甲
上海交通大学医学院附属瑞金医院	上海	上海	三甲
首都医科大学附属北京天坛医院	北京	北京	三甲
四川大学华西医院	四川	成都	三甲
苏州大学附属第一医院	江苏	苏州	三甲
武汉大学中南医院	湖北	武汉	三甲
西安交通大学第一附属医院	陕西	西安	三甲
浙江大学医学院附属第一医院	浙江	杭州	三甲
浙江大学医学院附属第二医院	浙江	杭州	三甲
郑州大学第一附属医院	河南	郑州	三甲
中国医科大学附属第一医院	辽宁	沈阳	三甲
中国医科大学附属盛京医院	辽宁	沈阳	三甲
中南大学湘雅医院	湖南	长沙	三甲
中山大学附属第一医院	广东	广州	三甲
中山大学孙逸仙纪念医院	广东	广州	三甲

注：排名不分先后，按医院拼音首字母排序。

表 20　2022 年顶级医院儿科 30 强

医院	省(区、市)	城市	级别
北京大学第一医院	北京	北京	三甲
北京协和医院	北京	北京	三甲
广东省人民医院	广东	广州	三甲
广西医科大学第一附属医院	广西	南宁	三甲
河北医科大学第二医院	河北	石家庄	三甲
华中科技大学同济医学院附属同济医院	湖北	武汉	三甲
华中科技大学同济医学院附属协和医院	湖北	武汉	三甲
吉林大学白求恩第一医院	吉林	长春	三甲
江苏省人民医院	江苏	南京	三甲
兰州大学第二医院	甘肃	兰州	三甲
青岛大学附属医院	山东	青岛	三甲
山东大学齐鲁医院	山东	济南	三甲
山东第一医科大学附属省立医院	山东	济南	三甲
上海交通大学医学院附属第九人民医院	上海	上海	三甲
上海交通大学医学院附属仁济医院	上海	上海	三甲
上海交通大学医学院附属瑞金医院	上海	上海	三甲
上海交通大学医学院附属新华医院	上海	上海	三甲
首都医科大学附属北京同仁医院	北京	北京	三甲
首都医科大学附属北京友谊医院	北京	北京	三甲
四川大学华西医院	四川	成都	三甲
西安交通大学第二附属医院	陕西	西安	三甲
新疆维吾尔自治区人民医院	新疆	乌鲁木齐	三甲
浙江大学医学院附属第一医院	浙江	杭州	三甲
郑州大学第一附属医院	河南	郑州	三甲
中国医科大学附属盛京医院	辽宁	沈阳	三甲
中南大学湘雅二医院	湖南	长沙	三甲
中南大学湘雅三医院	湖南	长沙	三甲
中南大学湘雅医院	湖南	长沙	三甲
中山大学附属第一医院	广东	广州	三甲
中山大学孙逸仙纪念医院	广东	广州	三甲

注：排名不分先后，按医院拼音首字母排序。

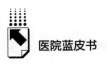

表 21　2022 年顶级医院急诊医学科 30 强

医院	省(区、市)	城市	级别
北京朝阳医院	北京	北京	三甲
北京协和医院	北京	北京	三甲
复旦大学附属华山医院	上海	上海	三甲
复旦大学附属中山医院	上海	上海	三甲
广东省人民医院	广东	广州	三甲
河南省人民医院	河南	郑州	三甲
华中科技大学同济医学院附属同济医院	湖北	武汉	三甲
华中科技大学同济医学院附属协和医院	湖北	武汉	三甲
吉林大学白求恩第一医院	吉林	长春	三甲
江苏省人民医院	江苏	南京	三甲
山东大学齐鲁医院	山东	济南	三甲
上海交通大学医学院附属瑞金医院	上海	上海	三甲
上海交通大学医学院附属新华医院	上海	上海	三甲
上海市第六人民医院	上海	上海	三甲
首都医科大学附属北京安贞医院	北京	北京	三甲
四川大学华西医院	四川	成都	三甲
四川省人民医院	四川	成都	三甲
天津医科大学总医院	天津	天津	三甲
温州医科大学附属第一医院	浙江	温州	三甲
浙江大学医学院附属第一医院	浙江	杭州	三甲
浙江大学医学院附属第二医院	浙江	杭州	三甲
浙江大学医学院附属邵逸夫医院	浙江	杭州	三甲
郑州大学第一附属医院	河南	郑州	三甲
中国医科大学附属第一医院	辽宁	沈阳	三甲
中国医科大学附属盛京医院	辽宁	沈阳	三甲
中南大学湘雅二医院	湖南	长沙	三甲
中南大学湘雅医院	湖南	长沙	三甲
中日友好医院	北京	北京	三甲
中山大学附属第一医院	广东	广州	三甲
中山大学孙逸仙纪念医院	广东	广州	三甲

注：排名不分先后，按医院拼音首字母排序。

表 22　2022 年顶级医院健康管理科 30 强

医院	省(区、市)	城市	级别
北京大学第三医院	北京	北京	三甲
北京协和医院	北京	北京	三甲
北京医院	北京	北京	三甲
重庆医科大学附属第一医院	重庆	重庆	三甲
大连医科大学附属第二医院	辽宁	大连	三甲
复旦大学附属中山医院	上海	上海	三甲
哈尔滨医科大学附属第一医院	黑龙江	哈尔滨	三甲
华中科技大学同济医学院附属同济医院	湖北	武汉	三甲
吉林大学中日联谊医院	吉林	长春	三甲
江苏省人民医院	江苏	南京	三甲
南方医科大学南方医院	广东	广州	三甲
青岛大学附属医院	山东	青岛	三甲
山东大学齐鲁医院	山东	济南	三甲
上海交通大学医学院附属仁济医院	上海	上海	三甲
上海交通大学医学院附属瑞金医院	上海	上海	三甲
深圳市人民医院	广东	深圳	三甲
首都医科大学附属北京同仁医院	北京	北京	三甲
首都医科大学宣武医院	北京	北京	三甲
四川大学华西医院	四川	成都	三甲
四川省人民医院	四川	成都	三甲
天津医科大学总医院	天津	天津	三甲
武汉大学人民医院	湖北	武汉	三甲
西安交通大学第一附属医院	陕西	西安	三甲
厦门大学附属第一医院	福建	厦门	三甲
新疆医科大学第一附属医院	新疆	乌鲁木齐	三甲
浙江大学医学院附属第二医院	浙江	杭州	三甲
浙江大学医学院附属邵逸夫医院	浙江	杭州	三甲
中国科学技术大学附属第一医院(安徽省立医院)	安徽	合肥	三甲
中南大学湘雅三医院	湖南	长沙	三甲
中南大学湘雅医院	湖南	长沙	三甲

注：排名不分先后，按医院拼音首字母排序。

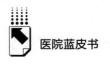

六　2022年省单医院100强

评价对象：潜在上榜顶级医院100强的位于省会（首府）城市、计划单列市和直辖市的综合医院，包含医学院附属综合医院，不含中医医院、专科医院和部队医院。2022年省单医院100强见表23。

表23　2022年省单医院100强

名次	医院	得分	省（区、市）	城市	级别	信息化评级（EMR/互联互通/智慧服务）
1	北京清华长庚医院	883.90	北京	北京	三级	六级/—/—
2	山东大学第二医院	878.35	山东	济南	三甲	—/四级甲等/—
3	郑州市中心医院	823.55	河南	郑州	三甲	五级/四级甲等/—
4	重庆大学附属三峡医院	816.21	重庆	重庆	三甲	—/四级甲等/—
5	云南省第一人民医院	811.03	云南	昆明	三甲	—/四级甲等/—
6	山西医科大学第二医院	775.24	山西	太原	三甲	—/四级甲等/—
7	上海市同济医院	753.85	上海	上海	三甲	—/四级乙等/—
8	内蒙古医科大学附属医院	739.94	内蒙古	呼和浩特	三甲	—/四级甲等/—
9	贵州省人民医院	729.51	贵州	贵阳	三甲	—/四级甲等/—
10	广西壮族自治区人民医院	722.61	广西	南宁	三甲	五级/四级甲等/—
11	山西省人民医院	699.22	山西	太原	三甲	—/四级甲等/—
12	甘肃省人民医院	692.94	甘肃	兰州	三甲	
13	河北省人民医院	686.57	河北	石家庄	三甲	六级/四级甲等/—
14	南京市第一医院	682.86	江苏	南京	三甲	五级/四级甲等/—
15	海南省人民医院	679.09	海南	海口	三甲	—/四级甲等/—
16	深圳市第二人民医院	671.75	广东	深圳	三甲	六级/五级乙等/—
17	南京医科大学第二附属医院	668.34	江苏	南京	三甲	
18	成都市第三人民医院	663.42	四川	成都	三甲	—/四级甲等/—
19	昆明医科大学第二附属医院	647.67	云南	昆明	三甲	—/五级乙等/—
20	宁夏回族自治区人民医院	639.43	宁夏	银川	三甲	五级/五级乙等/—
21	哈尔滨医科大学附属第四医院	631.40	黑龙江	哈尔滨	三甲	
22	内蒙古自治区人民医院	630.02	内蒙古	呼和浩特	三甲	五级/四级甲等/—

续表

名次	医院	得分	省(区、市)	城市	级别	信息化评级(EMR/互联互通/智慧服务)
23	青海大学附属医院	627.66	青海	西宁	三甲	
24	江西省人民医院	620.96	江西	南昌	三甲	五级/四级甲等/—
25	青海省人民医院	613.24	青海	西宁	三甲	
26	济南市中心医院	606.56	山东	济南	三甲	五级/四级甲等/—
27	首都医科大学附属北京世纪坛医院	597.80	北京	北京	三甲	五级/五级乙等/—
28	郑州大学第二附属医院	590.87	河南	郑州	三甲	
29	北京大学深圳医院	589.58	广东	深圳	三甲	六级/五级乙等/—
30	暨南大学附属第一医院	584.11	广东	广州	三甲	—/四级甲等/—
31	青岛市市立医院	581.73	山东	青岛	三甲	五级/四级甲等/—
32	浙江医院	579.38	浙江	杭州	三甲	六级/四级甲等/三级
33	吉林省人民医院	577.98	吉林	长春	三甲	
34	海南医学院第一附属医院	566.78	海南	海口	三甲	—/四级甲等/—
35	天津市人民医院	565.30	天津	天津	三甲	
36	河北医科大学第一医院	564.15	河北	石家庄	三甲	—/四级乙等/—
37	中山大学附属第六医院	559.51	广东	广州	三甲	
38	安徽医科大学第二附属医院	556.09	安徽	合肥	三甲	—/四级甲等/—
39	郑州人民医院	554.63	河南	郑州	三甲	五级/四级甲等/三级
40	山西白求恩医院	551.89	山西	太原	三甲	—/四级甲等/—
41	天津市天津医院	549.90	天津	天津	三甲	
42	黑龙江省医院	544.96	黑龙江	哈尔滨	三甲	
43	重庆市人民医院	541.12	重庆	重庆	三甲	
44	云南大学附属医院	537.73	云南	昆明	三甲	
45	海口市人民医院	536.25	海南	海口	三甲	
46	石家庄市人民医院	533.88	河北	石家庄	三甲	—/四级甲等/—
47	宁波市第二医院	520.36	浙江	宁波	三甲	—/四级甲等/—
48	成都市第二人民医院	519.26	四川	成都	三甲	—/四级甲等/—
49	长沙市中心医院	509.13	湖南	长沙	三甲	
50	合肥市第一人民医院	507.94	安徽	合肥	三甲	
51	辽宁省人民医院	480.23	辽宁	沈阳	三甲	五级/四级甲等/—

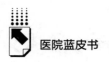

续表

名次	医院	得分	省(区、市)	城市	级别	信息化评级(EMR/互联互通/智慧服务)
52	大连大学附属中山医院	478.44	辽宁	大连	三甲	五级/四级甲等/三级
53	宁波市医疗中心李惠利医院	477.62	浙江	宁波	三甲	—/四级甲等/—
54	武汉市第三医院	471.37	湖北	武汉	三甲	—/四级甲等/—
55	成都市第五人民医院	468.13	四川	成都	三甲	—/四级甲等/—
56	西安市红会医院	465.90	陕西	西安	三甲	—/三级/—
57	宁波市第一医院	465.01	浙江	宁波	三甲	—/五级乙等/—
58	大连市中心医院	463.52	辽宁	大连	三甲	—/四级甲等/—
59	深圳市第三人民医院	462.55	广东	深圳	三甲	六级/五级乙等/—
60	中国医科大学附属第四医院	460.70	辽宁	沈阳	三甲	—/四级甲等/—
61	清华大学第一附属医院	459.28	北京	北京	三级	
62	广东省第二人民医院	458.01	广东	广州	三甲	五级/五级乙等/—
63	沈阳医学院附属中心医院	453.29	辽宁	沈阳	三甲	
64	昆明市第一人民医院	449.83	云南	昆明	三甲	
65	香港大学深圳医院	446.29	广东	深圳	三甲	—/五级乙等/—
66	首都医科大学附属北京潞河医院	445.20	北京	北京	三级	
67	上海市同仁医院	442.62	上海	上海	三乙	—/四级甲等/—
68	天津市第三中心医院	440.98	天津	天津	三甲	—/四级甲等/—
69	西安市中心医院	439.02	陕西	西安	三甲	
70	海南医学院第二附属医院	436.88	海南	海口	三甲	
71	广西医科大学第二附属医院	435.48	广西	南宁	三甲	
72	华中科技大学协和深圳医院(南山医院)	433.83	广东	深圳	三甲	五级/四级甲等/—
73	广州医科大学附属第三医院	432.77	广东	广州	三甲	—/四级甲等/—
74	合肥市第二人民医院	431.17	安徽	合肥	三甲	
75	航天中心医院	430.48	北京	北京	三级	—/四级甲等/—
76	西安市第四医院	429.82	陕西	西安	三甲	
77	福州市第二医院	428.60	福建	福州	三甲	
78	南宁市第一人民医院	427.58	广西	南宁	三甲	—/四级甲等/—
79	沈阳市第四人民医院	425.93	辽宁	沈阳	三甲	五级/四级甲等/—
80	南京市江宁医院	424.88	江苏	南京	三甲	—/四级甲等/—

续表

名次	医院	得分	省（区、市）	城市	级别	信息化评级（EMR/互联互通/智慧服务）
81	福州市第一医院	422.31	福建	福州	三甲	
82	太原市中心医院	420.15	山西	太原	三甲	
83	南宁市第二人民医院	419.41	广西	南宁	三甲	—/四级甲等/—
84	安徽省第二人民医院	418.06	安徽	合肥	三甲	
85	广州市番禺区中心医院	416.49	广东	广州	三甲	—/四级甲等/—
86	复旦大学附属中山医院厦门医院	415.40	福建	厦门	三级	—/四级甲等/—
87	厦门市第五医院	415.26	福建	厦门	三乙	五级/四级甲等/—
88	厦门医学院附属第二医院	414.49	福建	厦门	三甲	五级/四级甲等/—
89	广州市红十字会医院	413.09	广东	广州	三甲	—/四级甲等/—
90	郑州大学第五附属医院	411.69	河南	郑州	三甲	—/四级甲等/—
91	昆明市延安医院	410.09	云南	昆明	三甲	
92	青岛市中心医院	409.80	山东	青岛	三甲	
93	厦门大学附属翔安医院	402.46	福建	厦门	三级	—/四级甲等/—
94	广州市第八人民医院	399.47	广东	广州	三级	—/四级甲等/—
95	中山大学附属第八医院	398.53	广东	深圳	三甲	
96	山东省立第三医院	398.15	山东	济南	三甲	—/四级甲等/—
97	南方医科大学深圳医院	396.13	广东	深圳	三甲	—/四级甲等/—
98	上海市第四人民医院	392.88	上海	上海	三甲	
99	南方医科大学第三附属医院	390.44	广东	广州	三甲	—/四级甲等/—
100	中山大学附属第七医院	385.49	广东	深圳	三甲	—/四级甲等/—

七　2022年省单综合医院专科排行榜

评价对象："省单医院100强"上榜医院的17个专科，包括普通外科、骨科、泌尿外科、神经外科、心胸外科、重症医学科、妇产、心血管内科、呼吸内科、消化内科、神经内科、肾脏内科、内分泌科、肿瘤内科、儿科、急诊医学科、健康管理科。2022年省单医院各专科30强见表24至表40。

表 24　2022 年省单医院普通外科排名 30 强

医院	省(区、市)	城市	级别
北京清华长庚医院	北京	北京	三级
成都市第三人民医院	四川	成都	三甲
重庆大学附属三峡医院	重庆	重庆	三甲
甘肃省人民医院	甘肃	兰州	三甲
广西壮族自治区人民医院	广西	南宁	三甲
贵州省人民医院	贵州	贵阳	三甲
海南省人民医院	海南	海口	三甲
海南医学院第一附属医院	海南	海口	三甲
河北省人民医院	河北	石家庄	三甲
河北医科大学第一医院	河北	石家庄	三甲
济南市中心医院	山东	济南	三甲
昆明医科大学第二附属医院	云南	昆明	三甲
南京市第一医院	江苏	南京	三甲
南京医科大学第二附属医院	江苏	南京	三甲
内蒙古医科大学附属医院	内蒙古	呼和浩特	三甲
内蒙古自治区人民医院	内蒙古	呼和浩特	三甲
宁夏回族自治区人民医院	宁夏	银川	三甲
青海大学附属医院	青海	西宁	三甲
青海省人民医院	青海	西宁	三甲
山东大学第二医院	山东	济南	三甲
山西省人民医院	山西	太原	三甲
山西医科大学第二医院	山西	太原	三甲
上海市同济医院	上海	上海	三甲
深圳市第二人民医院	广东	深圳	三甲
首都医科大学附属北京世纪坛医院	北京	北京	三甲
云南大学附属医院	云南	昆明	三甲
云南省第一人民医院	云南	昆明	三甲
郑州市中心医院	河南	郑州	三甲
中国医科大学附属第四医院	辽宁	沈阳	三甲
中山大学附属第六医院	广东	广州	三甲

注：排名不分先后，按医院拼音首字母排序。

表25 2022年省单医院骨科排名30强

医院	省（区、市）	城市	级别
北京清华长庚医院	北京	北京	三级
重庆大学附属三峡医院	重庆	重庆	三甲
大连大学附属中山医院	辽宁	大连	三甲
福州市第二医院	福建	福州	三甲
甘肃省人民医院	甘肃	兰州	三甲
广西壮族自治区人民医院	广西	南宁	三甲
广州市红十字会医院	广东	广州	三甲
贵州省人民医院	贵州	贵阳	三甲
哈尔滨医科大学附属第四医院	黑龙江	哈尔滨	三甲
河北省人民医院	河北	石家庄	三甲
暨南大学附属第一医院	广东	广州	三甲
昆明市延安医院	云南	昆明	三甲
昆明医科大学第二附属医院	云南	昆明	三甲
南方医科大学第三附属医院	广东	广州	三甲
南京市第一医院	江苏	南京	三甲
南京市江宁医院	江苏	南京	三甲
内蒙古医科大学附属医院	内蒙古	呼和浩特	三甲
内蒙古自治区人民医院	内蒙古	呼和浩特	三甲
青海省人民医院	青海	西宁	三甲
山东大学第二医院	山东	济南	三甲
山西白求恩医院	山西	太原	三甲
山西省人民医院	山西	太原	三甲
山西医科大学第二医院	山西	太原	三甲
上海市同济医院	上海	上海	三甲
深圳市第二人民医院	广东	深圳	三甲
沈阳医学院附属中心医院	辽宁	沈阳	三甲
天津市天津医院	天津	天津	三甲
西安市红会医院	陕西	西安	三甲
云南省第一人民医院	云南	昆明	三甲
郑州市中心医院	河南	郑州	三甲

注：排名不分先后，按医院拼音首字母排序。

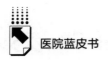

表26 2022年省单医院泌尿外科排名30强

医院	省（区、市）	城市	级别
北京大学深圳医院	广东	深圳	三甲
北京清华长庚医院	北京	北京	三级
成都市第三人民医院	四川	成都	三甲
重庆大学附属三峡医院	重庆	重庆	三甲
甘肃省人民医院	甘肃	兰州	三甲
广西壮族自治区人民医院	广西	南宁	三甲
贵州省人民医院	贵州	贵阳	三甲
哈尔滨医科大学附属第四医院	黑龙江	哈尔滨	三甲
海口市人民医院	海南	海口	三甲
济南市中心医院	山东	济南	三甲
暨南大学附属第一医院	广东	广州	三甲
江西省人民医院	江西	南昌	三甲
昆明医科大学第二附属医院	云南	昆明	三甲
南京市第一医院	江苏	南京	三甲
南京医科大学第二附属医院	江苏	南京	三甲
内蒙古自治区人民医院	内蒙古	呼和浩特	三甲
宁波市第一医院	浙江	宁波	三甲
宁夏回族自治区人民医院	宁夏	银川	三甲
青岛市市立医院	山东	青岛	三甲
青海大学附属医院	青海	西宁	三甲
青海省人民医院	青海	西宁	三甲
山东大学第二医院	山东	济南	三甲
山西省人民医院	山西	太原	三甲
山西医科大学第二医院	山西	太原	三甲
上海市同济医院	上海	上海	三甲
深圳市第二人民医院	广东	深圳	三甲
云南省第一人民医院	云南	昆明	三甲
郑州大学第二附属医院	河南	郑州	三甲
郑州市中心医院	河南	郑州	三甲
中国医科大学附属第四医院	辽宁	沈阳	三甲

注：排名不分先后，按医院拼音首字母排序。

表 27　2022 年省单医院神经外科排名 30 强

医院	省（区、市）	城市	级别
北京清华长庚医院	北京	北京	三级
重庆大学附属三峡医院	重庆	重庆	三甲
重庆市人民医院	重庆	重庆	三甲
大连市中心医院	辽宁	大连	三甲
甘肃省人民医院	甘肃	兰州	三甲
广西壮族自治区人民医院	广西	南宁	三甲
贵州省人民医院	贵州	贵阳	三甲
哈尔滨医科大学附属第四医院	黑龙江	哈尔滨	三甲
海南省人民医院	海南	海口	三甲
海南医学院第一附属医院	海南	海口	三甲
河北省人民医院	河北	石家庄	三甲
河北医科大学第一医院	河北	石家庄	三甲
暨南大学附属第一医院	广东	广州	三甲
昆明医科大学第二附属医院	云南	昆明	三甲
南京市第一医院	江苏	南京	三甲
南京医科大学第二附属医院	江苏	南京	三甲
内蒙古医科大学附属医院	内蒙古	呼和浩特	三甲
宁波市第二医院	浙江	宁波	三甲
宁波市第一医院	浙江	宁波	三甲
青海大学附属医院	青海	西宁	三甲
青海省人民医院	青海	西宁	三甲
山东大学第二医院	山东	济南	三甲
山西省人民医院	山西	太原	三甲
山西医科大学第二医院	山西	太原	三甲
上海市同济医院	上海	上海	三甲
深圳市第二人民医院	广东	深圳	三甲
首都医科大学附属北京世纪坛医院	北京	北京	三甲
云南省第一人民医院	云南	昆明	三甲
郑州大学第二附属医院	河南	郑州	三甲
郑州市中心医院	河南	郑州	三甲

注：排名不分先后，按医院拼音首字母排序。

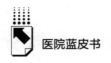

表 28 2022 年省单医院心胸外科排名 30 强

医院	省（区、市）	城市	级别
安徽医科大学第二附属医院	安徽	合肥	三甲
北京大学深圳医院	广东	深圳	三甲
北京清华长庚医院	北京	北京	三级
重庆大学附属三峡医院	重庆	重庆	三甲
甘肃省人民医院	甘肃	兰州	三甲
广西医科大学第二附属医院	广西	南宁	三甲
广西壮族自治区人民医院	广西	南宁	三甲
贵州省人民医院	贵州	贵阳	三甲
海南省人民医院	海南	海口	三甲
海南医学院第二附属医院	海南	海口	三甲
河北省人民医院	河北	石家庄	三甲
江西省人民医院	江西	南昌	三甲
昆明市延安医院	云南	昆明	三甲
昆明医科大学第二附属医院	云南	昆明	三甲
南京市第一医院	江苏	南京	三甲
南京医科大学第二附属医院	江苏	南京	三甲
内蒙古医科大学附属医院	内蒙古	呼和浩特	三甲
宁波市医疗中心李惠利医院	浙江	宁波	三甲
青岛市市立医院	山东	青岛	三甲
青海大学附属医院	青海	西宁	三甲
青海省人民医院	青海	西宁	三甲
清华大学第一附属医院	北京	北京	三级
山东大学第二医院	山东	济南	三甲
山西省人民医院	山西	太原	三甲
山西医科大学第二医院	山西	太原	三甲
上海市同济医院	上海	上海	三甲
深圳市第二人民医院	广东	深圳	三甲
云南省第一人民医院	云南	昆明	三甲
郑州大学第二附属医院	河南	郑州	三甲
郑州人民医院	河南	郑州	三甲

注：排名不分先后，按医院拼音首字母排序。

表 29 2022 年省单医院重症医学科排名 30 强

医院	省（区、市）	城市	级别
安徽医科大学第二附属医院	安徽	合肥	三甲
重庆大学附属三峡医院	重庆	重庆	三甲
北京大学深圳医院	广东	深圳	三甲
北京清华长庚医院	北京	北京	三级
成都市第三人民医院	四川	成都	三甲
成都市第五人民医院	四川	成都	三甲
甘肃省人民医院	甘肃	兰州	三甲
广东省第二人民医院	广东	广州	三甲
广西壮族自治区人民医院	广西	南宁	三甲
贵州省人民医院	贵州	贵阳	三甲
海南省人民医院	海南	海口	三甲
海南医学院第二附属医院	海南	海口	三甲
海南医学院第一附属医院	海南	海口	三甲
河北省人民医院	河北	石家庄	三甲
暨南大学附属第一医院	广东	广州	三甲
江西省人民医院	江西	南昌	三甲
昆明医科大学第二附属医院	云南	昆明	三甲
南京市第一医院	江苏	南京	三甲
内蒙古医科大学附属医院	内蒙古	呼和浩特	三甲
青岛市市立医院	山东	青岛	三甲
青海省人民医院	青海	西宁	三甲
山东大学第二医院	山东	济南	三甲
山西省人民医院	山西	太原	三甲
山西医科大学第二医院	山西	太原	三甲
深圳市第二人民医院	广东	深圳	三甲
天津市第三中心医院	天津	天津	三甲
云南省第一人民医院	云南	昆明	三甲
浙江医院	浙江	杭州	三甲
郑州大学第二附属医院	河南	郑州	三甲
郑州市中心医院	河南	郑州	三甲

注：排名不分先后，按医院拼音首字母排序。

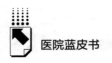

表 30　2022 年省单医院妇产科排名 30 强

医院	省（区、市）	城市	级别
北京清华长庚医院	北京	北京	三级
重庆大学附属三峡医院	重庆	重庆	三甲
重庆市人民医院	重庆	重庆	三甲
福州市第一医院	福建	福州	三甲
甘肃省人民医院	甘肃	兰州	三甲
广西壮族自治区人民医院	广西	南宁	三甲
广州医科大学附属第三医院	广东	广州	三甲
贵州省人民医院	贵州	贵阳	三甲
哈尔滨医科大学附属第四医院	黑龙江	哈尔滨	三甲
海南省人民医院	海南	海口	三甲
海南医学院第一附属医院	海南	海口	三甲
河北省人民医院	河北	石家庄	三甲
河北医科大学第一医院	河北	石家庄	三甲
暨南大学附属第一医院	广东	广州	三甲
昆明医科大学第二附属医院	云南	昆明	三甲
南京医科大学第二附属医院	江苏	南京	三甲
内蒙古医科大学附属医院	内蒙古	呼和浩特	三甲
宁夏回族自治区人民医院	宁夏	银川	三甲
青岛市市立医院	山东	青岛	三甲
青海大学附属医院	青海	西宁	三甲
青海省人民医院	青海	西宁	三甲
山东大学第二医院	山东	济南	三甲
山西白求恩医院	山西	太原	三甲
山西省人民医院	山西	太原	三甲
山西医科大学第二医院	山西	太原	三甲
上海市同济医院	上海	上海	三甲
西安市第四医院	陕西	西安	三甲
云南省第一人民医院	云南	昆明	三甲
郑州大学第二附属医院	河南	郑州	三甲
郑州市中心医院	河南	郑州	三甲

注：排名不分先后，按医院拼音首字母排序。

表31　2022年省单医院心血管内科排名30强

医院	省（区、市）	城市	级别
北京大学深圳医院	广东	深圳	三甲
北京清华长庚医院	北京	北京	三级
成都市第三人民医院	四川	成都	三甲
重庆大学附属三峡医院	重庆	重庆	三甲
甘肃省人民医院	甘肃	兰州	三甲
广西壮族自治区人民医院	广西	南宁	三甲
贵州省人民医院	贵州	贵阳	三甲
哈尔滨医科大学附属第四医院	黑龙江	哈尔滨	三甲
海南省人民医院	海南	海口	三甲
河北省人民医院	河北	石家庄	三甲
河北医科大学第一医院	河北	石家庄	三甲
吉林省人民医院	吉林	长春	三甲
济南市中心医院	山东	济南	三甲
江西省人民医院	江西	南昌	三甲
昆明市延安医院	云南	昆明	三甲
辽宁省人民医院	辽宁	沈阳	三甲
南京市第一医院	江苏	南京	三甲
南京医科大学第二附属医院	江苏	南京	三甲
内蒙古医科大学附属医院	内蒙古	呼和浩特	三甲
内蒙古自治区人民医院	内蒙古	呼和浩特	三甲
青岛市市立医院	山东	青岛	三甲
青海大学附属医院	青海	西宁	三甲
青海省人民医院	青海	西宁	三甲
山东大学第二医院	山东	济南	三甲
山西省人民医院	山西	太原	三甲
山西医科大学第二医院	山西	太原	三甲
上海市同济医院	上海	上海	三甲
云南省第一人民医院	云南	昆明	三甲
郑州大学第二附属医院	河南	郑州	三甲
郑州市中心医院	河南	郑州	三甲

注：排名不分先后，按医院拼音首字母排序。

表32   2022年省单医院呼吸内科排名30强

医院	省（区、市）	城市	级别
北京清华长庚医院	北京	北京	三级
成都市第二人民医院	四川	成都	三甲
成都市第三人民医院	四川	成都	三甲
重庆大学附属三峡医院	重庆	重庆	三甲
甘肃省人民医院	甘肃	兰州	三甲
广西壮族自治区人民医院	广西	南宁	三甲
广州市第八人民医院	广东	广州	三级
贵州省人民医院	贵州	贵阳	三甲
海南省人民医院	海南	海口	三甲
河北省人民医院	河北	石家庄	三甲
昆明医科大学第二附属医院	云南	昆明	三甲
南京医科大学第二附属医院	江苏	南京	三甲
内蒙古医科大学附属医院	内蒙古	呼和浩特	三甲
内蒙古自治区人民医院	内蒙古	呼和浩特	三甲
宁夏回族自治区人民医院	宁夏	银川	三甲
青岛市市立医院	山东	青岛	三甲
青岛市中心医院	山东	青岛	三甲
青海大学附属医院	青海	西宁	三甲
青海省人民医院	青海	西宁	三甲
山东大学第二医院	山东	济南	三甲
山西省人民医院	山西	太原	三甲
山西医科大学第二医院	山西	太原	三甲
上海市同济医院	上海	上海	三甲
深圳市第二人民医院	广东	深圳	三甲
深圳市第三人民医院	广东	深圳	三甲
厦门医学院附属第二医院	福建	厦门	三甲
香港大学深圳医院	广东	深圳	三甲
云南省第一人民医院	云南	昆明	三甲
郑州大学第二附属医院	河南	郑州	三甲
郑州市中心医院	河南	郑州	三甲

注：排名不分先后，按医院拼音首字母排序。

表33 2022年省单医院消化内科排名30强

医院	省（区、市）	城市	级别
北京清华长庚医院	北京	北京	三级
成都市第三人民医院	四川	成都	三甲
甘肃省人民医院	甘肃	兰州	三甲
广西壮族自治区人民医院	广西	南宁	三甲
哈尔滨医科大学附属第四医院	黑龙江	哈尔滨	三甲
海南省人民医院	海南	海口	三甲
河北省人民医院	河北	石家庄	三甲
黑龙江省医院	黑龙江	哈尔滨	三甲
江西省人民医院	江西	南昌	三甲
昆明医科大学第二附属医院	云南	昆明	三甲
南方医科大学深圳医院	广东	深圳	三甲
南京市第一医院	江苏	南京	三甲
南京市江宁医院	江苏	南京	三甲
南京医科大学第二附属医院	江苏	南京	三甲
内蒙古医科大学附属医院	内蒙古	呼和浩特	三甲
宁夏回族自治区人民医院	宁夏	银川	三甲
青海大学附属医院	青海	西宁	三甲
青海省人民医院	青海	西宁	三甲
山东大学第二医院	山东	济南	三甲
山西省人民医院	山西	太原	三甲
山西医科大学第二医院	山西	太原	三甲
上海市同济医院	上海	上海	三甲
深圳市第二人民医院	广东	深圳	三甲
武汉市第三医院	湖北	武汉	三甲
云南省第一人民医院	云南	昆明	三甲
郑州大学第二附属医院	河南	郑州	三甲
郑州大学第五附属医院	河南	郑州	三甲
郑州人民医院	河南	郑州	三甲
郑州市中心医院	河南	郑州	三甲
中山大学附属第六医院	广东	广州	三甲

注：排名不分先后，按医院拼音首字母排序。

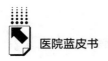

表34 2022年省单医院神经内科排名30强

医院	省(区、市)	城市	级别
北京清华长庚医院	北京	北京	三级
成都市第三人民医院	四川	成都	三甲
重庆大学附属三峡医院	重庆	重庆	三甲
重庆市人民医院	重庆	重庆	三甲
大连市中心医院	辽宁	大连	三甲
甘肃省人民医院	甘肃	兰州	三甲
广西壮族自治区人民医院	广西	南宁	三甲
贵州省人民医院	贵州	贵阳	三甲
哈尔滨医科大学附属第四医院	黑龙江	哈尔滨	三甲
海南省人民医院	海南	海口	三甲
海南医学院第一附属医院	海南	海口	三甲
河北省人民医院	河北	石家庄	三甲
河北医科大学第一医院	河北	石家庄	三甲
济南市中心医院	山东	济南	三甲
暨南大学附属第一医院	广东	广州	三甲
江西省人民医院	江西	南昌	三甲
昆明医科大学第二附属医院	云南	昆明	三甲
南京市第一医院	江苏	南京	三甲
内蒙古医科大学附属医院	内蒙古	呼和浩特	三甲
青岛市市立医院	山东	青岛	三甲
青海大学附属医院	青海	西宁	三甲
青海省人民医院	青海	西宁	三甲
山东大学第二医院	山东	济南	三甲
山西省人民医院	山西	太原	三甲
山西医科大学第二医院	山西	太原	三甲
上海市同济医院	上海	上海	三甲
深圳市第二人民医院	广东	深圳	三甲
云南省第一人民医院	云南	昆明	三甲
郑州大学第二附属医院	河南	郑州	三甲
郑州市中心医院	河南	郑州	三甲

注：排名不分先后，按医院拼音首字母排序。

表 35　2022 年省单医院肾脏内科排名 30 强

医院	省(区、市)	城市	级别
安徽医科大学第二附属医院	安徽	合肥	三甲
北京大学深圳医院	广东	深圳	三甲
北京清华长庚医院	北京	北京	三级
重庆大学附属三峡医院	重庆	重庆	三甲
大连市中心医院	辽宁	大连	三甲
甘肃省人民医院	甘肃	兰州	三甲
广西壮族自治区人民医院	广西	南宁	三甲
广州市红十字会医院	广东	广州	三甲
贵州省人民医院	贵州	贵阳	三甲
海南省人民医院	海南	海口	三甲
海南医学院第二附属医院	海南	海口	三甲
河北省人民医院	河北	石家庄	三甲
济南市中心医院	山东	济南	三甲
暨南大学附属第一医院	广东	广州	三甲
昆明医科大学第二附属医院	云南	昆明	三甲
南京市第一医院	江苏	南京	三甲
南京医科大学第二附属医院	江苏	南京	三甲
内蒙古医科大学附属医院	内蒙古	呼和浩特	三甲
宁波市医疗中心李惠利医院	浙江	宁波	三甲
宁夏回族自治区人民医院	宁夏	银川	三甲
青岛市市立医院	山东	青岛	三甲
青海大学附属医院	青海	西宁	三甲
青海省人民医院	青海	西宁	三甲
山东大学第二医院	山东	济南	三甲
山西省人民医院	山西	太原	三甲
山西医科大学第二医院	山西	太原	三甲
上海市同济医院	上海	上海	三甲
深圳市第二人民医院	广东	深圳	三甲
云南省第一人民医院	云南	昆明	三甲
郑州大学第二附属医院	河南	郑州	三甲

注：排名不分先后，按医院拼音首字母排序。

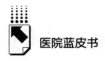

表36 2022年省单医院内分泌科排名30强

医院	省（区、市）	城市	级别
安徽医科大学第二附属医院	安徽	合肥	三甲
北京大学深圳医院	广东	深圳	三甲
北京清华长庚医院	北京	北京	三级
成都市第二人民医院	四川	成都	三甲
成都市第三人民医院	四川	成都	三甲
重庆大学附属三峡医院	重庆	重庆	三甲
甘肃省人民医院	甘肃	兰州	三甲
广西壮族自治区人民医院	广西	南宁	三甲
贵州省人民医院	贵州	贵阳	三甲
哈尔滨医科大学附属第四医院	黑龙江	哈尔滨	三甲
海南省人民医院	海南	海口	三甲
河北省人民医院	河北	石家庄	三甲
济南市中心医院	山东	济南	三甲
暨南大学附属第一医院	广东	广州	三甲
江西省人民医院	江西	南昌	三甲
昆明医科大学第二附属医院	云南	昆明	三甲
南京市第一医院	江苏	南京	三甲
南京医科大学第二附属医院	江苏	南京	三甲
内蒙古医科大学附属医院	内蒙古	呼和浩特	三甲
内蒙古自治区人民医院	内蒙古	呼和浩特	三甲
宁夏回族自治区人民医院	宁夏	银川	三甲
青海省人民医院	青海	西宁	三甲
山东大学第二医院	山东	济南	三甲
山西省人民医院	山西	太原	三甲
山西医科大学第二医院	山西	太原	三甲
上海市同济医院	上海	上海	三甲
深圳市第二人民医院	广东	深圳	三甲
首都医科大学附属北京世纪坛医院	北京	北京	三甲
云南省第一人民医院	云南	昆明	三甲
郑州市中心医院	河南	郑州	三甲

注：排名不分先后，按医院拼音首字母排序。

表 37　2022 年省单医院肿瘤内科排名 30 强

医院	省（区、市）	城市	级别
安徽省第二人民医院	安徽	合肥	三甲
安徽医科大学第二附属医院	安徽	合肥	三甲
北京清华长庚医院	北京	北京	三级
成都市第二人民医院	四川	成都	三甲
成都市第五人民医院	四川	成都	三甲
重庆大学附属三峡医院	重庆	重庆	三甲
大连大学附属中山医院	辽宁	大连	三甲
甘肃省人民医院	甘肃	兰州	三甲
广西壮族自治区人民医院	广西	南宁	三甲
广州市番禺区中心医院	广东	广州	三甲
广州市红十字会医院	广东	广州	三甲
贵州省人民医院	贵州	贵阳	三甲
海南省人民医院	海南	海口	三甲
海南医学院第一附属医院	海南	海口	三甲
河北省人民医院	河北	石家庄	三甲
济南市中心医院	山东	济南	三甲
暨南大学附属第一医院	广东	广州	三甲
昆明医科大学第二附属医院	云南	昆明	三甲
南京市第一医院	江苏	南京	三甲
南京医科大学第二附属医院	江苏	南京	三甲
内蒙古医科大学附属医院	内蒙古	呼和浩特	三甲
青海大学附属医院	青海	西宁	三甲
山东大学第二医院	山东	济南	三甲
山西白求恩医院	山西	太原	三甲
深圳市第二人民医院	广东	深圳	三甲
石家庄市人民医院	河北	石家庄	三甲
云南省第一人民医院	云南	昆明	三甲
郑州市中心医院	河南	郑州	三甲
中国医科大学附属第四医院	辽宁	沈阳	三甲
中山大学附属第六医院	广东	广州	三甲

注：排名不分先后，按医院拼音首字母排序。

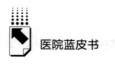

表38 2022年省单医院儿科排名30强

医院	省(区、市)	城市	级别
安徽医科大学第二附属医院	安徽	合肥	三甲
北京清华长庚医院	北京	北京	三级
长沙市中心医院	湖南	长沙	三甲
成都市第三人民医院	四川	成都	三甲
重庆大学附属三峡医院	重庆	重庆	三甲
甘肃省人民医院	甘肃	兰州	三甲
广西医科大学第二附属医院	广西	南宁	三甲
广西壮族自治区人民医院	广西	南宁	三甲
广州医科大学附属第三医院	广东	广州	三甲
贵州省人民医院	贵州	贵阳	三甲
海口市人民医院	海南	海口	三甲
海南省人民医院	海南	海口	三甲
海南医学院第一附属医院	海南	海口	三甲
河北省人民医院	河北	石家庄	三甲
河北医科大学第一医院	河北	石家庄	三甲
济南市中心医院	山东	济南	三甲
暨南大学附属第一医院	广东	广州	三甲
昆明医科大学第二附属医院	云南	昆明	三甲
南京医科大学第二附属医院	江苏	南京	三甲
南宁市第二人民医院	广西	南宁	三甲
南宁市第一人民医院	广西	南宁	三甲
内蒙古医科大学附属医院	内蒙古	呼和浩特	三甲
内蒙古自治区人民医院	内蒙古	呼和浩特	三甲
宁夏回族自治区人民医院	宁夏	银川	三甲
青岛市市立医院	山东	青岛	三甲
青海大学附属医院	青海	西宁	三甲
山东大学第二医院	山东	济南	三甲
上海市同济医院	上海	上海	三甲
云南省第一人民医院	云南	昆明	三甲
郑州市中心医院	河南	郑州	三甲

注：排名不分先后，按医院拼音首字母排序。

表 39　2022 年省单医院急诊医学科排名 30 强

医院	省（区、市）	城市	级别
北京清华长庚医院	北京	北京	三级
长沙市中心医院	湖南	长沙	三甲
重庆大学附属三峡医院	重庆	重庆	三甲
大连大学附属中山医院	辽宁	大连	三甲
甘肃省人民医院	甘肃	兰州	三甲
广东省第二人民医院	广东	广州	三甲
广西医科大学第二附属医院	广西	南宁	三甲
广西壮族自治区人民医院	广西	南宁	三甲
贵州省人民医院	贵州	贵阳	三甲
哈尔滨医科大学附属第四医院	黑龙江	哈尔滨	三甲
海南省人民医院	海南	海口	三甲
海南医学院第一附属医院	海南	海口	三甲
河北省人民医院	河北	石家庄	三甲
河北医科大学第一医院	河北	石家庄	三甲
吉林省人民医院	吉林	长春	三甲
昆明医科大学第二附属医院	云南	昆明	三甲
内蒙古医科大学附属医院	内蒙古	呼和浩特	三甲
内蒙古自治区人民医院	内蒙古	呼和浩特	三甲
青岛市市立医院	山东	青岛	三甲
青岛市中心医院	山东	青岛	三甲
青海大学附属医院	青海	西宁	三甲
青海省人民医院	青海	西宁	三甲
山东大学第二医院	山东	济南	三甲
山西白求恩医院	山西	太原	三甲
山西省人民医院	山西	太原	三甲
山西医科大学第二医院	山西	太原	三甲
上海市同济医院	上海	上海	三甲
云南省第一人民医院	云南	昆明	三甲
郑州大学第二附属医院	河南	郑州	三甲
郑州市中心医院	河南	郑州	三甲

注：排名不分先后，按医院拼音首字母排序。

表40　2022年省单医院健康管理科排名30强

医院	省(区、市)	城市	级别
北京清华长庚医院	北京	北京	三级
成都市第三人民医院	四川	成都	三甲
重庆大学附属三峡医院	重庆	重庆	三甲
重庆市人民医院	重庆	重庆	三甲
福州市第二医院	福建	福州	三甲
福州市第一医院	福建	福州	三甲
甘肃省人民医院	甘肃	兰州	三甲
广东省第二人民医院	广东	广州	三甲
广西壮族自治区人民医院	广西	南宁	三甲
贵州省人民医院	贵州	贵阳	三甲
海口市人民医院	海南	海口	三甲
海南医学院第一附属医院	海南	海口	三甲
河北省人民医院	河北	石家庄	三甲
河北医科大学第一医院	河北	石家庄	三甲
黑龙江省医院	黑龙江	哈尔滨	三甲
华中科技大学协和深圳医院(南山医院)	广东	深圳	三甲
江西省人民医院	江西	南昌	三甲
内蒙古医科大学附属医院	内蒙古	呼和浩特	三甲
内蒙古自治区人民医院	内蒙古	呼和浩特	三甲
宁夏回族自治区人民医院	宁夏	银川	三甲
青海省人民医院	青海	西宁	三甲
山东大学第二医院	山东	济南	三甲
山西省人民医院	山西	太原	三甲
山西医科大学第二医院	山西	太原	三甲
天津市人民医院	天津	天津	三甲
天津市天津医院	天津	天津	三甲
厦门市第五医院	福建	厦门	三乙
云南省第一人民医院	云南	昆明	三甲
浙江医院	浙江	杭州	三甲
郑州人民医院	河南	郑州	三甲

注：排名不分先后，按医院拼音首字母排序。

八　2022年地级城市医院500强

地级城市医院：位于地级城市的综合医院、各级医学院附属综合医院和区级医院，不含中医医院、专科医院和部队医院。地级城市包括地级城市[不含省会（首府）城市和计划单列市]、自治州、自治盟、地区。2022年地级城市医院100强、101~300强、301~500强分别见表41、表42、表43。

表41　2022年地级城市医院100强

名次	医院	得分	省（区）	城市	级别	信息化评级（EMR/互联互通/智慧服务）
1	苏州大学附属第一医院	923.26	江苏	苏州	三甲	五级/四级甲等/—
2	徐州医科大学附属医院	894.54	江苏	徐州	三甲	—/四级甲等/—
3	温州医科大学附属第一医院	866.05	浙江	温州	三甲	五级/四级甲等/—
4	烟台毓璜顶医院	845.44	山东	烟台	三甲	五级/五级乙等/—
5	聊城市人民医院	829.55	山东	聊城	三甲	—/五级乙等/—
6	汕头大学医学院第一附属医院	821.22	广东	汕头	三甲	—/四级甲等/—
7	佛山市第一人民医院	811.35	广东	佛山	三甲	—/四级甲等/—
8	临沂市人民医院	810.53	山东	临沂	三甲	五级/四级甲等/—
9	湖北省十堰市太和医院	801.09	湖北	十堰	三甲	
10	济宁市第一人民医院	795.81	山东	济宁	三甲	—/四级甲等/—
11	徐州市中心医院	793.75	江苏	徐州	三甲	
12	沧州市中心医院	788.31	河北	沧州	三甲	—/四级甲等/—
13	南方医科大学第十附属医院（东莞市人民医院）	786.60	广东	东莞	三甲	—/四级甲等/—
14	济宁医学院附属医院	777.46	山东	济宁	三甲	—/四级甲等/—
15	遵义医科大学附属医院	772.85	贵州	遵义	三甲	—/四级甲等/—
16	南通大学附属医院	758.98	江苏	南通	三甲	五级/四级甲等/—
17	常州市第一人民医院	756.03	江苏	常州	三甲	—/四级甲等/—
18	无锡市人民医院	754.29	江苏	无锡	三甲	五级/四级甲等/—
19	梅州市人民医院	752.06	广东	梅州	三甲	五级/四级甲等/—
20	温州医科大学附属第二医院	750.96	浙江	温州	三甲	—/四级甲等/—
21	郴州市第一人民医院	748.86	湖南	郴州	三甲	—/四级甲等/—
22	西南医科大学附属医院	739.57	四川	泸州	三甲	五级/四级甲等/—
23	江苏省苏北人民医院	731.82	江苏	扬州	三甲	

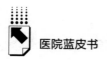

续表

名次	医院	得分	省（区）	城市	级别	信息化评级（EMR/互联互通/智慧服务）
24	浙江省台州医院	729.96	浙江	台州	三甲	六级/五级乙等/—
25	新乡医学院第一附属医院	726.97	河南	新乡	三甲	
26	中山市人民医院	719.23	广东	中山	三甲	—/四级甲等/—
27	广东医科大学附属医院	696.27	广东	湛江	三甲	五级/五级乙等/—
28	惠州市中心人民医院	695.66	广东	惠州	三甲	
29	潍坊市人民医院	682.16	山东	潍坊	三甲	
30	宜昌市中心人民医院	676.56	湖北	宜昌	三甲	—/四级甲等/—
31	蚌埠医学院第一附属医院	665.95	安徽	蚌埠	三甲	
32	金华市中心医院	663.07	浙江	金华	三甲	—/四级甲等/—
33	苏州市立医院	662.51	江苏	苏州	三甲	五级/四级甲等/—
34	襄阳市中心医院	661.19	湖北	襄阳	三甲	—/四级甲等/—
35	淮安市第一人民医院	651.13	江苏	淮安	三甲	五级/四级甲等/—
36	泉州市第一医院	645.25	福建	泉州	三甲	五级/四级甲等/—
37	常州市第二人民医院	632.69	江苏	常州	三甲	—/四级甲等/—
38	粤北人民医院	616.91	广东	韶关	三甲	—/四级甲等/—
39	江门市中心医院	604.02	广东	江门	三甲	—/四级甲等/—
40	福建医科大学附属第二医院	602.60	福建	泉州	三甲	—/四级甲等/—
41	绵阳市中心医院	585.69	四川	绵阳	三甲	—/四级甲等/—
42	汕头市中心医院	584.51	广东	汕头	三甲	五级/四级甲等/—
43	柳州市工人医院	580.64	广西	柳州	三甲	五级/四级甲等/—
44	苏州大学附属第二医院	573.53	江苏	苏州	三甲	五级/四级甲等/—
45	泰州市人民医院	564.72	江苏	泰州	三甲	五级/四级甲等/—
46	柳州市人民医院	562.55	广西	柳州	三甲	五级/四级甲等/—
47	清远市人民医院	549.96	广东	清远	三甲	—/四级甲等/—
48	川北医学院附属医院	546.66	四川	南充	三甲	—/四级甲等/—
49	河南科技大学第一附属医院	527.46	河南	洛阳	三甲	—/四级甲等/—
50	连云港市第一人民医院	510.24	江苏	连云港	三甲	六级/四级甲等/三级
51	十堰市人民医院	509.61	湖北	十堰	三甲	—/四级甲等/—
52	南阳市中心医院	480.46	河南	南阳	三甲	
53	遂宁市中心医院	476.52	四川	遂宁	三甲	—/四级甲等/—
54	滨州医学院附属医院	465.85	山东	滨州	三甲	—/四级甲等/—
55	齐齐哈尔市第一医院	460.50	黑龙江	齐齐哈尔	三甲	—/四级乙等/—
56	南华大学附属第一医院	460.28	湖南	衡阳	三甲	—/四级甲等/—

续表

名次	医院	得分	省（区）	城市	级别	信息化评级（EMR/互联互通/智慧服务）
57	邯郸市中心医院	456.95	河北	邯郸	三甲	
58	泰安市中心医院	452.65	山东	泰安	三甲	—/四级甲等/—
59	盐城市第一人民医院	448.54	江苏	盐城	三甲	—/四级甲等/—
60	大庆油田总医院	434.68	黑龙江	大庆	三甲	
61	皖南医学院第一附属医院（弋矶山医院）	426.88	安徽	芜湖	三甲	
62	常德市第一人民医院	424.31	湖南	常德	三甲	—/四级甲等/—
63	绍兴市人民医院	424.07	浙江	绍兴	三甲	—/四级甲等/—
64	新乡市中心医院	414.26	河南	新乡	三甲	
65	湛江中心人民医院	412.13	广东	湛江	三甲	—/四级甲等/—
66	江苏大学附属医院	405.31	江苏	镇江	三甲	五级/四级甲等/—
67	株洲市中心医院	402.14	湖南	株洲	三甲	
68	德阳市人民医院	394.26	四川	德阳	三甲	—/四级甲等/—
69	丽水市中心医院	391.56	浙江	丽水	三甲	—/四级甲等/—
70	唐山市工人医院	391.24	河北	唐山	三甲	
71	漳州市医院	389.09	福建	漳州	三甲	五级/四级甲等/—
72	淄博市中心医院	388.04	山东	淄博	三甲	—/四级甲等/—
73	无锡市第二人民医院	387.72	江苏	无锡	三甲	五级/四级甲等/—
74	湖州市中心医院	387.06	浙江	湖州	三甲	—/四级甲等/—
75	荆州市中心医院	383.75	湖北	荆州	三甲	—/四级乙等/—
76	商丘市第一人民医院	383.30	河南	商丘	三甲	
77	邵阳市中心医院	382.08	湖南	邵阳	三甲	—/四级甲等/—
78	荆州市第一人民医院	379.98	湖北	荆州	三甲	
79	承德医学院附属医院	378.80	河北	承德	三甲	
80	延安大学附属医院	377.21	陕西	延安	三甲	—/四级甲等/—
81	镇江市第一人民医院	374.64	江苏	镇江	三甲	五级/四级甲等/—
82	曲靖市第一人民医院	373.07	云南	曲靖	三甲	—/四级甲等/—
83	珠海市人民医院	369.30	广东	珠海	三甲	五级/五级乙等/—
84	南充市中心医院	368.71	四川	南充	三甲	—/四级甲等/—
85	佛山复星禅诚医院	368.20	广东	佛山	三甲	
86	锦州医科大学附属第一医院	365.01	辽宁	锦州	三甲	—/四级甲等/—
87	东莞东华医院	363.21	广东	东莞	三甲	—/四级甲等/—
88	赣州市人民医院	363.01	江西	赣州	三甲	—/四级甲等/—

续表

名次	医院	得分	省（区）	城市	级别	信息化评级（EMR/互联互通/智慧服务）
89	恩施土家族苗族自治州中心医院	357.99	湖北	恩施州	三甲	
90	扬州大学附属医院	357.91	江苏	扬州	三甲	
91	中山大学附属第五医院	353.17	广东	珠海	三甲	—/四级甲等/—
92	茂名市人民医院	348.19	广东	茂名	三甲	—/四级甲等/—
93	河北大学附属医院	347.68	河北	保定	三甲	
94	龙岩市第一医院	344.93	福建	龙岩	三甲	—/四级甲等/—
95	赣南医学院第一附属医院	342.01	江西	赣州	三甲	—/四级乙等/—
96	襄阳市第一人民医院	337.19	湖北	襄阳	三甲	
97	赤峰市医院	328.90	内蒙古	赤峰	三甲	六级/四级甲等/—
98	娄底市中心医院	327.77	湖南	娄底	三甲	
99	宜宾市第二人民医院	316.73	四川	宜宾	三甲	—/四级乙等/—
100	徐州市第一人民医院	310.25	江苏	徐州	三甲	

表42　2022年地级城市医院101~300强

名次	医院	省（区）	城市	级别	信息化评级（EMR/互联互通/智慧服务）
101	盘锦市中心医院	辽宁	盘锦	三甲	
102	鄂东医疗集团黄石市中心医院	湖北	黄石	三甲	六级/四级甲等/—
103	吉林市中心医院	吉林	吉林	三甲	—/四级甲等/—
104	保定市第一中心医院	河北	保定	三甲	
105	邯郸市第一医院	河北	邯郸	三甲	五级/—/—
106	丽水市人民医院	浙江	丽水	三甲	
107	沧州市人民医院	河北	沧州	三甲	—/四级甲等/—
108	长治医学院附属和平医院	山西	长治	三甲	—/四级甲等/—
109	肇庆市第一人民医院	广东	肇庆	三甲	—/四级甲等/—
110	九江市第一人民医院	江西	九江	三甲	—/四级甲等/—
111	临沂市中心医院	山东	临沂	三甲	—/四级甲等/—
112	延边大学附属医院	吉林	延边州	三甲	
113	菏泽市立医院	山东	菏泽	三甲	—/四级甲等/—
114	葫芦岛市中心医院	辽宁	葫芦岛	三甲	
115	湘潭市中心医院	湖南	湘潭	三甲	—/四级甲等/—

续表

名次	医院	省（区）	城市	级别	信息化评级（EMR/互联互通/智慧服务）
116	阜阳市人民医院	安徽	阜阳	三甲	五级/—/—
117	日照市人民医院	山东	日照	三甲	五级/四级甲等/—
118	江南大学附属医院	江苏	无锡	三甲	
119	鄂尔多斯市中心医院	内蒙古	鄂尔多斯	三甲	五级/—/—
120	河南大学淮河医院	河南	开封	三甲	
121	邢台市人民医院	河北	邢台	三甲	—/四级甲等/—
122	六安市人民医院	安徽	六安	三甲	
123	桂林医学院附属医院	广西	桂林	三甲	
124	石河子大学医学院第一附属医院	新疆	石河子（自治区直辖县）	三甲	
125	山东大学齐鲁医院德州医院	山东	德州	三甲	
126	嘉兴市第一医院	浙江	嘉兴	三甲	五级/四级甲等/—
127	秦皇岛市第一医院	河北	秦皇岛	三甲	六级/—/—
128	赤峰学院附属医院	内蒙古	赤峰	三甲	五级/四级甲等/三级
129	玉溪市人民医院	云南	玉溪	三甲	—/四级甲等/—
130	遵义市第一人民医院	贵州	遵义	三甲	
131	荆门市第一人民医院	湖北	荆门	三甲	—/四级甲等/—
132	驻马店市中心医院	河南	驻马店	三甲	五级/四级甲等/—
133	烟台市烟台山医院	山东	烟台	三甲	
134	宜宾市第一人民医院	四川	宜宾	三甲	—/四级甲等/—
135	佳木斯市中心医院	黑龙江	佳木斯	三甲	
136	潍坊医学院附属医院	山东	潍坊	三甲	—/四级甲等/—
137	洛阳市中心医院	河南	洛阳	三甲	五级/—/—
138	佳木斯大学附属第一医院	黑龙江	佳木斯	三甲	
139	吉林市人民医院	吉林	吉林	三甲	
140	达州市中心医院	四川	达州	三甲	—/四级乙等/—
141	包头市中心医院	内蒙古	包头	三甲	—/四级甲等/—
142	安庆市立医院	安徽	安庆	三甲	
143	运城市中心医院	山西	运城	三甲	
144	右江民族医学院附属医院	广西	百色	三甲	
145	东莞康华医院	广东	东莞	三甲	
146	乐山市人民医院	四川	乐山	三甲	
147	滨州市人民医院	山东	滨州	三甲	

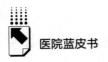

名次	医院	省（区）	城市	级别	信息化评级（EMR/互联互通/智慧服务）
148	濮阳市油田总医院	河南	濮阳	三甲	
149	莆田学院附属医院	福建	莆田	三甲	五级/四级甲等/—
150	胜利油田中心医院	山东	东营	三甲	—/四级甲等/—
151	濮阳市人民医院	河南	濮阳	三甲	
152	亳州市人民医院	安徽	亳州	三甲	
153	喀什地区第一人民医院	新疆	喀什地区	三甲	—/四级甲等/—
154	自贡市第一人民医院	四川	自贡	三甲	
155	盐城市第三人民医院	江苏	盐城	三甲	
156	齐齐哈尔医学院附属第三医院	黑龙江	齐齐哈尔	三甲	—/四级甲等/—
157	漯河市中心医院	河南	漯河	三甲	五级/—/—
158	内蒙古科技大学包头医学院第一附属医院	内蒙古	包头	三甲	—/四级甲等/—
159	孝感市中心医院	湖北	孝感	三甲	
160	衢州市人民医院	浙江	衢州	三甲	—/四级甲等/—
161	威海市立医院	山东	威海	三甲	—/四级甲等/—
162	怀化市第一人民医院	湖南	怀化	三甲	—/四级甲等/—
163	随州市中心医院	湖北	随州	三甲	
164	华北理工大学附属医院	河北	唐山	三甲	
165	三门峡市中心医院	河南	三门峡	三甲	
166	国药同煤总医院	山西	大同	三甲	六级/四级甲等/—
167	玉林市第一人民医院	广西	玉林	三甲	
168	莆田市第一医院	福建	莆田	三甲	
169	芜湖市第二人民医院	安徽	芜湖	三甲	—/四级甲等/—
170	四平市中心医院	吉林	四平	三甲	
171	唐山市人民医院	河北	唐山	三甲	
172	山东第一医科大学第二附属医院	山东	泰安	三甲	—/四级甲等/—
173	钦州市第一人民医院	广西	钦州	三甲	
174	周口市中心医院	河南	周口	三甲	五级/四级甲等/—
175	东营市人民医院	山东	东营	三甲	
176	南华大学附属第二医院	湖南	衡阳	三甲	
177	开封市中心医院	河南	开封	三甲	
178	北海市人民医院	广西	北海	三甲	
179	牡丹江医学院附属红旗医院	黑龙江	牡丹江	三甲	—/四级乙等/—
180	宜昌市第一人民医院	湖北	宜昌	三甲	—/四级甲等/—
181	河南大学第一附属医院	河南	开封	三甲	

续表

名次	医院	省（区）	城市	级别	信息化评级（EMR/互联互通/智慧服务）
182	大同市第五人民医院	山西	大同	三甲	
183	平顶山市第一人民医院	河南	平顶山	三甲	
184	攀枝花市中心医院	四川	攀枝花	三甲	
185	阳江市人民医院	广东	阳江	三甲	五级/四级甲等/—
186	南通市第一人民医院	江苏	南通	三甲	五级/四级甲等/—
187	揭阳市人民医院	广东	揭阳	三甲	
188	内蒙古包钢医院	内蒙古	包头	三甲	—/四级甲等/—
189	滁州市第一人民医院	安徽	滁州	三甲	
190	信阳市中心医院	河南	信阳	三甲	—/四级甲等/—
191	普洱市人民医院	云南	普洱	三甲	
192	嘉兴市第二医院	浙江	嘉兴	三甲	—/四级甲等/—
193	聊城市第二人民医院	山东	聊城	三甲	
194	大同市第三人民医院	山西	大同	三甲	—/四级甲等/—
195	贵港市人民医院	广西	贵港	三甲	
196	南方医科大学顺德医院	广东	佛山	三甲	
197	本溪市中心医院	辽宁	本溪	三甲	—/四级甲等/—
198	榆林市第一医院	陕西	榆林	三甲	
199	辽宁省健康产业集团抚矿总医院	辽宁	抚顺	三甲	
200	上饶市人民医院	江西	上饶	三甲	
201	安阳市人民医院	河南	安阳	三甲	
202	许昌市中心医院	河南	许昌	三甲	
203	三明市第一医院	福建	三明	三甲	—/四级甲等/—
204	上海交通大学医学院附属苏州九龙医院	江苏	苏州	三甲	
205	牡丹江市第一人民医院	黑龙江	牡丹江	三甲	
206	汕头大学医学院第二附属医院	广东	汕头	三甲	
207	绵阳市第三人民医院	四川	绵阳	三甲	
208	萍乡市人民医院	江西	萍乡	三甲	
209	温州市人民医院	浙江	温州	三甲	—/四级甲等/—
210	台州市立医院	浙江	台州	三乙	—/四级甲等/—
211	宜春市人民医院	江西	宜春	三甲	
212	广西壮族自治区南溪山医院	广西	桂林	三甲	
213	河北北方学院附属第一医院	河北	张家口	三甲	
214	辽阳市中心医院	辽宁	辽阳	三甲	

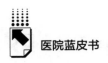

续表

名次	医院	省（区）	城市	级别	信息化评级（EMR/互联互通/智慧服务）
215	汉中市中心医院	陕西	汉中	三甲	
216	温州市中心医院	浙江	温州	三甲	—/四级甲等/—
217	廊坊市人民医院	河北	廊坊	三甲	
218	台州市第一人民医院	浙江	台州	三甲	—/四级甲等/—
219	张家口市第一医院	河北	张家口	三甲	
220	宝鸡市中心医院	陕西	宝鸡	三甲	
221	宿迁市第一人民医院	江苏	宿迁	三甲	—/四级甲等/—
222	安康市中心医院	陕西	安康	三甲	
223	梧州市红十字会医院	广西	梧州	三甲	
224	安顺市人民医院	贵州	安顺	三甲	
225	铜陵市人民医院	安徽	铜陵	三甲	—/四级甲等/—
226	九江学院附属医院	江西	九江	三甲	—/四级甲等/—
227	南京鼓楼医院集团宿迁市人民医院	江苏	宿迁	三甲	
228	鄂州市中心医院	湖北	鄂州	三甲	—/四级甲等/—
229	国药东风总医院	湖北	十堰	三甲	
230	文山壮族苗族自治州人民医院	云南	文山州	三甲	
231	舟山医院	浙江	舟山	三甲	
232	枣庄市立医院	山东	枣庄	三甲	—/四级乙等/—
233	连云港市第二人民医院	江苏	连云港	三甲	五级/—/—
234	延安大学咸阳医院	陕西	咸阳	三甲	
235	淄博市第一医院	山东	淄博	三甲	
236	南平市第一医院	福建	南平	三甲	
237	呼伦贝尔市人民医院	内蒙古	呼伦贝尔	三甲	—/四级甲等/—
238	淮安市第二人民医院	江苏	淮安	三甲	—/四级甲等/—
239	焦作市人民医院	河南	焦作	三甲	
240	咸宁市中心医院	湖北	咸宁	三甲	
241	昭通市第一人民医院	云南	昭通	三甲	
242	铁岭市中心医院	辽宁	铁岭	三甲	
243	鞍钢集团总医院	辽宁	鞍山	三甲	
244	临汾市人民医院	山西	临汾	三甲	
245	广元市中心医院	四川	广元	三甲	
246	渭南市中心医院	陕西	渭南	三甲	—/四级甲等/—
247	佛山市第二人民医院	广东	佛山	三甲	—/四级甲等/—

续表

名次	医院	省（区）	城市	级别	信息化评级（EMR/互联互通/智慧服务）
248	铜仁市人民医院	贵州	铜仁	三甲	
249	益阳市中心医院	湖南	益阳	三甲	
250	中山市小榄人民医院	广东	中山	三甲	
251	永州市中心医院	湖南	永州	三甲	
252	百色市人民医院	广西	百色	三甲	
253	大理白族自治州人民医院	云南	大理州	三甲	
254	宁德市闽东医院	福建	宁德	三甲	
255	通辽市医院	内蒙古	通辽	三甲	
256	楚雄彝族自治州人民医院	云南	楚雄州	三甲	
257	浙江大学医学院附属第四医院	浙江	金华	三甲	五级/五级乙等/—
258	岳阳市中心医院	湖南	岳阳	三甲	—/四级甲等/—
259	贵州医科大学第二附属医院	贵州	黔东南州	三甲	
260	宁德市医院	福建	宁德	三甲	
261	北华大学附属医院	吉林	吉林	三甲	
262	淮北矿工总医院	安徽	淮北	三甲	
263	黔西南州人民医院	贵州	黔西南州	三甲	
264	桂林市人民医院	广西	桂林	三甲	五级/—/—
265	新余市人民医院	江西	新余	三甲	
266	六盘水市人民医院	贵州	六盘水	三甲	
267	蚌埠医学院第二附属医院	安徽	蚌埠	三甲	
268	台州市中心医院	浙江	台州	三甲	—/四级甲等/—
269	徐州矿务集团总医院	江苏	徐州	三甲	—/四级甲等/—
270	佛山市南海区人民医院	广东	佛山	三甲	—/四级甲等/—
271	南阳市第二人民医院	河南	南阳	三甲	
272	黄冈市中心医院	湖北	黄冈	三甲	—/四级甲等/—
273	临汾市中心医院	山西	临汾	三甲	
274	惠州市第三人民医院	广东	惠州	三甲	
275	黔东南州人民医院	贵州	黔东南州	三甲	
276	天水市第一人民医院	甘肃	天水	三甲	
277	钦州市第二人民医院	广西	钦州	三甲	
278	安徽理工大学第一附属医院（淮南市第一人民医院）	安徽	淮南	三甲	
279	张家界市人民医院	湖南	张家界	三甲	

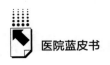
续表

名次	医院	省(区)	城市	级别	信息化评级(EMR/互联互通/智慧服务)
280	大理大学第一附属医院	云南	大理州	三甲	
281	中山市博爱医院	广东	中山	三甲	
282	黄山市人民医院	安徽	黄山	三甲	—/四级甲等/—
283	湖州市第一人民医院	浙江	湖州	三甲	—/四级甲等/—
284	南华大学附属南华医院	湖南	衡阳	三甲	—/四级乙等/—
285	凉山彝族自治州第一人民医院	四川	凉山州	三甲	
286	德宏州人民医院	云南	德宏州	三乙	
287	淄博市市立医院	山东	淄博	三甲	—/四级甲等/—
288	河源市人民医院	广东	河源	三甲	
289	威海市中心医院	山东	威海	三甲	
290	焦作市第二人民医院	河南	焦作	三甲	
291	酒泉市人民医院	甘肃	酒泉	三甲	
292	惠州市第一人民医院	广东	惠州	三甲	
293	广安市人民医院	四川	广安	三甲	
294	东莞市松山湖中心医院	广东	东莞	三甲	
295	马鞍山市人民医院	安徽	马鞍山	三甲	—/四级甲等/—
296	南阳医专第一附属医院	河南	南阳	三甲	
297	玉林市红十字会医院	广西	玉林	三级	
298	韶关市第一人民医院	广东	韶关	三甲	
299	滨州医学院烟台附属医院	山东	烟台	三甲	—/四级甲等/—
300	平顶山市第二人民医院	河南	平顶山	三级	—/四级甲等/—

表43　2022年地级城市医院301~500强

医院	城市	级别	是否公立	医院	城市	级别	是否公立
黑龙江省							
大庆龙南医院	大庆	三甲	是	七台河市人民医院	七台河	三甲	是
大庆市人民医院	大庆	三甲	是	齐齐哈尔医学院附属第二医院	齐齐哈尔	三甲	是
鹤岗鹤矿医院	鹤岗	三甲	否	齐齐哈尔医学院附属第一医院	齐齐哈尔	三甲	是
鹤岗市人民医院	鹤岗	三甲	是	双鸭山双矿医院	双鸭山	三甲	否
鸡西鸡矿医院	鸡西	三甲	是	绥化市第一医院	绥化	三甲	是
牡丹江市第二人民医院	牡丹江	三甲	是				

续表

医院	城市	级别	是否公立	医院	城市	级别	是否公立
吉林省							
吉化总医院	吉林	三甲	是	松原吉林油田医院	松原	三甲	否
吉林医药学院附属医院	吉林	三甲	是	松原市中心医院	松原	三级	是
四平市第一人民医院	四平	三乙	是	通化市中心医院	通化	三甲	是
辽宁省							
鞍山市中心医院	鞍山	三甲	是	锦州市中心医院	锦州	三甲	是
本钢总医院	本溪	三甲	是	锦州医科大学附属第三医院	锦州	三甲	是
朝阳市第二医院	朝阳	三甲	是	辽宁省健康产业集团阜新矿总医院	阜新	三甲	是
朝阳市中心医院	朝阳	三甲	是	盘锦辽油宝石花医院	盘锦	三甲	否
丹东市中心医院	丹东	三甲	是	营口市中心医院	营口	三甲	是
抚顺市中心医院	抚顺	三甲	是				
河北省							
保定市第二医院	保定	三甲	是	华北医疗健康集团峰峰总医院	邯郸	三甲	是
保定市第一医院	保定	三甲	是	京东中美医院	廊坊	三级	否
承德市中心医院	承德	三甲	是	唐山市丰润区人民医院	唐山	三级	是
哈励逊国际和平医院	衡水	三甲	是	唐山中心医院	唐山	三级	否
河北工程大学附属医院	邯郸	三甲	是				
内蒙古自治区							
巴彦淖尔市医院	巴彦淖尔	三甲	是	乌海市人民医院	乌海	三甲	是
包钢集团第三职工医院	包头	三甲	否	乌兰察布市中心医院	乌兰察布	三甲	是
包头医学院第二附属医院	包头	三乙	是	兴安盟人民医院	兴安盟	三甲	是
山西省							
北大医疗潞安医院	长治	三甲	否	山西省汾阳医院	吕梁	三甲	是
晋城大医院	晋城	三甲	是	忻州市人民医院	忻州	三甲	是
晋城市人民医院	晋城	三甲	是	阳泉煤业总医院	阳泉	三甲	是
晋中市第一人民医院	晋中	三甲	是	阳泉市第一人民医院	阳泉	三甲	是
吕梁市人民医院	吕梁	三甲	是	长治市人民医院	长治	三甲	是

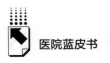
续表

医院	城市	级别	是否公立	医院	城市	级别	是否公立
安徽省							
安徽医科大学附属安庆第一人民医院	安庆	三甲	是	淮南新华医疗集团新华医院	淮南	三甲	否
蚌埠市第三人民医院	蚌埠	三甲	是	黄山首康医院	黄山	三级	否
蚌埠市第一人民医院	蚌埠	三甲	是	六安市第二人民医院	六安	三级	是
池州市人民医院	池州	三甲	是	皖北煤电集团总医院	宿州	三甲	否
德驭医疗马鞍山总医院	马鞍山	三甲	否	皖南医学院第二附属医院	芜湖	三甲	是
阜阳市第二人民医院	阜阳	三甲	是	芜湖市第一人民医院	芜湖	三甲	是
淮北市人民医院	淮北	三甲	是	宿州市立医院	宿州	三甲	是
淮南朝阳医院	淮南	三乙	否	宣城市人民医院	宣城	三甲	是
淮南东方医院集团总医院	淮南	三级	否	宣城中心医院	宣城	三级	是
福建省							
龙岩人民医院	龙岩	三乙	是	三明市第二医院	三明	三乙	是
龙岩市第二医院	龙岩	三乙	是	漳州正兴医院	漳州	三级	否
江苏省							
常州市金坛第一人民医院	常州	三级	是	南通市通州区人民医院	南通	三乙	是
常州市武进人民医院	常州	三乙	是	苏州明基医院	苏州	三级	否
南通市海门区人民医院	南通	三级	是	苏州市第九人民医院	苏州	三乙	是
淮安市淮阴医院	淮安	二甲	是	泰州市第二人民医院	泰州	三乙	是
南京医科大学附属苏州科技城医院	苏州	三级	是	徐州仁慈医院	徐州	三级	否
南通瑞慈医院	南通	三乙	否	扬州市江都人民医院	扬州	三乙	是
南通市第三人民医院	南通	三甲	是				
江西省							
抚州市第一人民医院	抚州	三甲	是	景德镇市第一人民医院	景德镇	三甲	是
景德镇市第二人民医院	景德镇	三甲	是				
山东省							
北大医疗鲁中医院	淄博	三甲	否	菏泽市牡丹人民医院	菏泽	三乙	是
滨州市第二人民医院	滨州	三级	是	济宁市第三人民医院	济宁	三级	否
滨州市中心医院	滨州	三甲	是	阳光融和医院	潍坊	三甲	否
东营市第二人民医院	东营	三乙	是	山东国欣颐养集团枣庄中心医院	枣庄	三甲	否

续表

医院	城市	级别	是否公立	医院	城市	级别	是否公立
浙江省							
金华市人民医院	金华	三乙	是	绍兴市上虞区人民医院	绍兴	三乙	是
衢州市第二人民医院	衢州	二甲	是	绍兴市市立医院	绍兴	三甲	是
绍兴第二医院	绍兴	三乙	是	绍兴市中心医院	绍兴	三乙	是
河南省							
安阳地区医院	安阳	三甲	是	南阳南石医院	南阳	三甲	否
河南科技大学第二附属医院	洛阳	三甲	是	南阳市第一人民医院	南阳	三甲	是
河南能源焦煤中央医院	焦作	三级	否	平煤神马集团总医院	平顶山	三甲	否
鹤壁市人民医院	鹤壁	三甲	是	新乡市第一人民医院	新乡	三甲	是
黄河三门峡医院	三门峡	三甲	是	新乡医学院第三附属医院	新乡	三级	是
洛阳东方医院	洛阳	三级	否	驻马店市第一人民医院	驻马店	三级	是
湖北省							
湖北民族大学附属民大医院	恩施州	三甲	是	三峡大学附属仁和医院	宜昌	三甲	是
黄石爱康医院	黄石	三甲	否	孝感市第一人民医院	孝感	三级	是
荆门市第二人民医院	荆门	三甲	是	宜昌市第二人民医院	宜昌	三甲	是
荆州市第二人民医院	荆州	三级	是				
湖南省							
衡阳市中心医院	衡阳	三甲	是	湘南学院附属医院	郴州	三甲	是
湖南医药学院第一附属医院	怀化	三甲	是	湘潭市第一人民医院	湘潭	三甲	是
怀化市第二人民医院	怀化	三甲	是	湘西自治州人民医院	湘西州	三甲	是
邵阳学院附属第一医院	邵阳	三甲	是	岳阳市人民医院	岳阳	三甲	是
广东省							
潮州市人民医院	潮州	三级	是	茂名市电白区人民医院	茂名	三级	是
潮州市中心医院	潮州	三甲	是	汕头潮南民生医院	汕头	三乙	否
东莞市滨海湾中心医院	东莞	三甲	是	云浮市人民医院	云浮	三甲	是
惠州市第六人民医院	惠州	三级	是	中山大学附属第三医院粤东医院	梅州	三甲	是
江门市人民医院	江门	三甲	是	遵义医科大学第五附属（珠海）医院	珠海	三级	是

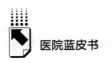

续表

医院	城市	级别	是否公立	医院	城市	级别	是否公立
广西壮族自治区							
广西壮族自治区桂东人民医院	梧州	三甲	是	贺州市人民医院	贺州	三甲	是
桂林市第二人民医院	桂林	三甲	是	来宾市人民医院	来宾	三级	是
桂林医学院第二附属医院	桂林	三甲	是	柳州市柳铁中心医院	柳州	三甲	是
河池市第一人民医院	河池	三甲	是	梧州市工人医院	梧州	三甲	是
河池市人民医院	河池	三甲	是				
海南省							
儋州市人民医院	儋州	三甲	是	三亚市人民医院	三亚	三甲	是
海南省第三人民医院	三亚	三甲	是				
甘肃省							
定西市人民医院	定西	三甲	是	陇南市第一人民医院	陇南	三甲	是
河西学院附属张掖人民医院	张掖	三甲	是	庆阳市人民医院	庆阳	三甲	是
临夏州人民医院	临夏州	三甲	是	武威市人民医院	武威	三甲	是
宁夏回族自治区							
固原市人民医院	固原	三乙	是	吴忠市人民医院	吴忠	三乙	是
宁夏第五人民医院	石嘴山	三乙	是				
陕西省							
宝鸡市人民医院	宝鸡	三甲	是	咸阳市第一人民医院	咸阳	三甲	是
三二〇一医院	汉中	三甲	是	咸阳市中心医院	咸阳	三甲	是
陕西省核工业二一五医院	咸阳	三甲	是	延安市人民医院	延安	三甲	是
商洛市中心医院	商洛	三甲	是	榆林市第二医院	榆林	三甲	是
铜川市人民医院	铜川	三甲	是				
新疆维吾尔自治区							
阿克苏地区第一人民医院	阿克苏地区	三甲	是	克拉玛依市中心医院	克拉玛依	三甲	是
巴音郭楞蒙古自治州人民医院	巴音郭楞州	三甲	是	克孜勒苏柯尔克孜自治州人民医院	克孜勒苏州	三甲	是
昌吉回族自治州人民医院	昌吉州	三甲	是	伊犁州友谊医院	伊犁州	三甲	是
喀什地区第二人民医院	喀什地区	三甲	是				

医院	城市	级别	是否公立	医院	城市	级别	是否公立
贵州省							
毕节市第一人民医院	毕节	三甲	是	黔南州人民医院	黔南州	三甲	是
贵州水城矿业集团总医院	六盘水	三甲	是	遵义市播州区人民医院	遵义	三级	是
贵州医科大学第三附属医院	黔南州	三甲	是	遵义市贵航医院	遵义	三甲	是
四川省							
巴中市中心医院	巴中	三甲	是	四川绵阳四〇四医院	绵阳	三甲	是
广元市第一人民医院	广元	三甲	是	雅安市人民医院	雅安	三甲	是
眉山市人民医院	眉山	三甲	是	资阳市第一人民医院	资阳	三甲	是
内江市第二人民医院	内江	三甲	是	自贡市第三人民医院	自贡	三甲	是
内江市第一人民医院	内江	三甲	是	自贡市第四人民医院	自贡	三甲	是
云南省							
保山市人民医院	保山	三甲	是	曲靖市第二人民医院	曲靖	三甲	是
红河州第一人民医院	红河州	三甲	是	西双版纳州人民医院	西双版纳州	三甲	是
临沧市人民医院	临沧	三甲	是				

九 2022年地级城市综合医院专科排行榜

评价对象："地级城市医院 100 强"上榜医院的 17 个专科，包括普通外科、骨科、泌尿外科、神经外科、心胸外科、重症医学科、妇产科、心血管内科、呼吸内科、消化内科、神经内科、肾脏内科、内分泌科、肿瘤内科、儿科、急诊医学科、健康管理科。2022 年地级城市医院各专科 30 强见表 44 至表 60。

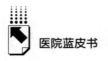

表44 2022年地级城市医院普通外科30强

名次	医院	省份	城市	级别
1	温州医科大学附属第一医院	浙江	温州	三甲
2	苏州大学附属第一医院	江苏	苏州	三甲
3	烟台毓璜顶医院	山东	烟台	三甲
4	徐州医科大学附属医院	江苏	徐州	三甲
5	济宁市第一人民医院	山东	济宁	三甲
6	汕头大学医学院第一附属医院	广东	汕头	三甲
7	聊城市人民医院	山东	聊城	三甲
8	佛山市第一人民医院	广东	佛山	三甲
9	南通大学附属医院	江苏	南通	三甲
10	湖北省十堰市太和医院	湖北	十堰	三甲
11	徐州市中心医院	江苏	徐州	三甲
12	临沂市人民医院	山东	临沂	三甲
13	济宁医学院附属医院	山东	济宁	三甲
14	遵义医科大学附属医院	贵州	遵义	三甲
15	无锡市人民医院	江苏	无锡	三甲
16	温州医科大学附属第二医院	浙江	温州	三甲
17	常州市第一人民医院	江苏	常州	三甲
18	中山大学附属第五医院	广东	珠海	三甲
19	赣州市人民医院	江西	赣州	三甲
20	承德医学院附属医院	河北	承德	三甲
21	中山市人民医院	广东	中山	三甲
22	江苏省苏北人民医院	江苏	扬州	三甲
23	南方医科大学第十附属医院(东莞市人民医院)	广东	东莞	三甲
24	西南医科大学附属医院	四川	泸州	三甲
25	梅州市人民医院	广东	梅州	三甲
26	沧州市中心医院	河北	沧州	三甲
27	浙江省台州医院	浙江	台州	三甲
28	常州市第二人民医院	江苏	常州	三甲
29	金华市中心医院	浙江	金华	三甲
30	郴州市第一人民医院	湖南	郴州	三甲

表 45　2022 年地级城市医院骨科 30 强

名次	医院	省份	城市	级别
1	苏州大学附属第一医院	江苏	苏州	三甲
2	徐州医科大学附属医院	江苏	徐州	三甲
3	临沂市人民医院	山东	临沂	三甲
4	徐州市中心医院	江苏	徐州	三甲
5	济宁市第一人民医院	山东	济宁	三甲
6	湖北省十堰市太和医院	湖北	十堰	三甲
7	温州医科大学附属第二医院	浙江	温州	三甲
8	聊城市人民医院	山东	聊城	三甲
9	温州医科大学附属第一医院	浙江	温州	三甲
10	蚌埠医学院第一附属医院	安徽	蚌埠	三甲
11	烟台毓璜顶医院	山东	烟台	三甲
12	南通大学附属医院	江苏	南通	三甲
13	常州市第一人民医院	江苏	常州	三甲
14	汕头大学医学院第一附属医院	广东	汕头	三甲
15	遵义医科大学附属医院	贵州	遵义	三甲
16	惠州市中心人民医院	广东	惠州	三甲
17	佛山市第一人民医院	广东	佛山	三甲
18	济宁医学院附属医院	山东	济宁	三甲
19	沧州市中心医院	河北	沧州	三甲
20	浙江省台州医院	浙江	台州	三甲
21	江苏省苏北人民医院	江苏	扬州	三甲
22	西南医科大学附属医院	四川	泸州	三甲
23	南方医科大学第十附属医院（东莞市人民医院）	广东	东莞	三甲
24	无锡市人民医院	江苏	无锡	三甲
25	柳州市工人医院	广西	柳州	三甲
26	苏州大学附属第二医院	江苏	苏州	三甲
27	广东医科大学附属医院	广东	湛江	三甲
28	苏州市立医院	江苏	苏州	三甲
29	淮安市第一人民医院	江苏	淮安	三甲
30	延安大学附属医院	陕西	延安	三甲

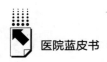

表46　2022年地级城市医院泌尿外科30强

名次	医院	省份	城市	级别
1	苏州大学附属第一医院	江苏	苏州	三甲
2	温州医科大学附属第一医院	浙江	温州	三甲
3	烟台毓璜顶医院	山东	烟台	三甲
4	徐州医科大学附属医院	江苏	徐州	三甲
5	临沂市人民医院	山东	临沂	三甲
6	徐州市中心医院	江苏	徐州	三甲
7	聊城市人民医院	山东	聊城	三甲
8	常州市第一人民医院	江苏	常州	三甲
9	济宁市第一人民医院	山东	济宁	三甲
10	梅州市人民医院	广东	梅州	三甲
11	沧州市中心医院	河北	沧州	三甲
12	无锡市人民医院	江苏	无锡	三甲
13	汕头大学医学院第一附属医院	广东	汕头	三甲
14	湖北省十堰市太和医院	湖北	十堰	三甲
15	遵义医科大学附属医院	贵州	遵义	三甲
16	南通大学附属医院	江苏	南通	三甲
17	浙江省台州医院	浙江	台州	三甲
18	佛山市第一人民医院	广东	佛山	三甲
19	赣南医学院第一附属医院	江西	赣州	三甲
20	邵阳市中心医院	湖南	邵阳	三甲
21	惠州市中心人民医院	广东	惠州	三甲
22	济宁医学院附属医院	山东	济宁	三甲
23	郴州市第一人民医院	湖南	郴州	三甲
24	江门市中心医院	广东	江门	三甲
25	南方医科大学第十附属医院（东莞市人民医院）	广东	东莞	三甲
26	新乡医学院第一附属医院	河南	新乡	三甲
27	江苏省苏北人民医院	江苏	扬州	三甲
28	盐城市第一人民医院	江苏	盐城	三甲
29	常州市第二人民医院	江苏	常州	三甲
30	漳州市医院	福建	漳州	三甲

表 47　2022 年地级城市医院神经外科 30 强

名次	医院	省份	城市	级别
1	苏州大学附属第一医院	江苏	苏州	三甲
2	徐州医科大学附属医院	江苏	徐州	三甲
3	温州医科大学附属第一医院	浙江	温州	三甲
4	湖北省十堰市太和医院	湖北	十堰	三甲
5	聊城市人民医院	山东	聊城	三甲
6	烟台毓璜顶医院	山东	烟台	三甲
7	汕头大学医学院第一附属医院	广东	汕头	三甲
8	临沂市人民医院	山东	临沂	三甲
9	沧州市中心医院	河北	沧州	三甲
10	济宁市第一人民医院	山东	济宁	三甲
11	济宁医学院附属医院	山东	济宁	三甲
12	潍坊市人民医院	山东	潍坊	三甲
13	梅州市人民医院	广东	梅州	三甲
14	徐州市中心医院	江苏	徐州	三甲
15	遵义医科大学附属医院	贵州	遵义	三甲
16	佛山市第一人民医院	广东	佛山	三甲
17	南方医科大学第十附属医院（东莞市人民医院）	广东	东莞	三甲
18	无锡市人民医院	江苏	无锡	三甲
19	新乡医学院第一附属医院	河南	新乡	三甲
20	常州市第一人民医院	江苏	常州	三甲
21	苏州大学附属第二医院	江苏	苏州	三甲
22	温州医科大学附属第二医院	浙江	温州	三甲
23	南通大学附属医院	江苏	南通	三甲
24	西南医科大学附属医院	四川	泸州	三甲
25	江苏省苏北人民医院	江苏	扬州	三甲
26	襄阳市中心医院	湖北	襄阳	三甲
27	郴州市第一人民医院	湖南	郴州	三甲
28	金华市中心医院	浙江	金华	三甲
29	南阳市中心医院	河南	南阳	三甲
30	福建医科大学附属第二医院	福建	泉州	三甲

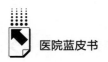

表48　2022年地级城市医院心胸外科30强

名次	医院	省份	城市	级别
1	苏州大学附属第一医院	江苏	苏州	三甲
2	温州医科大学附属第一医院	浙江	温州	三甲
3	徐州医科大学附属医院	江苏	徐州	三甲
4	烟台毓璜顶医院	山东	烟台	三甲
5	临沂市人民医院	山东	临沂	三甲
6	济宁市第一人民医院	山东	济宁	三甲
7	汕头大学医学院第一附属医院	广东	汕头	三甲
8	徐州市中心医院	江苏	徐州	三甲
9	无锡市人民医院	江苏	无锡	三甲
10	南方医科大学第十附属医院（东莞市人民医院）	广东	东莞	三甲
11	湖北省十堰市太和医院	湖北	十堰	三甲
12	聊城市人民医院	山东	聊城	三甲
13	佛山市第一人民医院	广东	佛山	三甲
14	沧州市中心医院	河北	沧州	三甲
15	济宁医学院附属医院	山东	济宁	三甲
16	温州医科大学附属第二医院	浙江	温州	三甲
17	中山市人民医院	广东	中山	三甲
18	南通大学附属医院	江苏	南通	三甲
19	常州市第一人民医院	江苏	常州	三甲
20	新乡医学院第一附属医院	河南	新乡	三甲
21	淮安市第一人民医院	江苏	淮安	三甲
22	浙江省台州医院	浙江	台州	三甲
23	遵义医科大学附属医院	贵州	遵义	三甲
24	西南医科大学附属医院	四川	泸州	三甲
25	宜昌市中心人民医院	湖北	宜昌	三甲
26	常州市第二人民医院	江苏	常州	三甲
27	江门市中心医院	广东	江门	三甲
28	江苏省苏北人民医院	江苏	扬州	三甲
29	川北医学院附属医院	四川	南充	三甲
30	金华市中心医院	浙江	金华	三甲

表49　2022年地级城市医院重症医学科30强

名次	医院	省份	城市	级别
1	烟台毓璜顶医院	山东	烟台	三甲
2	温州医科大学附属第一医院	浙江	温州	三甲
3	苏州大学附属第一医院	江苏	苏州	三甲
4	徐州医科大学附属医院	江苏	徐州	三甲
5	临沂市人民医院	山东	临沂	三甲
6	聊城市人民医院	山东	聊城	三甲
7	佛山市第一人民医院	广东	佛山	三甲
8	济宁市第一人民医院	山东	济宁	三甲
9	徐州市中心医院	江苏	徐州	三甲
10	汕头大学医学院第一附属医院	广东	汕头	三甲
11	湖北省十堰市太和医院	湖北	十堰	三甲
12	南方医科大学第十附属医院（东莞市人民医院）	广东	东莞	三甲
13	济宁医学院附属医院	山东	济宁	三甲
14	遵义医科大学附属医院	贵州	遵义	三甲
15	南通大学附属医院	江苏	南通	三甲
16	温州医科大学附属第二医院	浙江	温州	三甲
17	无锡市人民医院	江苏	无锡	三甲
18	梅州市人民医院	广东	梅州	三甲
19	西南医科大学附属医院	四川	泸州	三甲
20	潍坊市人民医院	山东	潍坊	三甲
21	惠州市中心人民医院	广东	惠州	三甲
22	常州市第一人民医院	江苏	常州	三甲
23	中山市人民医院	广东	中山	三甲
24	广东医科大学附属医院	广东	湛江	三甲
25	皖南医学院第一附属医院（弋矶山医院）	安徽	芜湖	三甲
26	沧州市中心医院	河北	沧州	三甲
27	江苏省苏北人民医院	江苏	扬州	三甲
28	宜昌市中心人民医院	湖北	宜昌	三甲
29	郴州市第一人民医院	湖南	郴州	三甲
30	蚌埠医学院第一附属医院	安徽	蚌埠	三甲

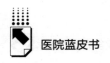

表 50   2022 年地级城市医院妇产科 30 强

名次	医院	省份	城市	级别
1	温州医科大学附属第一医院	浙江	温州	三甲
2	苏州大学附属第一医院	江苏	苏州	三甲
3	烟台毓璜顶医院	山东	烟台	三甲
4	徐州医科大学附属医院	江苏	徐州	三甲
5	佛山市第一人民医院	广东	佛山	三甲
6	济宁市第一人民医院	山东	济宁	三甲
7	聊城市人民医院	山东	聊城	三甲
8	临沂市人民医院	山东	临沂	三甲
9	湖北省十堰市太和医院	湖北	十堰	三甲
10	汕头大学医学院第一附属医院	广东	汕头	三甲
11	沧州市中心医院	河北	沧州	三甲
12	徐州市中心医院	江苏	徐州	三甲
13	济宁医学院附属医院	山东	济宁	三甲
14	梅州市人民医院	广东	梅州	三甲
15	温州医科大学附属第二医院	浙江	温州	三甲
16	南通大学附属医院	江苏	南通	三甲
17	南方医科大学第十附属医院(东莞市人民医院)	广东	东莞	三甲
18	遵义医科大学附属医院	贵州	遵义	三甲
19	苏州市立医院	江苏	苏州	三甲
20	宜昌市中心人民医院	湖北	宜昌	三甲
21	江苏省苏北人民医院	江苏	扬州	三甲
22	无锡市人民医院	江苏	无锡	三甲
23	郴州市第一人民医院	湖南	郴州	三甲
24	新乡医学院第一附属医院	河南	新乡	三甲
25	泰安市中心医院	山东	泰安	三甲
26	滨州医学院附属医院	山东	滨州	三甲
27	浙江省台州医院	浙江	台州	三甲
28	清远市人民医院	广东	清远	三甲
29	邯郸市中心医院	河北	邯郸	三甲
30	绵阳市中心医院	四川	绵阳	三甲

表 51　2022 年地级城市医院心血管内科 30 强

名次	医院	省份	城市	级别
1	苏州大学附属第一医院	江苏	苏州	三甲
2	徐州医科大学附属医院	江苏	徐州	三甲
3	烟台毓璜顶医院	山东	烟台	三甲
4	汕头大学医学院第一附属医院	广东	汕头	三甲
5	济宁市第一人民医院	山东	济宁	三甲
6	温州医科大学附属第一医院	浙江	温州	三甲
7	聊城市人民医院	山东	聊城	三甲
8	徐州市中心医院	江苏	徐州	三甲
9	临沂市人民医院	山东	临沂	三甲
10	佛山市第一人民医院	广东	佛山	三甲
11	沧州市中心医院	河北	沧州	三甲
12	遵义医科大学附属医院	贵州	遵义	三甲
13	梅州市人民医院	广东	梅州	三甲
14	无锡市人民医院	江苏	无锡	三甲
15	温州医科大学附属第二医院	浙江	温州	三甲
16	湖北省十堰市太和医院	湖北	十堰	三甲
17	常州市第一人民医院	江苏	常州	三甲
18	济宁医学院附属医院	山东	济宁	三甲
19	中山市人民医院	广东	中山	三甲
20	宜昌市中心人民医院	湖北	宜昌	三甲
21	新乡医学院第一附属医院	河南	新乡	三甲
22	河南科技大学第一附属医院	河南	洛阳	三甲
23	南通大学附属医院	江苏	南通	三甲
24	广东医科大学附属医院	广东	湛江	三甲
25	江苏省苏北人民医院	江苏	扬州	三甲
26	潍坊市人民医院	山东	潍坊	三甲
27	泰州市人民医院	江苏	泰州	三甲
28	江苏大学附属医院	江苏	镇江	三甲
29	南方医科大学第十附属医院(东莞市人民医院)	广东	东莞	三甲
30	泉州市第一医院	福建	泉州	三甲

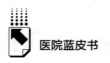

表52　2022年地级城市医院呼吸内科30强

名次	医院	省份	城市	级别
1	苏州大学附属第一医院	江苏	苏州	三甲
2	温州医科大学附属第一医院	浙江	温州	三甲
3	济宁市第一人民医院	山东	济宁	三甲
4	烟台毓璜顶医院	山东	烟台	三甲
5	湖北省十堰市太和医院	湖北	十堰	三甲
6	南方医科大学第十附属医院（东莞市人民医院）	广东	东莞	三甲
7	徐州医科大学附属医院	江苏	徐州	三甲
8	聊城市人民医院	山东	聊城	三甲
9	徐州市中心医院	江苏	徐州	三甲
10	蚌埠医学院第一附属医院	安徽	蚌埠	三甲
11	遵义医科大学附属医院	贵州	遵义	三甲
12	无锡市人民医院	江苏	无锡	三甲
13	汕头大学医学院第一附属医院	广东	汕头	三甲
14	临沂市人民医院	山东	临沂	三甲
15	南通大学附属医院	江苏	南通	三甲
16	惠州市中心人民医院	广东	惠州	三甲
17	济宁医学院附属医院	山东	济宁	三甲
18	佛山市第一人民医院	广东	佛山	三甲
19	宜昌市中心人民医院	湖北	宜昌	三甲
20	常州市第一人民医院	江苏	常州	三甲
21	西南医科大学附属医院	四川	泸州	三甲
22	福建医科大学附属第二医院	福建	泉州	三甲
23	汕头市中心医院	广东	汕头	三甲
24	金华市中心医院	浙江	金华	三甲
25	温州医科大学附属第二医院	浙江	温州	三甲
26	沧州市中心医院	河北	沧州	三甲
27	清远市人民医院	广东	清远	三甲
28	珠海市人民医院	广东	珠海	三甲
29	广东医科大学附属医院	广东	湛江	三甲
30	粤北人民医院	广东	韶关	三甲

表 53　2022 年地级城市医院消化内科 30 强

名次	医院	省份	城市	级别
1	苏州大学附属第一医院	江苏	苏州	三甲
2	温州医科大学附属第一医院	浙江	温州	三甲
3	徐州医科大学附属医院	江苏	徐州	三甲
4	烟台毓璜顶医院	山东	烟台	三甲
5	聊城市人民医院	山东	聊城	三甲
6	临沂市人民医院	山东	临沂	三甲
7	湖北省十堰市太和医院	湖北	十堰	三甲
8	遵义医科大学附属医院	贵州	遵义	三甲
9	济宁市第一人民医院	山东	济宁	三甲
10	梅州市人民医院	广东	梅州	三甲
11	南通大学附属医院	江苏	南通	三甲
12	徐州市中心医院	江苏	徐州	三甲
13	常州市第一人民医院	江苏	常州	三甲
14	佛山市第一人民医院	广东	佛山	三甲
15	沧州市中心医院	河北	沧州	三甲
16	济宁医学院附属医院	山东	济宁	三甲
17	粤北人民医院	广东	韶关	三甲
18	温州医科大学附属第二医院	浙江	温州	三甲
19	惠州市中心人民医院	广东	惠州	三甲
20	汕头大学医学院第一附属医院	广东	汕头	三甲
21	郴州市第一人民医院	湖南	郴州	三甲
22	无锡市人民医院	江苏	无锡	三甲
23	江门市中心医院	广东	江门	三甲
24	淮安市第一人民医院	江苏	淮安	三甲
25	西南医科大学附属医院	四川	泸州	三甲
26	浙江省台州医院	浙江	台州	三甲
27	潍坊市人民医院	山东	潍坊	三甲
28	江苏省苏北人民医院	江苏	扬州	三甲
29	遂宁市中心医院	四川	遂宁	三甲
30	泰州市人民医院	江苏	泰州	三甲

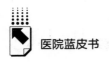
表 54　2022 年地级城市医院神经内科 30 强

名次	医院	省份	城市	级别
1	苏州大学附属第二医院	江苏	苏州	三甲
2	徐州医科大学附属医院	江苏	徐州	三甲
3	温州医科大学附属第一医院	浙江	温州	三甲
4	聊城市人民医院	山东	聊城	三甲
5	临沂市人民医院	山东	临沂	三甲
6	苏州大学附属第一医院	江苏	苏州	三甲
7	烟台毓璜顶医院	山东	烟台	三甲
8	汕头大学医学院第一附属医院	广东	汕头	三甲
9	济宁市第一人民医院	山东	济宁	三甲
10	徐州市中心医院	江苏	徐州	三甲
11	新乡医学院第一附属医院	河南	新乡	三甲
12	湖北省十堰市太和医院	湖北	十堰	三甲
13	温州医科大学附属第二医院	浙江	温州	三甲
14	遵义医科大学附属医院	贵州	遵义	三甲
15	常州市第一人民医院	江苏	常州	三甲
16	佛山市第一人民医院	广东	佛山	三甲
17	南方医科大学第十附属医院(东莞市人民医院)	广东	东莞	三甲
18	沧州市中心医院	河北	沧州	三甲
19	粤北人民医院	广东	韶关	三甲
20	济宁医学院附属医院	山东	济宁	三甲
21	郴州市第一人民医院	湖南	郴州	三甲
22	淮安市第一人民医院	江苏	淮安	三甲
23	襄阳市中心医院	湖北	襄阳	三甲
24	南通大学附属医院	江苏	南通	三甲
25	梅州市人民医院	广东	梅州	三甲
26	西南医科大学附属医院	四川	泸州	三甲
27	江苏省苏北人民医院	江苏	扬州	三甲
28	无锡市人民医院	江苏	无锡	三甲
29	浙江省台州医院	浙江	台州	三甲
30	泉州市第一医院	福建	泉州	三甲

表 55　2022 年地级城市医院肾脏内科 30 强

名次	医院	省份	城市	级别
1	温州医科大学附属第一医院	浙江	温州	三甲
2	徐州医科大学附属医院	江苏	徐州	三甲
3	苏州大学附属第一医院	江苏	苏州	三甲
4	佛山市第一人民医院	广东	佛山	三甲
5	烟台毓璜顶医院	山东	烟台	三甲
6	汕头大学医学院第一附属医院	广东	汕头	三甲
7	聊城市人民医院	山东	聊城	三甲
8	南方医科大学第十附属医院（东莞市人民医院）	广东	东莞	三甲
9	临沂市人民医院	山东	临沂	三甲
10	中山大学附属第五医院	广东	珠海	三甲
11	济宁市第一人民医院	山东	济宁	三甲
12	湖北省十堰市太和医院	湖北	十堰	三甲
13	徐州市中心医院	江苏	徐州	三甲
14	遵义医科大学附属医院	贵州	遵义	三甲
15	无锡市人民医院	江苏	无锡	三甲
16	常州市第一人民医院	江苏	常州	三甲
17	沧州市中心医院	河北	沧州	三甲
18	中山市人民医院	广东	中山	三甲
19	温州医科大学附属第二医院	浙江	温州	三甲
20	郴州市第一人民医院	湖南	郴州	三甲
21	广东医科大学附属医院	广东	湛江	三甲
22	西南医科大学附属医院	四川	泸州	三甲
23	惠州市中心人民医院	广东	惠州	三甲
24	济宁医学院附属医院	山东	济宁	三甲
25	新乡医学院第一附属医院	河南	新乡	三甲
26	宜昌市中心人民医院	湖北	宜昌	三甲
27	襄阳市中心医院	湖北	襄阳	三甲
28	江苏省苏北人民医院	江苏	扬州	三甲
29	南充市中心医院	四川	南充	三甲
30	江门市中心医院	广东	江门	三甲

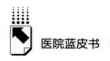

表 56 2022 年地级城市医院内分泌科 30 强

名次	医院	省份	城市	级别
1	温州医科大学附属第一医院	浙江	温州	三甲
2	苏州大学附属第一医院	江苏	苏州	三甲
3	聊城市人民医院	山东	聊城	三甲
4	徐州医科大学附属医院	江苏	徐州	三甲
5	临沂市人民医院	山东	临沂	三甲
6	汕头大学医学院第一附属医院	广东	汕头	三甲
7	徐州市中心医院	江苏	徐州	三甲
8	烟台毓璜顶医院	山东	烟台	三甲
9	南方医科大学第十附属医院(东莞市人民医院)	广东	东莞	三甲
10	济宁医学院附属医院	山东	济宁	三甲
11	济宁市第一人民医院	山东	济宁	三甲
12	佛山市第一人民医院	广东	佛山	三甲
13	湖北省十堰市太和医院	湖北	十堰	三甲
14	沧州市中心医院	河北	沧州	三甲
15	无锡市人民医院	江苏	无锡	三甲
16	中山市人民医院	广东	中山	三甲
17	温州医科大学附属第二医院	浙江	温州	三甲
18	西南医科大学附属医院	四川	泸州	三甲
19	常州市第一人民医院	江苏	常州	三甲
20	遵义医科大学附属医院	贵州	遵义	三甲
21	惠州市中心人民医院	广东	惠州	三甲
22	南通大学附属医院	江苏	南通	三甲
23	淮安市第一人民医院	江苏	淮安	三甲
24	梅州市人民医院	广东	梅州	三甲
25	新乡医学院第一附属医院	河南	新乡	三甲
26	江苏省苏北人民医院	江苏	扬州	三甲
27	郴州市第一人民医院	湖南	郴州	三甲
28	常州市第二人民医院	江苏	常州	三甲
29	福建医科大学附属第二医院	福建	泉州	三甲
30	粤北人民医院	广东	韶关	三甲

表 57　2022 年地级城市医院肿瘤内科 30 强

名次	医院	省份	城市	级别
1	苏州大学附属第一医院	江苏	苏州	三甲
2	徐州医科大学附属医院	江苏	徐州	三甲
3	温州医科大学附属第一医院	浙江	温州	三甲
4	南方医科大学第十附属医院（东莞市人民医院）	广东	东莞	三甲
5	烟台毓璜顶医院	山东	烟台	三甲
6	佛山市第一人民医院	广东	佛山	三甲
7	济宁市第一人民医院	山东	济宁	三甲
8	南通大学附属医院	江苏	南通	三甲
9	聊城市人民医院	山东	聊城	三甲
10	临沂市人民医院	山东	临沂	三甲
11	徐州市中心医院	江苏	徐州	三甲
12	湖北省十堰市太和医院	湖北	十堰	三甲
13	济宁医学院附属医院	山东	济宁	三甲
14	河南科技大学第一附属医院	河南	洛阳	三甲
15	遵义医科大学附属医院	贵州	遵义	三甲
16	中山市人民医院	广东	中山	三甲
17	常州市第一人民医院	江苏	常州	三甲
18	沧州市中心医院	河北	沧州	三甲
19	襄阳市中心医院	湖北	襄阳	三甲
20	梅州市人民医院	广东	梅州	三甲
21	新乡医学院第一附属医院	河南	新乡	三甲
22	西南医科大学附属医院	四川	泸州	三甲
23	温州医科大学附属第二医院	浙江	温州	三甲
24	惠州市中心人民医院	广东	惠州	三甲
25	汕头大学医学院第一附属医院	广东	汕头	三甲
26	无锡市人民医院	江苏	无锡	三甲
27	郴州市第一人民医院	湖南	郴州	三甲
28	连云港市第一人民医院	江苏	连云港	三甲
29	赣州市人民医院	江西	赣州	三甲
30	宜昌市中心人民医院	湖北	宜昌	三甲

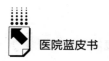

表 58　2022 年地级城市医院儿科 30 强

名次	医院	省份	城市	级别
1	温州医科大学附属第二医院	浙江	温州	三甲
2	聊城市人民医院	山东	聊城	三甲
3	烟台毓璜顶医院	山东	烟台	三甲
4	临沂市人民医院	山东	临沂	三甲
5	徐州医科大学附属医院	江苏	徐州	三甲
6	汕头大学医学院第一附属医院	广东	汕头	三甲
7	济宁市第一人民医院	山东	济宁	三甲
8	遵义医科大学附属医院	贵州	遵义	三甲
9	徐州市中心医院	江苏	徐州	三甲
10	济宁医学院附属医院	山东	济宁	三甲
11	沧州市中心医院	河北	沧州	三甲
12	湖北省十堰市太和医院	湖北	十堰	三甲
13	佛山市第一人民医院	广东	佛山	三甲
14	南通大学附属医院	江苏	南通	三甲
15	温州医科大学附属第一医院	浙江	温州	三甲
16	郴州市第一人民医院	湖南	郴州	三甲
17	新乡医学院第一附属医院	河南	新乡	三甲
18	西南医科大学附属医院	四川	泸州	三甲
19	南方医科大学第十附属医院(东莞市人民医院)	广东	东莞	三甲
20	广东医科大学附属医院	广东	湛江	三甲
21	襄阳市中心医院	湖北	襄阳	三甲
22	惠州市中心人民医院	广东	惠州	三甲
23	梅州市人民医院	广东	梅州	三甲
24	江苏省苏北人民医院	江苏	扬州	三甲
25	潍坊市人民医院	山东	潍坊	三甲
26	十堰市人民医院	湖北	十堰	三甲
27	泉州市第一医院	福建	泉州	三甲
28	绵阳市中心医院	四川	绵阳	三甲
29	遂宁市中心医院	四川	遂宁	三甲
30	柳州市人民医院	广西	柳州	三甲

表 59　2022 年地级城市医院急诊医学科 30 强

名次	医院	省份	城市	级别
1	温州医科大学附属第一医院	浙江	温州	三甲
2	苏州大学附属第一医院	江苏	苏州	三甲
3	徐州医科大学附属医院	江苏	徐州	三甲
4	临沂市人民医院	山东	临沂	三甲
5	济宁市第一人民医院	山东	济宁	三甲
6	沧州市中心医院	河北	沧州	三甲
7	南通大学附属医院	江苏	南通	三甲
8	温州医科大学附属第二医院	浙江	温州	三甲
9	浙江省台州医院	浙江	台州	三甲
10	烟台毓璜顶医院	山东	烟台	三甲
11	汕头大学医学院第一附属医院	广东	汕头	三甲
12	聊城市人民医院	山东	聊城	三甲
13	南方医科大学第十附属医院（东莞市人民医院）	广东	东莞	三甲
14	淮安市第一人民医院	江苏	淮安	三甲
15	郴州市第一人民医院	湖南	郴州	三甲
16	佛山市第一人民医院	广东	佛山	三甲
17	徐州市中心医院	江苏	徐州	三甲
18	河南科技大学第一附属医院	河南	洛阳	三甲
19	苏州大学附属第二医院	江苏	苏州	三甲
20	江苏大学附属医院	江苏	镇江	三甲
21	湖北省十堰市太和医院	湖北	十堰	三甲
22	曲靖市第一人民医院	云南	曲靖	三甲
23	滨州医学院附属医院	山东	滨州	三甲
24	蚌埠医学院第一附属医院	安徽	蚌埠	三甲
25	连云港市第一人民医院	江苏	连云港	三甲
26	遵义医科大学附属医院	贵州	遵义	三甲
27	湛江中心人民医院	广东	湛江	三甲
28	西南医科大学附属医院	四川	泸州	三甲
29	南华大学附属第一医院	湖南	衡阳	三甲
30	常州市第一人民医院	江苏	常州	三甲

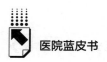

表 60 2022 年地级城市医院健康管理科 30 强

名次	医院	省份	城市	级别
1	苏州大学附属第一医院	江苏	苏州	三甲
2	温州医科大学附属第一医院	浙江	温州	三甲
3	佛山市第一人民医院	广东	佛山	三甲
4	徐州医科大学附属医院	江苏	徐州	三甲
5	南方医科大学第十附属医院(东莞市人民医院)	广东	东莞	三甲
6	郴州市第一人民医院	湖南	郴州	三甲
7	徐州市中心医院	江苏	徐州	三甲
8	常州市第一人民医院	江苏	常州	三甲
9	汕头大学医学院第一附属医院	广东	汕头	三甲
10	聊城市人民医院	山东	聊城	三甲
11	济宁市第一人民医院	山东	济宁	三甲
12	济宁医学院附属医院	山东	济宁	三甲
13	株洲市中心医院	湖南	株洲	三甲
14	烟台毓璜顶医院	山东	烟台	三甲
15	临沂市人民医院	山东	临沂	三甲
16	湖北省十堰市太和医院	湖北	十堰	三甲
17	浙江省台州医院	浙江	台州	三甲
18	苏州市立医院	江苏	苏州	三甲
19	西南医科大学附属医院	四川	泸州	三甲
20	金华市中心医院	浙江	金华	三甲
21	柳州市人民医院	广西	柳州	三甲
22	宜昌市中心人民医院	湖北	宜昌	三甲
23	江门市中心医院	广东	江门	三甲
24	潍坊市人民医院	山东	潍坊	三甲
25	荆州市中心医院	湖北	荆州	三甲
26	丽水市中心医院	浙江	丽水	三甲
27	沧州市中心医院	河北	沧州	三甲
28	珠海市人民医院	广东	珠海	三甲
29	湖州市中心医院	浙江	湖州	三甲
30	德阳市人民医院	四川	德阳	三甲

十　2022年县级医院500强

县级医院：位于县域的综合医院，不含中医医院、专科医院和部队医院。
2022 年县级医院 100 强、101~300 强、301~500 强分别见表 61、表 62、表 63。

表 61　2022 年县级医院 100 强

名次	医院	得分	省（区、市）	城市	级别	信息化评级（EMR/互联互通/智慧服务）
1	江阴市人民医院	857.11	江苏	无锡	三甲	六级/四级甲等/三级
2	瑞安市人民医院	853.96	浙江	温州	三甲	五级/四级乙等/—
3	高州市人民医院	853.23	广东	茂名	三甲	—/四级甲等/—
4	昆山市第一人民医院	814.06	江苏	苏州	三甲	
5	宜兴市人民医院	790.67	江苏	无锡	三甲	五级/四级甲等/—
6	张家港市第一人民医院	786.59	江苏	苏州	三甲	五级/四级甲等/—
7	东阳市人民医院	779.37	浙江	金华	三甲	
8	温岭市第一人民医院	776.80	浙江	台州	三甲	五级/四级甲等/—
9	天门市第一人民医院	775.54	湖北	天门（省直辖县）	三甲	—/四级甲等/—
10	滕州市中心人民医院	774.90	山东	枣庄	三甲	—/四级甲等/—
11	义乌市中心医院	774.14	浙江	金华	三乙	—/四级甲等/—
12	诸暨市人民医院	764.74	浙江	绍兴	三甲	
13	常熟市第一人民医院	764.57	江苏	苏州	三级	
14	泰兴市人民医院	759.87	江苏	泰州	三甲	
15	常熟市第二人民医院	753.32	江苏	苏州	三甲	—/四级乙等/—
16	普宁市人民医院	751.34	广东	揭阳	三甲	
17	寿光市人民医院	747.41	山东	潍坊	三乙	
18	简阳市人民医院	746.17	四川	成都	三甲	
19	平邑县人民医院	727.58	山东	临沂	三乙	—/四级乙等/—
20	余姚市人民医院	724.99	浙江	宁波	三乙	—/四级甲等/—
21	仙桃市第一人民医院	721.92	湖北	仙桃（省直辖县）	三甲	
22	永康市第一人民医院	690.99	浙江	金华	三乙	
23	单县中心医院	676.54	山东	菏泽	三甲	
24	莒县人民医院	662.31	山东	日照	三乙	五级/—/—

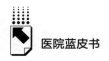

续表

名次	医院	得分	省（区、市）	城市	级别	信息化评级（EMR/互联互通/智慧服务）
25	太仓市第一人民医院	659.80	江苏	苏州	三乙	五级/四级甲等/—
26	宁乡市人民医院	647.50	湖南	长沙	三级	
27	慈溪市人民医院	633.65	浙江	宁波	三乙	—/四级甲等/—
28	廉江市人民医院	621.98	广东	湛江	三级	
29	兰陵县人民医院	621.22	山东	临沂	三乙	
30	新昌县人民医院	619.69	浙江	绍兴	三乙	—/四级甲等/—
31	靖江市人民医院	612.10	江苏	泰州	三乙	五级/四级甲等/—
32	开平市中心医院	609.45	广东	江门	三甲	
33	兴化市人民医院	601.47	江苏	泰州	三乙	—/四级甲等/—
34	潍坊市益都中心医院	596.75	山东	潍坊	三甲	—/四级甲等
35	诸城市人民医院	593.87	山东	潍坊	三乙	
36	金乡县人民医院	581.99	山东	济宁	三乙	
37	乐清市人民医院	577.45	浙江	温州	三乙	
38	汉川市人民医院	574.66	湖北	孝感	三甲	—/四级甲等/—
39	丹阳市人民医院	566.91	江苏	镇江	三甲	—/四级甲等/—
40	邳州市人民医院	565.08	江苏	徐州	三甲	五级/四级甲等/—
41	梅河口市中心医院	559.27	吉林	通化	三甲	
42	遵化市人民医院	556.94	河北	唐山	三级	
43	沭阳医院	544.01	江苏	宿迁	三乙	—/四级甲等/—
44	台山市人民医院	542.06	广东	江门	三级	
45	安丘市人民医院	520.47	山东	潍坊	三乙	—/四级甲等/—
46	新泰市人民医院	514.17	山东	泰安	三乙	
47	嵊州市人民医院（浙大一院嵊州分院）	507.92	浙江	绍兴	三乙	—/四级乙等/—
48	兴义市人民医院	501.29	贵州	黔西南州	三甲	五级/—/—
49	福鼎市医院	499.70	福建	宁德	三乙	—/四级甲等/—
50	浏阳市人民医院	498.86	湖南	长沙	三级	
51	平度市人民医院	466.77	山东	青岛	三乙	
52	曹县人民医院	461.34	山东	菏泽	三乙	五级/四级乙等/—
53	太和县人民医院	455.84	安徽	阜阳	三甲	五级/四级甲等/—
54	象山县第一人民医院	453.52	浙江	宁波	三乙	—/四级甲等/—
55	滑县人民医院	453.38	河南	安阳	三级	
56	临泉县人民医院	445.08	安徽	阜阳	三级	

续表

名次	医院	得分	省（区、市）	城市	级别	信息化评级（EMR/互联互通/智慧服务）
57	启东市人民医院	436.82	江苏	南通	三乙	—/四级甲等/—
58	沂南县人民医院	427.79	山东	临沂	三乙	
59	灵山县人民医院	423.88	广西	钦州	三级	
60	莱州市人民医院	417.47	山东	烟台	三级	
61	海安市人民医院	416.41	江苏	南通	三乙	
62	莱阳市中心医院	411.56	山东	烟台	三甲	
63	都江堰市人民医院	411.45	四川	成都	三甲	
64	北流市人民医院	407.41	广西	玉林	三级	
65	普宁市华侨医院	405.19	广东	揭阳	三甲	
66	如皋市人民医院	402.85	江苏	南通	三乙	
67	瓦房店市中心医院	402.23	辽宁	大连	三乙	
68	枣阳市第一人民医院	401.57	湖北	襄阳	三甲	
69	垫江县人民医院	397.08	重庆	重庆	三甲	
70	石门县人民医院	396.49	湖南	常德	三级	
71	武安市第一人民医院	388.80	河北	邯郸	三乙	
72	巩义市人民医院	387.76	河南	郑州	三级	—/四级甲等/—
73	惠东县人民医院	385.16	广东	惠州	三级	
74	邹城市人民医院	384.77	山东	济宁	三乙	—/四级甲等/—
75	仁寿县人民医院	380.02	四川	眉山	三甲	
76	高密市人民医院	379.10	山东	潍坊	三乙	—/四级甲等/—
77	莒南县人民医院	377.82	山东	临沂	三乙	
78	安徽医科大学附属巢湖医院	376.52	安徽	合肥	三甲	
79	昌乐县人民医院	368.79	山东	潍坊	三乙	—/四级甲等/—
80	桐乡市第一人民医院	367.26	浙江	嘉兴	三乙	
81	苍南县人民医院	365.39	浙江	温州	三乙	—/四级甲等/—
82	宣汉县人民医院	365.38	四川	达州	三甲	
83	庄河市中心医院	364.62	辽宁	大连	三级	
84	兰溪市人民医院	358.33	浙江	金华	三乙	
85	桃江县人民医院	356.80	湖南	益阳	三级	
86	红河州滇南中心医院（个旧市人民医院）	350.04	云南	红河州	三甲	
87	福清市医院	348.83	福建	福州	三级	
88	东台市人民医院	348.20	江苏	盐城	三乙	—/四级甲等/—

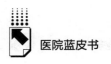

名次	医院	得分	省（区、市）	城市	级别	信息化评级（EMR/互联互通/智慧服务）
89	安岳县人民医院	344.80	四川	资阳	三乙	
90	平阳县人民医院	341.20	浙江	温州	三乙	—/四级甲等/—
91	定州市人民医院	339.66	河北	保定	三级	
92	溧阳市人民医院	338.82	江苏	常州	三级	
93	张家港澳洋医院	336.38	江苏	苏州	三级	
94	阆中市人民医院	326.34	四川	南充	三甲	—/四级乙等/—
95	新沂市人民医院	322.20	江苏	徐州	三乙	
96	三台县人民医院	321.86	四川	绵阳	三甲	
97	唐河县人民医院	309.67	河南	南阳	三级	
98	赤峰市宁城县中心医院	305.77	内蒙古	赤峰	三乙	
99	嘉善县第一人民医院	296.17	浙江	嘉兴	三乙	
100	钟祥市人民医院	293.92	湖北	荆门	三甲	

表62　2022年县级医院101~300强

名次	医院	省（区、市）	城市	级别	信息化评级（EMR/互联互通/智慧服务）
101	涿州市医院	河北	保定	三甲	
102	湘乡市人民医院	湖南	湘潭	三级	
103	建湖县人民医院	江苏	盐城	三乙	五级/—/—
104	高邮市人民医院	江苏	扬州	三乙	
105	利辛县人民医院	安徽	亳州	三级	
106	德清县人民医院	浙江	湖州	三乙	
107	建德市第一人民医院	浙江	杭州	三乙	五级/四级甲等/三级
108	长兴县人民医院	浙江	湖州	三乙	—/四级甲等/—
109	义乌复元私立医院	浙江	金华	二甲	
110	河南宏力医院	河南	新乡	三级	
111	桂平市人民医院	广西	贵港	三甲	
112	湘潭县人民医院	湖南	湘潭	三级	
113	麻城市人民医院	湖北	黄冈	三甲	
114	桓台县人民医院	山东	淄博	三乙	—/四级甲等/—
115	罗定市人民医院	广东	云浮	三甲	
116	新郑华信民生医院	河南	郑州	二甲	

续表

名次	医院	省 （区、市）	城市	级别	信息化评级（EMR/互联互通/智慧服务）
117	镇雄县人民医院	云南	昭通	三级	
118	吴川市人民医院	广东	湛江	三级	
119	泗洪医院	江苏	宿迁	三级	
120	信宜市人民医院	广东	茂名	三级	
121	敦化市医院	吉林	延边州	三级	
122	怀集县人民医院	广东	肇庆	三级	
123	彭州市人民医院	四川	成都	三甲	—/四级乙等/—
124	胶州中心医院	山东	青岛	三乙	
125	柘城县人民医院	河南	商丘	三级	
126	安宁市第一人民医院	云南	昆明	三甲	—/四级乙等/—
127	涟水县人民医院	江苏	淮安	三乙	五级/—/—
128	博罗县人民医院	广东	惠州	三级	
129	成武县人民医院	山东	菏泽	三乙	五级/四级乙等/—
130	东海县人民医院	江苏	连云港	三级	
131	英德市人民医院	广东	清远	三级	
132	如东县人民医院	江苏	南通	三级	
133	平江县第一人民医院	湖南	岳阳	三级	
134	阜南县人民医院	安徽	阜阳	三级	
135	郯城县第一人民医院	山东	临沂	三乙	—/四级甲等/—
136	潜江市中心医院	湖北	潜江（省直辖县）	三甲	
137	阳新县人民医院	湖北	黄石	三级	
138	沛县人民医院	江苏	徐州	三级	
139	博白县人民医院	广西	玉林	三级	
140	浠水县人民医院	湖北	黄冈	三级	
141	肇东市人民医院	黑龙江	绥化	三乙	五级/—/—
142	乳山市人民医院	山东	威海	三乙	
143	费县人民医院	山东	临沂	三乙	
144	大石桥市中心医院	辽宁	营口	三乙	
145	射洪市人民医院	四川	遂宁	三乙	
146	应城市人民医院	湖北	孝感	三级	—/四级甲等/—
147	昌邑市人民医院	山东	潍坊	二甲	
148	丰城市人民医院	江西	宜春	三乙	
149	宁海县第一医院	浙江	宁波	三乙	

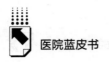

名次	医院	省 （区、市）	城市	级别	信息化评级（EMR/互 联互通/智慧服务）
150	肥城市人民医院	山东	泰安	三乙	
151	邛崃市医疗中心医院	四川	成都	三甲	
152	临清市人民医院	山东	聊城	三乙	
153	镇平县人民医院	河南	南阳	三级	
154	澧县人民医院	湖南	常德	三级	
155	榆树市医院	吉林	长春	二甲	
156	海宁市人民医院	浙江	嘉兴	三乙	
157	杞县人民医院	河南	开封	二甲	
158	德惠市人民医院	吉林	长春	二甲	
159	崇州市人民医院	四川	成都	三甲	
160	永城市人民医院	河南	商丘	三级	
161	湖南师范大学附属湘东医院	湖南	株洲	三级	
162	神木市医院	陕西	榆林	三乙	—/四级甲等/—
163	武冈市人民医院	湖南	邵阳	三级	
164	禹州市人民医院	河南	许昌	三级	
165	邹平县人民医院	山东	滨州	三级	
166	荣成市人民医院	山东	威海	三级	
167	监利县人民医院	湖北	荆州	三甲	
168	安徽省庐江县人民医院	安徽	合肥	三级	
169	大冶市人民医院	湖北	黄石	三乙	
170	天台县人民医院	浙江	台州	三乙	
171	三门县人民医院	浙江	台州	三乙	
172	江油市人民医院	四川	绵阳	三甲	
173	莱西市人民医院	山东	青岛	二甲	
174	隆回县人民医院	湖南	邵阳	三级	
175	琼海市人民医院	海南	琼海（省直辖县）	三甲	
176	玉环市人民医院	浙江	台州	三乙	
177	清河县中心医院	河北	邢台	二甲	
178	丰县人民医院	江苏	徐州	三乙	
179	巨野县人民医院	山东	菏泽	三乙	
180	东明县人民医院	山东	菏泽	三级	
181	颖上县人民医院	安徽	阜阳	三级	
182	蒙自市人民医院	云南	红河州	三级	

续表

名次	医院	省(区、市)	城市	级别	信息化评级(EMR/互联互通/智慧服务)
183	界首市人民医院	安徽	阜阳	三级	五级/—/—
184	化州市人民医院	广东	茂名	三级	
185	安溪县医院	福建	泉州	三级	
186	罗平县人民医院	云南	曲靖	三级	
187	阳春市人民医院	广东	阳江	三级	
188	南部县人民医院	四川	南充	三甲	
189	陆丰市人民医院	广东	汕尾	二甲	
190	开远市人民医院	云南	红河州	三级	
191	华容县人民医院	湖南	岳阳	三级	
192	太康县人民医院	河南	周口	三级	
193	林州市人民医院	河南	安阳	二甲	
194	涡阳县人民医院	安徽	亳州	三级	
195	香河县人民医院	河北	廊坊	二甲	
196	宁国市人民医院	安徽	宣城	三级	
197	汶上县人民医院	山东	济宁	二甲	
198	合浦县人民医院	广西	北海	三级	
199	大理市第一人民医院	云南	大理州	三级	
200	凤城市中心医院	辽宁	丹东	三级	
201	鱼台县人民医院	山东	济宁	二甲	
202	曲阜市人民医院	山东	济宁	三级	—/四级甲等/—
203	平湖市第一人民医院	浙江	嘉兴	三乙	
204	凌源市中心医院	辽宁	朝阳	三级	
205	玉田县医院	河北	唐山	二甲	
206	建瓯市立医院	福建	南平	二甲	
207	临海市第一人民医院	浙江	台州	二甲	
208	高唐县人民医院	山东	聊城	三级	
209	青州市人民医院	山东	潍坊	二甲	
210	武义县第一人民医院	浙江	金华	二甲	
211	临朐县人民医院	山东	潍坊	三乙	
212	仙居县人民医院	浙江	台州	三乙	
213	登封市人民医院	河南	郑州	三级	
214	南皮县人民医院	河北	沧州	二甲	—/四级乙等/—
215	仪征市人民医院	江苏	扬州	三乙	

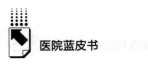
续表

名次	医院	省 （区、市）	城市	级别	信息化评级（EMR/互联互通/智慧服务）
216	安化县人民医院	湖南	益阳	三级	
217	公安县人民医院	湖北	荆州	三级	
218	黄梅县人民医院	湖北	黄冈	三级	—/四级乙等/—
219	江山市人民医院	浙江	衢州	三乙	
220	昌图县中心医院	辽宁	铁岭	三级	
221	大竹县人民医院	四川	达州	三甲	
222	恩施市中心医院	湖北	恩施州	三级	
223	新民市人民医院	辽宁	沈阳	三级	
224	灌云县人民医院	江苏	连云港	三级	
225	盱眙县人民医院	江苏	淮安	三级	
226	仙游县医院	福建	莆田	三级	
227	安吉县人民医院	浙江	湖州	二甲	
228	新化县人民医院	湖南	娄底	三级	
229	晋江市医院	福建	泉州	三级	
230	双峰县人民医院	湖南	娄底	二甲	
231	平昌县人民医院	四川	巴中	三甲	—/四级乙等/—
232	仪陇县人民医院	四川	南充	三乙	
233	济源市人民医院	河南	济源（省直辖县）	三级	
234	郓城县人民医院	山东	菏泽	三乙	
235	红安县人民医院	湖北	黄冈	三级	
236	富顺县人民医院	四川	自贡	三甲	—/四级乙等/—
237	宝应县人民医院	江苏	扬州	三级	
238	瓦房店第三医院	辽宁	大连	三级	
239	石河子市人民医院	新疆	石河子（自治区直辖县）	三甲	六级/四级甲等/—
240	青县人民医院	河北	沧州	二甲	
241	莎车县人民医院	新疆	喀什地区	二甲	
242	岳池县人民医院	四川	广安	三甲	
243	修水县第一人民医院	江西	九江	三级	—/四级甲等/—
244	新兴县人民医院	广东	云浮	三级	
245	洛阳市偃师人民医院	河南	洛阳	三级	
246	江汉油田总医院	湖北	潜江（省直辖县）	三甲	
247	武穴市第一人民医院	湖北	黄冈	二甲	
248	滨海县人民医院	江苏	盐城	三级	

续表

名次	医院	省（区、市）	城市	级别	信息化评级（EMR/互联互通/智慧服务）
249	绵竹市人民医院	四川	德阳	三乙	
250	沂源县人民医院	山东	淄博	三乙	
251	平南县人民医院	广西	贵港	三级	
252	邓州市人民医院	河南	南阳	三级	
253	陆川县人民医院	广西	玉林	二甲	
254	西昌市人民医院	四川	凉山州	三甲	—/四级乙等/—
255	隆昌市人民医院	四川	内江	三乙	
256	鹤山市人民医院	广东	江门	二甲	
257	洪湖市人民医院	湖北	荆州	三级	
258	商城县人民医院	河南	信阳	三级	
259	忠县人民医院	重庆	重庆	二甲	
260	龙海市第一医院	福建	漳州	三乙	
261	西平县人民医院	河南	驻马店	二甲	
262	建水县人民医院	云南	红河州	三级	
263	句容市人民医院	江苏	镇江	三级	
264	平舆县人民医院	河南	驻马店	三级	五级/四级甲等/—
265	阜宁县人民医院	江苏	盐城	三级	
266	邵东县人民医院	湖南	邵阳	三级	
267	仁怀市人民医院	贵州	遵义	三乙	
268	德江县人民医院	贵州	铜仁	三乙	五级/—/—
269	奉节县人民医院	重庆	重庆	三级	—/四级甲等/—
270	安徽省濉溪县医院	安徽	淮北	三级	
271	岑溪市人民医院	广西	梧州	三级	
272	盘州市人民医院	贵州	六盘水	三级	
273	临洮县人民医院	甘肃	定西	三乙	
274	石狮市医院	福建	泉州	三级	
275	临沭县人民医院	山东	临沂	三乙	
276	招远市人民医院	山东	烟台	二甲	
277	伊宁县人民医院	新疆	伊犁州	二甲	
278	信丰县人民医院	江西	赣州	三级	
279	巨鹿县医院	河北	邢台	三级	
280	光山县人民医院	河南	信阳	三级	
281	资中县人民医院	四川	内江	三乙	

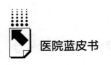

续表

名次	医院	省 (区、市)	城市	级别	信息化评级（EMR/互联互通/智慧服务）
282	云阳县人民医院	重庆	重庆	三甲	
283	龙川县人民医院	广东	河源	三级	
284	雷州市人民医院	广东	湛江	二甲	
285	汝州市第一人民医院	河南	平顶山	三级	
286	胶州市人民医院	山东	青岛	二甲	
287	荣县人民医院	四川	自贡	三乙	
288	鲁山县人民医院	河南	平顶山	三级	
289	禹城市人民医院	山东	德州	二甲	
290	万宁市人民医院	海南	万宁（省直辖县）	三级	
291	祁阳市人民医院	湖南	永州	三级	
292	襄城人民医院	河南	许昌	三级	
293	丰都县人民医院	重庆	重庆	二甲	
294	德化县医院	福建	泉州	二甲	
295	靖边县人民医院	陕西	榆林	二甲	
296	松桃苗族自治县人民医院	贵州	铜仁	三乙	
297	武平县医院	福建	龙岩	二甲	
298	邻水县人民医院	四川	广安	三乙	
299	横县人民医院	广西	南宁	三级	
300	西华县人民医院	河南	周口	三级	

表63 2022年县级医院301~500强

医院	城市	级别	医院	城市	级别
黑龙江省					
海伦市人民医院	绥化	三乙			
吉林省					
磐石市医院	吉林	二甲	公主岭市中心医院	长春	三级
前郭县医院	松原	三级	农安县人民医院	长春	三级
吉林省柳河医院	通化	三级			
辽宁省					
海城市中心医院	鞍山	三级	宽甸县中心医院	丹东	三乙
北票市中心医院	朝阳	三级	绥中县医院	葫芦岛	三级
建平县医院	朝阳	三级	兴城市人民医院	葫芦岛	三级
东港市中心医院	丹东	二甲	铁岭县第一人民医院	铁岭	二甲

续表

医院	城市	级别	医院	城市	级别
河北省					
高碑店市医院	保定	二甲	涉县医院	邯郸	二甲
唐县白求恩纪念医院	保定	二甲	故城县医院	衡水	三级
河间市人民医院	沧州	二甲	辛集市第一医院	石家庄	二甲
黄骅市人民医院	沧州	二甲	滦州市人民医院	唐山	二甲
任丘市人民医院	沧州	二甲	迁安市人民医院	唐山	二甲
大名县人民医院	邯郸	二甲	迁西县人民医院	唐山	二甲
内蒙古自治区					
扎兰屯市人民医院	呼伦贝尔	三级	乌兰浩特市人民医院	兴安盟	二甲
安徽省					
桐城市人民医院	安庆	二甲	肥西县人民医院	合肥	二甲
蒙城县第一人民医院	亳州	三级	霍邱县第一人民医院	六安	三级
凤阳县第一人民医院	滁州	二甲	舒城县人民医院	六安	三级
明光市人民医院	滁州	三级	砀山县人民医院	宿州	二甲
全椒县人民医院	滁州	三级	灵璧县人民医院	宿州	二甲
天长市人民医院	滁州	三级	萧县人民医院	宿州	二甲
巢湖市第二人民医院	合肥	二甲	无为县人民医院	芜湖	二甲
肥东县人民医院	合肥	三级	广德市人民医院	宣城	三级
福建省					
连江县医院	福州	二甲	晋江市安海医院	泉州	二甲
平潭县医院	福州	二甲	南安市医院	泉州	三乙
上杭县医院	龙岩	二甲	宁化县总医院	三明	二甲
邵武市立医院	南平	三乙	尤溪县总医院	三明	二甲
福建医科大学附一院泉港总医院	泉州	二甲	漳浦县医院	漳州	三级
惠安县医院	泉州	二甲	诏安县总医院	漳州	二甲
江苏省					
金湖县人民医院	淮安	二甲	射阳县人民医院	盐城	二甲
灌南县第一人民医院	连云港	二甲	南京鼓楼医院集团仪征医院	扬州	二甲
泗阳县人民医院	宿迁	二甲	扬中市人民医院	镇江	二甲
睢宁县人民医院	徐州	三级			
江西省					
宁都县人民医院	赣州	三级	都昌县人民医院	九江	三级
瑞金市人民医院	赣州	三级	南昌县人民医院	南昌	二甲
兴国县人民医院	赣州	三级	潘阳县人民医院	上饶	三级

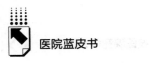

医院	城市	级别	医院	城市	级别
江西省					
于都县人民医院	赣州	三级	铅山县人民医院	上饶	三级
泰和县人民医院	吉安	三级	高安市人民医院	宜春	二甲
山东省					
博兴县人民医院	滨州	二甲	微山县人民医院	济宁	二甲
临邑县人民医院	德州	三乙	东阿县人民医院	聊城	三乙
宁津县人民医院	德州	二甲	莘县人民医院	聊城	二甲
平原县第一人民医院	德州	二甲	阳谷县人民医院	聊城	三级
齐河县人民医院	德州	二甲	蒙阴县人民医院	临沂	二甲
夏津县人民医院	德州	二甲	沂水县人民医院	临沂	三乙
广饶县人民医院	东营	二甲	东平县人民医院	泰安	二甲
平阴县人民医院	济南	二甲	宁阳县第一人民医院	泰安	三级
嘉祥县人民医院	济宁	二甲	海阳市人民医院	烟台	二甲
梁山县人民医院	济宁	二甲	龙口市人民医院	烟台	三乙
泗水县人民医院	济宁	二甲	栖霞市人民医院	烟台	二甲
浙江省					
桐庐县第一人民医院	杭州	二甲	常山县人民医院	衢州	二甲
海盐县人民医院	嘉兴	三乙			
河南省					
浚县人民医院	鹤壁	三级	辉县市人民医院	新乡	三级
博爱县人民医院	焦作	二甲	长垣市人民医院	新乡	二甲
温县人民医院	焦作	二甲	固始县人民医院	信阳	二甲
武陟县人民医院	焦作	二甲	潢川县人民医院	信阳	二甲
兰考第一医院	开封	三级	罗山县人民医院	信阳	三级
通许县中心医院	开封	二甲	息县人民医院	信阳	三级
汝阳县人民医院	洛阳	三级	鄢陵县人民医院	许昌	二甲
伊川县人民医院	洛阳	三级	长葛市人民医院	许昌	三级
方城县人民医院	南阳	二甲	新密市第一人民医院	郑州	二甲
西峡县人民医院	南阳	二甲	荥阳市人民医院	郑州	二甲
新野县人民医院	南阳	三级	郸城县人民医院	周口	三级
汝州市人民医院	平顶山	二甲	鹿邑县人民医院	周口	三级
灵宝市第一人民医院	三门峡	二甲	上蔡县人民医院	驻马店	二甲
夏邑县人民医院	商丘	二甲	新蔡县人民医院	驻马店	三级
虞城县人民医院	商丘	二甲			

续表

医院	城市	级别	医院	城市	级别
湖北省					
建始县人民医院	恩施州	二甲	赤壁市人民医院	咸宁	三级
蕲春县人民医院	黄冈	二甲	通城县人民医院	咸宁	三级
英山县人民医院	黄冈	三级	谷城县人民医院	襄阳	三级
京山市人民医院	荆门	二甲	南漳县人民医院	襄阳	三级
石首市人民医院	荆州	三级	宜城市人民医院	襄阳	三级
松滋市人民医院	荆州	二甲	孝昌县第一人民医院	孝感	二甲
丹江口市第一医院	十堰	二甲	云梦县人民医院	孝感	二甲
郧西县人民医院	十堰	二甲	当阳市人民医院	宜昌	二甲
广水市第一人民医院	随州	三级			
湖南省					
汉寿县人民医院	常德	三级	涟源市人民医院	娄底	二甲
桃源县人民医院	常德	三级	新邵县人民医院	邵阳	二甲
桂阳县第一人民医院	郴州	二甲	龙山县人民医院	湘西州	二甲
衡阳县人民医院	衡阳	二甲	南县人民医院	益阳	二甲
耒阳市人民医院	衡阳	二甲	宁远县人民医院	永州	二甲
溆浦县人民医院	怀化	三级	湘阴县人民医院	岳阳	二甲
冷水江市人民医院	娄底	二甲	攸县人民医院	株洲	三级
广东省					
惠来县人民医院	揭阳	二甲	海丰县彭湃纪念医院	汕尾	二甲
兴宁市人民医院	梅州	二甲	遂溪县人民医院	湛江	二甲
连州市人民医院	清远	三级	四会市人民医院	肇庆	三级
广西壮族自治区					
平果市人民医院	百色	二甲	藤县人民医院	梧州	二甲
宾阳县人民医院	南宁	二甲			
海南省					
文昌市人民医院	文昌(省直辖县)	三甲			
甘肃省					
会宁县人民医院	白银	三乙	庄浪县人民医院	平凉	三乙
静宁县人民医院	平凉	三乙			

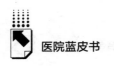

续表

医院	城市	级别	医院	城市	级别
陕西省					
扶风县人民医院	宝鸡	二甲	韩城市人民医院	渭南	二甲
西乡县人民医院	汉中	二甲	蒲城县医院	渭南	二甲
富平县医院	渭南	二甲			
新疆维吾尔自治区					
伽师县人民医院	喀什地区	二甲	沙湾市人民医院	塔城地区	二甲
喀什市人民医院	喀什地区	二甲	奎屯医院	伊犁州	三甲
重庆市					
石柱土家族自治县人民医院	重庆	二甲			
贵州省					
大方县人民医院	毕节	二甲	织金县人民医院	毕节	二甲
威宁自治县人民医院	毕节	三级	思南县人民医院	铜仁	三乙
四川省					
大邑县人民医院	成都	三乙	会理市人民医院	凉山州	三乙
金堂县第一人民医院	成都	三甲	江油市第二人民医院	绵阳	三乙
渠县人民医院	达州	三乙	九○三医院	绵阳	三甲
什邡市人民医院	德阳	三甲	盐亭县人民医院	绵阳	三乙
中江县人民医院	德阳	三甲	乐至县人民医院	资阳	三乙
云南省					
腾冲市人民医院	保山	三级	宣威市第一人民医院	曲靖	三级
宜良县第一人民医院	昆明	二甲	景洪市人民医院	西双版纳州	三乙
会泽县人民医院	曲靖	三级			

十一　2022年县级综合医院专科排行榜

评价对象："县级医院100强"上榜医院的16个专科，包括普通外科、骨科、泌尿外科、神经外科、重症医学科、妇产科、心血管内科、呼吸内科、消化内科、神经内科、肾脏内科、内分泌科、肿瘤内科、儿科、急诊医学科、健康管理科。2022年县级医院各专科30强见表64至表79。

表 64　2022 年县级医院普通外科 30 强

名次	医院	省份	城市	级别
1	高州市人民医院	广东	茂名	三甲
2	瑞安市人民医院	浙江	温州	三甲
3	江阴市人民医院	江苏	无锡	三甲
4	宜兴市人民医院	江苏	无锡	三甲
5	泰兴市人民医院	江苏	泰州	三甲
6	昆山市第一人民医院	江苏	苏州	三甲
7	张家港市第一人民医院	江苏	苏州	三甲
8	诸暨市人民医院	浙江	绍兴	三甲
9	常熟市第一人民医院	江苏	苏州	三级
10	义乌市中心医院	浙江	金华	三乙
11	东阳市人民医院	浙江	金华	三甲
12	天门市第一人民医院	湖北	天门（省直辖县）	三甲
13	温岭市第一人民医院	浙江	台州	三甲
14	滕州市中心人民医院	山东	枣庄	三甲
15	简阳市人民医院	四川	成都	三甲
16	兴化市人民医院	江苏	泰州	三乙
17	仙桃市第一人民医院	湖北	仙桃（省直辖县）	三甲
18	单县中心医院	山东	菏泽	三甲
19	平邑县人民医院	山东	临沂	三乙
20	常熟市第二人民医院	江苏	苏州	三甲
21	新昌县人民医院	浙江	绍兴	三乙
22	汉川市人民医院	湖北	孝感	三甲
23	诸城市人民医院	山东	潍坊	三乙
24	台山市人民医院	广东	江门	三级
25	太仓市第一人民医院	江苏	苏州	三乙
26	潍坊市益都中心医院	山东	潍坊	三甲
27	太和县人民医院	安徽	阜阳	三甲
28	福清市医院	福建	福州	三级
29	梅河口市中心医院	吉林	通化	三甲
30	靖江市人民医院	江苏	泰州	三乙

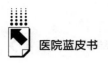

表 65　2022 年县级医院骨科 30 强

名次	医院	省份	城市	级别
1	瑞安市人民医院	浙江	温州	三甲
2	江阴市人民医院	江苏	无锡	三甲
3	宜兴市人民医院	江苏	无锡	三甲
4	义乌市中心医院	浙江	金华	三乙
5	张家港市第一人民医院	江苏	苏州	三甲
6	昆山市第一人民医院	江苏	苏州	三甲
7	普宁市人民医院	广东	揭阳	三甲
8	温岭市第一人民医院	浙江	台州	三甲
9	高州市人民医院	广东	茂名	三甲
10	诸暨市人民医院	浙江	绍兴	三甲
11	太仓市第一人民医院	江苏	苏州	三乙
12	常熟市第二人民医院	江苏	苏州	三甲
13	简阳市人民医院	四川	成都	三甲
14	天门市第一人民医院	湖北	天门(省直辖县)	三甲
15	滕州市中心人民医院	山东	枣庄	三甲
16	单县中心医院	山东	菏泽	三甲
17	兰陵县人民医院	山东	临沂	三乙
18	诸城市人民医院	山东	潍坊	三乙
19	泰兴市人民医院	江苏	泰州	三甲
20	莒县人民医院	山东	日照	三乙
21	兴化市人民医院	江苏	泰州	三乙
22	寿光市人民医院	山东	潍坊	三乙
23	平邑县人民医院	山东	临沂	三乙
24	慈溪市人民医院	浙江	宁波	三乙
25	廉江市人民医院	广东	湛江	三级
26	东阳市人民医院	浙江	金华	三甲
27	常熟市第一人民医院	江苏	苏州	三级
28	丹阳市人民医院	江苏	镇江	三甲
29	太和县人民医院	安徽	阜阳	三甲
30	沂南县人民医院	山东	临沂	三乙

表66 2022年县级医院泌尿外科30强

名次	医院	省份	城市	级别
1	高州市人民医院	广东	茂名	三甲
2	常熟市第一人民医院	江苏	苏州	三级
3	宜兴市人民医院	江苏	无锡	三甲
4	瑞安市人民医院	浙江	温州	三甲
5	江阴市人民医院	江苏	无锡	三甲
6	宁乡市人民医院	湖南	长沙	三级
7	天门市第一人民医院	湖北	天门(省直辖县)	三甲
8	普宁市人民医院	广东	揭阳	三甲
9	诸暨市人民医院	浙江	绍兴	三甲
10	滕州市中心人民医院	山东	枣庄	三甲
11	张家港市第一人民医院	江苏	苏州	三甲
12	兴化市人民医院	江苏	泰州	三乙
13	泰兴市人民医院	江苏	泰州	三甲
14	太仓市第一人民医院	江苏	苏州	三乙
15	昆山市第一人民医院	江苏	苏州	三甲
16	寿光市人民医院	山东	潍坊	三乙
17	温岭市第一人民医院	浙江	台州	三甲
18	廉江市人民医院	广东	湛江	三级
19	义乌市中心医院	浙江	金华	三乙
20	惠东县人民医院	广东	惠州	三级
21	台山市人民医院	广东	江门	三级
22	单县中心医院	山东	菏泽	三甲
23	仙桃市第一人民医院	湖北	仙桃(省直辖县)	三甲
24	东阳市人民医院	浙江	金华	三甲
25	常熟市第二人民医院	江苏	苏州	三甲
26	平邑县人民医院	山东	临沂	三乙
27	靖江市人民医院	江苏	泰州	三乙
28	永康市第一人民医院	浙江	金华	三乙
29	余姚市人民医院	浙江	宁波	三乙
30	桃江县人民医院	湖南	益阳	三级

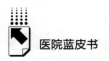
表 67　2022 年县级医院神经外科 30 强

名次	医院	省份	城市	级别
1	江阴市人民医院	江苏	无锡	三甲
2	高州市人民医院	广东	茂名	三甲
3	宜兴市人民医院	江苏	无锡	三甲
4	张家港市第一人民医院	江苏	苏州	三甲
5	诸暨市人民医院	浙江	绍兴	三甲
6	宁乡市人民医院	湖南	长沙	三级
7	温岭市第一人民医院	浙江	台州	三甲
8	滕州市中心人民医院	山东	枣庄	三甲
9	兰陵县人民医院	山东	临沂	三乙
10	诸城市人民医院	山东	潍坊	三乙
11	普宁市人民医院	广东	揭阳	三甲
12	瑞安市人民医院	浙江	温州	三甲
13	泰兴市人民医院	江苏	泰州	三甲
14	海安市人民医院	江苏	南通	三乙
15	常熟市第二人民医院	江苏	苏州	三甲
16	昆山市第一人民医院	江苏	苏州	三甲
17	单县中心医院	山东	菏泽	三甲
18	义乌市中心医院	浙江	金华	三乙
19	廉江市人民医院	广东	湛江	三级
20	梅河口市中心医院	吉林	通化	三甲
21	太仓市第一人民医院	江苏	苏州	三乙
22	潍坊市益都中心医院	山东	潍坊	三甲
23	平邑县人民医院	山东	临沂	三乙
24	遵化市人民医院	河北	唐山	三级
25	兴化市人民医院	江苏	泰州	三乙
26	定州市人民医院	河北	保定	三级
27	临泉县人民医院	安徽	阜阳	三级
28	高密市人民医院	山东	潍坊	三乙
29	福清市医院	福建	福州	三级
30	慈溪市人民医院	浙江	宁波	三乙

表 68　2022 年县级医院重症医学科 30 强

名次	医院	省份	城市	级别
1	高州市人民医院	广东	茂名	三甲
2	江阴市人民医院	江苏	无锡	三甲
3	瑞安市人民医院	浙江	温州	三甲
4	宜兴市人民医院	江苏	无锡	三甲
5	常熟市第一人民医院	江苏	苏州	三级
6	昆山市第一人民医院	江苏	苏州	三甲
7	天门市第一人民医院	湖北	天门(省直辖县)	三甲
8	张家港市第一人民医院	江苏	苏州	三甲
9	温岭市第一人民医院	浙江	台州	三甲
10	东阳市人民医院	浙江	金华	三甲
11	诸暨市人民医院	浙江	绍兴	三甲
12	泰兴市人民医院	江苏	泰州	三甲
13	滕州市中心人民医院	山东	枣庄	三甲
14	寿光市人民医院	山东	潍坊	三乙
15	简阳市人民医院	四川	成都	三甲
16	义乌市中心医院	浙江	金华	三乙
17	普宁市人民医院	广东	揭阳	三甲
18	常熟市第二人民医院	江苏	苏州	三甲
19	平邑县人民医院	山东	临沂	三乙
20	太仓市第一人民医院	江苏	苏州	三乙
21	单县中心医院	山东	菏泽	三甲
22	兰陵县人民医院	山东	临沂	三乙
23	莒县人民医院	山东	日照	三乙
24	廉江市人民医院	广东	湛江	三级
25	永康市第一人民医院	浙江	金华	三乙
26	仙桃市第一人民医院	湖北	仙桃(省直辖县)	三甲
27	靖江市人民医院	江苏	泰州	三乙
28	新昌县人民医院	浙江	绍兴	三乙
29	余姚市人民医院	浙江	宁波	三乙
30	金乡县人民医院	山东	济宁	三乙

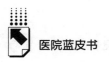
表 69 2022 年县级医院妇产科 30 强

名次	医院	省份	城市	级别
1	瑞安市人民医院	浙江	温州	三甲
2	昆山市第一人民医院	江苏	苏州	三甲
3	张家港市第一人民医院	江苏	苏州	三甲
4	江阴市人民医院	江苏	无锡	三甲
5	高州市人民医院	广东	茂名	三甲
6	宜兴市人民医院	江苏	无锡	三甲
7	温岭市第一人民医院	浙江	台州	三甲
8	平邑县人民医院	山东	临沂	三乙
9	诸暨市人民医院	浙江	绍兴	三甲
10	寿光市人民医院	山东	潍坊	三乙
11	泰兴市人民医院	江苏	泰州	三甲
12	诸城市人民医院	山东	潍坊	三乙
13	太仓市第一人民医院	江苏	苏州	三乙
14	莒县人民医院	山东	日照	三乙
15	常熟市第一人民医院	江苏	苏州	三级
16	义乌市中心医院	浙江	金华	三乙
17	天门市第一人民医院	湖北	天门（省直辖县）	三甲
18	宁乡市人民医院	湖南	长沙	三级
19	单县中心医院	山东	菏泽	三甲
20	普宁市人民医院	广东	揭阳	三甲
21	余姚市人民医院	浙江	宁波	三乙
22	滕州市中心人民医院	山东	枣庄	三甲
23	永康市第一人民医院	浙江	金华	三乙
24	简阳市人民医院	四川	成都	三甲
25	东阳市人民医院	浙江	金华	三甲
26	台山市人民医院	广东	江门	三级
27	汉川市人民医院	湖北	孝感	三甲
28	福鼎市医院	福建	宁德	三乙
29	仙桃市第一人民医院	湖北	仙桃（省直辖县）	三甲
30	丹阳市人民医院	江苏	镇江	三甲

表 70　2022 年县级医院心血管内科 30 强

名次	医院	省份	城市	级别
1	高州市人民医院	广东	茂名	三甲
2	江阴市人民医院	江苏	无锡	三甲
3	宜兴市人民医院	江苏	无锡	三甲
4	瑞安市人民医院	浙江	温州	三甲
5	天门市第一人民医院	湖北	天门(省直辖县)	三甲
6	昆山市第一人民医院	江苏	苏州	三甲
7	张家港市第一人民医院	江苏	苏州	三甲
8	义乌市中心医院	浙江	金华	三乙
9	普宁市人民医院	广东	揭阳	三甲
10	诸暨市人民医院	浙江	绍兴	三甲
11	滕州市中心人民医院	山东	枣庄	三甲
12	东阳市人民医院	浙江	金华	三甲
13	单县中心医院	山东	菏泽	三甲
14	寿光市人民医院	山东	潍坊	三乙
15	宁乡市人民医院	湖南	长沙	三级
16	温岭市第一人民医院	浙江	台州	三甲
17	金乡县人民医院	山东	济宁	三乙
18	平邑县人民医院	山东	临沂	三乙
19	兰陵县人民医院	山东	临沂	三乙
20	泰兴市人民医院	江苏	泰州	三甲
21	遵化市人民医院	河北	唐山	三级
22	台山市人民医院	广东	江门	三级
23	太和县人民医院	安徽	阜阳	三甲
24	兴化市人民医院	江苏	泰州	三乙
25	廉江市人民医院	广东	湛江	三级
26	瓦房店市中心医院	辽宁	大连	三乙
27	慈溪市人民医院	浙江	宁波	三乙
28	仙桃市第一人民医院	湖北	仙桃(省直辖县)	三甲
29	永康市第一人民医院	浙江	金华	三乙
30	莒县人民医院	山东	日照	三乙

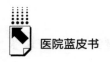

表71　2022年县级医院呼吸内科30强

名次	医院	省份	城市	级别
1	江阴市人民医院	江苏	无锡	三甲
2	宜兴市人民医院	江苏	无锡	三甲
3	诸暨市人民医院	浙江	绍兴	三甲
4	高州市人民医院	广东	茂名	三甲
5	瑞安市人民医院	浙江	温州	三甲
6	东阳市人民医院	浙江	金华	三甲
7	义乌市中心医院	浙江	金华	三乙
8	廉江市人民医院	广东	湛江	三级
9	简阳市人民医院	四川	成都	三甲
10	普宁市人民医院	广东	揭阳	三甲
11	张家港市第一人民医院	江苏	苏州	三甲
12	单县中心医院	山东	菏泽	三甲
13	昆山市第一人民医院	江苏	苏州	三甲
14	诸城市人民医院	山东	潍坊	三乙
15	天门市第一人民医院	湖北	天门（省直辖县）	三甲
16	温岭市第一人民医院	浙江	台州	三甲
17	滕州市中心人民医院	山东	枣庄	三甲
18	寿光市人民医院	山东	潍坊	三乙
19	平邑县人民医院	山东	临沂	三乙
20	福鼎市医院	福建	宁德	三乙
21	海安市人民医院	江苏	南通	三乙
22	仁寿县人民医院	四川	眉山	三甲
23	泰兴市人民医院	江苏	泰州	三甲
24	仙桃市第一人民医院	湖北	仙桃（省直辖县）	三甲
25	太仓市第一人民医院	江苏	苏州	三乙
26	靖江市人民医院	江苏	泰州	三乙
27	常熟市第一人民医院	江苏	苏州	三级
28	汉川市人民医院	湖北	孝感	三甲
29	金乡县人民医院	山东	济宁	三乙
30	兰陵县人民医院	山东	临沂	三乙

表 72　2022 年县级医院消化内科 30 强

名次	医院	省份	城市	级别
1	江阴市人民医院	江苏	无锡	三甲
2	宜兴市人民医院	江苏	无锡	三甲
3	瑞安市人民医院	浙江	温州	三甲
4	高州市人民医院	广东	茂名	三甲
5	张家港市第一人民医院	江苏	苏州	三甲
6	天门市第一人民医院	湖北	天门（省直辖县）	三甲
7	滕州市中心人民医院	山东	枣庄	三甲
8	常熟市第一人民医院	江苏	苏州	三级
9	昆山市第一人民医院	江苏	苏州	三甲
10	兴化市人民医院	江苏	泰州	三乙
11	温岭市第一人民医院	浙江	台州	三甲
12	寿光市人民医院	山东	潍坊	三乙
13	单县中心医院	山东	菏泽	三甲
14	诸暨市人民医院	浙江	绍兴	三甲
15	义乌市中心医院	浙江	金华	三乙
16	简阳市人民医院	四川	成都	三甲
17	普宁市人民医院	广东	揭阳	三甲
18	平邑县人民医院	山东	临沂	三乙
19	沭阳医院	江苏	宿迁	三乙
20	泰兴市人民医院	江苏	泰州	三甲
21	靖江市人民医院	江苏	泰州	三乙
22	太仓市第一人民医院	江苏	苏州	三乙
23	廉江市人民医院	广东	湛江	三级
24	永康市第一人民医院	浙江	金华	三乙
25	如皋市人民医院	江苏	南通	三乙
26	东台市人民医院	江苏	盐城	三乙
27	常熟市第二人民医院	江苏	苏州	三甲
28	莒南县人民医院	山东	临沂	三级
29	余姚市人民医院	浙江	宁波	三乙
30	宣汉县人民医院	四川	达州	三甲

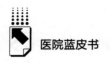

表 73 2022 年县级医院神经内科 30 强

名次	医院	省份	城市	级别
1	高州市人民医院	广东	茂名	三甲
2	天门市第一人民医院	湖北	天门(省直辖县)	三甲
3	瑞安市人民医院	浙江	温州	三甲
4	平邑县人民医院	山东	临沂	三乙
5	江阴市人民医院	江苏	无锡	三甲
6	滕州市中心人民医院	山东	枣庄	三甲
7	单县中心医院	山东	菏泽	三甲
8	诸暨市人民医院	浙江	绍兴	三甲
9	温岭市第一人民医院	浙江	台州	三甲
10	兰陵县人民医院	山东	临沂	三乙
11	宜兴市人民医院	江苏	无锡	三甲
12	昆山市第一人民医院	江苏	苏州	三甲
13	普宁市人民医院	广东	揭阳	三甲
14	泰兴市人民医院	江苏	泰州	三甲
15	寿光市人民医院	山东	潍坊	三乙
16	诸城市人民医院	山东	潍坊	三乙
17	沭阳医院	江苏	宿迁	三乙
18	东阳市人民医院	浙江	金华	三甲
19	太仓市第一人民医院	江苏	苏州	三乙
20	张家港市第一人民医院	江苏	苏州	三甲
21	遵化市人民医院	河北	唐山	三级
22	海安市人民医院	江苏	南通	三乙
23	昌乐县人民医院	山东	潍坊	三乙
24	常熟市第二人民医院	江苏	苏州	三甲
25	义乌市中心医院	浙江	金华	三乙
26	巩义市人民医院	河南	郑州	三级
27	临泉县人民医院	安徽	阜阳	三级
28	瓦房店市中心医院	辽宁	大连	三乙
29	安丘市人民医院	山东	潍坊	三乙
30	邳州市人民医院	江苏	徐州	三甲

表 74 2022 年县级医院肾脏内科 30 强

名次	医院	省份	城市	级别
1	高州市人民医院	广东	茂名	三甲
2	昆山市第一人民医院	江苏	苏州	三甲
3	瑞安市人民医院	浙江	温州	三甲
4	泰兴市人民医院	江苏	泰州	三甲
5	开平市中心医院	广东	江门	三甲
6	简阳市人民医院	四川	成都	三甲
7	温岭市第一人民医院	浙江	台州	三甲
8	天门市第一人民医院	湖北	天门（省直辖县）	三甲
9	诸暨市人民医院	浙江	绍兴	三甲
10	江阴市人民医院	江苏	无锡	三甲
11	常熟市第一人民医院	江苏	苏州	三级
12	义乌市中心医院	浙江	金华	三乙
13	潍坊市益都中心医院	山东	潍坊	三甲
14	普宁市人民医院	广东	揭阳	三甲
15	遵化市人民医院	河北	唐山	三级
16	张家港市第一人民医院	江苏	苏州	三甲
17	滑县人民医院	河南	安阳	三级
18	莒县人民医院	山东	日照	三乙
19	宜兴市人民医院	江苏	无锡	三甲
20	仁寿县人民医院	四川	眉山	三甲
21	惠东县人民医院	广东	惠州	三级
22	台山市人民医院	广东	江门	三级
23	嵊州市人民医院（浙大一院嵊州分院）	浙江	绍兴	三乙
24	沭阳医院	江苏	宿迁	三乙
25	福鼎市医院	福建	宁德	三乙
26	兰陵县人民医院	山东	临沂	三乙
27	常熟市第二人民医院	江苏	苏州	三甲
28	平邑县人民医院	山东	临沂	三乙
29	苍南县人民医院	浙江	温州	三乙
30	安岳县人民医院	四川	资阳	三乙

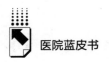

表75 2022年县级医院内分泌科30强

名次	医院	省份	城市	级别
1	瑞安市人民医院	浙江	温州	三甲
2	江阴市人民医院	江苏	无锡	三甲
3	普宁市人民医院	广东	揭阳	三甲
4	单县中心医院	山东	菏泽	三甲
5	宜兴市人民医院	江苏	无锡	三甲
6	高州市人民医院	广东	茂名	三甲
7	天门市第一人民医院	湖北	天门（省直辖县）	三甲
8	简阳市人民医院	四川	成都	三甲
9	廉江市人民医院	广东	湛江	三级
10	仙桃市第一人民医院	湖北	仙桃（省直辖县）	三甲
11	张家港市第一人民医院	江苏	苏州	三甲
12	昆山市第一人民医院	江苏	苏州	三甲
13	永康市第一人民医院	浙江	金华	三乙
14	诸城市人民医院	山东	潍坊	三乙
15	寿光市人民医院	山东	潍坊	三乙
16	泰兴市人民医院	江苏	泰州	三甲
17	常熟市第一人民医院	江苏	苏州	三级
18	义乌市中心医院	浙江	金华	三乙
19	常熟市第二人民医院	江苏	苏州	三甲
20	海安市人民医院	江苏	南通	三乙
21	嵊州市人民医院（浙大一院嵊州分院）	浙江	绍兴	三乙
22	开平市中心医院	广东	江门	三甲
23	定州市人民医院	河北	保定	三级
24	仁寿县人民医院	四川	眉山	三甲
25	平邑县人民医院	山东	临沂	三乙
26	太仓市第一人民医院	江苏	苏州	三乙
27	遵化市人民医院	河北	唐山	三级
28	汉川市人民医院	湖北	孝感	三甲
29	金乡县人民医院	山东	济宁	三乙
30	红河州滇南中心医院（个旧市人民医院）	云南	红河州	三甲

表76 2022年县级医院肿瘤内科30强

名次	医院	省份	城市	级别
1	江阴市人民医院	江苏	无锡	三甲
2	宜兴市人民医院	江苏	无锡	三甲
3	高州市人民医院	广东	茂名	三甲
4	泰兴市人民医院	江苏	泰州	三甲
5	昆山市第一人民医院	江苏	苏州	三甲
6	张家港市第一人民医院	江苏	苏州	三甲
7	常熟市第一人民医院	江苏	苏州	三级
8	天门市第一人民医院	湖北	天门（省直辖县）	三甲
9	兴化市人民医院	江苏	泰州	三乙
10	诸暨市人民医院	浙江	绍兴	三甲
11	瑞安市人民医院	浙江	温州	三甲
12	滕州市中心人民医院	山东	枣庄	三甲
13	简阳市人民医院	四川	成都	三甲
14	单县中心医院	山东	菏泽	三甲
15	海安市人民医院	江苏	南通	三乙
16	莒县人民医院	山东	日照	三乙
17	东阳市人民医院	浙江	金华	三甲
18	平邑县人民医院	山东	临沂	三乙
19	寿光市人民医院	山东	潍坊	三乙
20	普宁市人民医院	广东	揭阳	三甲
21	新泰市人民医院	山东	泰安	三乙
22	仙桃市第一人民医院	湖北	仙桃（省直辖县）	三甲
23	沭阳医院	江苏	宿迁	三乙
24	张家港澳洋医院	江苏	苏州	三级
25	太仓市第一人民医院	江苏	苏州	三乙
26	宁乡市人民医院	湖南	长沙	三级
27	如皋市人民医院	江苏	南通	三乙
28	义乌市中心医院	浙江	金华	三乙
29	永康市第一人民医院	浙江	金华	三乙
30	开平市中心医院	广东	江门	三甲

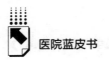

表 77 2022 年县级医院儿科 30 强

名次	医院	省份	城市	级别
1	天门市第一人民医院	湖北	天门（省直辖县）	三甲
2	瑞安市人民医院	浙江	温州	三甲
3	诸城市人民医院	山东	潍坊	三乙
4	高州市人民医院	广东	茂名	三甲
5	江阴市人民医院	江苏	无锡	三甲
6	平邑县人民医院	山东	临沂	三乙
7	昆山市第一人民医院	江苏	苏州	三甲
8	张家港市第一人民医院	江苏	苏州	三甲
9	单县中心医院	山东	菏泽	三甲
10	温岭市第一人民医院	浙江	台州	三甲
11	寿光市人民医院	山东	潍坊	三乙
12	滕州市中心人民医院	山东	枣庄	三甲
13	兰陵县人民医院	山东	临沂	三乙
14	泰兴市人民医院	江苏	泰州	三甲
15	普宁市人民医院	广东	揭阳	三甲
16	巩义市人民医院	河南	郑州	三级
17	太和县人民医院	安徽	阜阳	三甲
18	莒县人民医院	山东	日照	三乙
19	宁乡市人民医院	湖南	长沙	三级
20	永康市第一人民医院	浙江	金华	三乙
21	武安市第一人民医院	河北	邯郸	三乙
22	常熟市第一人民医院	江苏	苏州	三级
23	廉江市人民医院	广东	湛江	三级
24	仙桃市第一人民医院	湖北	仙桃（省直辖县）	三甲
25	义乌市中心医院	浙江	金华	三乙
26	都江堰市人民医院	四川	成都	三甲
27	宜兴市人民医院	江苏	无锡	三甲
28	灵山县人民医院	广西	钦州	三级
29	钟祥市人民医院	湖北	荆门	三甲
30	兴义市人民医院	贵州	黔西南州	三甲

表78 2022年县级医院急诊医学科30强

名次	医院	省份	城市	级别
1	瑞安市人民医院	浙江	温州	三甲
2	义乌市中心医院	浙江	金华	三乙
3	昆山市第一人民医院	江苏	苏州	三甲
4	江阴市人民医院	江苏	无锡	三甲
5	东阳市人民医院	浙江	金华	三甲
6	张家港市第一人民医院	江苏	苏州	三甲
7	高州市人民医院	广东	茂名	三甲
8	宜兴市人民医院	江苏	无锡	三甲
9	常熟市第一人民医院	江苏	苏州	三级
10	莒县人民医院	山东	日照	三乙
11	常熟市第二人民医院	江苏	苏州	三甲
12	简阳市人民医院	四川	成都	三甲
13	温岭市第一人民医院	浙江	台州	三甲
14	泰兴市人民医院	江苏	泰州	三甲
15	天门市第一人民医院	湖北	天门(省直辖县)	三甲
16	太仓市第一人民医院	江苏	苏州	三乙
17	滕州市中心人民医院	山东	枣庄	三甲
18	诸暨市人民医院	浙江	绍兴	三甲
19	普宁市人民医院	广东	揭阳	三甲
20	福清市医院	福建	福州	三级
21	太和县人民医院	安徽	阜阳	三甲
22	福鼎市医院	福建	宁德	三乙
23	宁乡市人民医院	湖南	长沙	三级
24	嵊州市人民医院(浙大一院嵊州分院)	浙江	绍兴	三乙
25	惠东县人民医院	广东	惠州	三级
26	开平市中心医院	广东	江门	三甲
27	桐乡市第一人民医院	浙江	嘉兴	三乙
28	如皋市人民医院	江苏	南通	三乙
29	兴化市人民医院	江苏	泰州	三乙
30	象山县第一人民医院	浙江	宁波	三乙

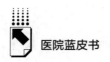

表 79 2022 年县级医院健康管理科 30 强

名次	医院	省份	城市	级别
1	瑞安市人民医院	浙江	温州	三甲
2	张家港市第一人民医院	江苏	苏州	三甲
3	滕州市中心人民医院	山东	枣庄	三甲
4	江阴市人民医院	江苏	无锡	三甲
5	昆山市第一人民医院	江苏	苏州	三甲
6	常熟市第一人民医院	江苏	苏州	三级
7	太仓市第一人民医院	江苏	苏州	三乙
8	宜兴市人民医院	江苏	无锡	三甲
9	新昌县人民医院	浙江	绍兴	三乙
10	温岭市第一人民医院	浙江	台州	三甲
11	曹县人民医院	山东	菏泽	三乙
12	简阳市人民医院	四川	成都	三甲
13	仙桃市第一人民医院	湖北	仙桃(省直辖县)	三甲
14	乐清市人民医院	浙江	温州	三乙
15	宁乡市人民医院	湖南	长沙	三级
16	慈溪市人民医院	浙江	宁波	三乙
17	桐乡市第一人民医院	浙江	嘉兴	三乙
18	浏阳市人民医院	湖南	长沙	三级
19	张家港澳洋医院	江苏	苏州	三级
20	常熟市第二人民医院	江苏	苏州	三甲
21	泰兴市人民医院	江苏	泰州	三甲
22	丹阳市人民医院	江苏	镇江	三甲
23	兴化市人民医院	江苏	泰州	三乙
24	嵊州市人民医院(浙大一院嵊州分院)	浙江	绍兴	三乙
25	沭阳医院	江苏	宿迁	三乙
26	滑县人民医院	河南	安阳	三级
27	高州市人民医院	广东	茂名	三甲
28	兰溪市人民医院	浙江	金华	三乙
29	福鼎市医院	福建	宁德	三乙
30	义乌市中心医院	浙江	金华	三乙

十二 2022年中医医院500强

中医医院：由各级中医药管理局管辖的综合性中医医院，包含中西医结合医院和民族医院，不含专科医院和部队医院。2022年中医医院500强见表80至表82。

表80 2022年中医医院100强

名次	医院	得分	省（区、市）	城市	级别	信息化评级（EMR/互联互通/智慧服务）
1	广东省中医院	876.83	广东	广州	三甲	五级/五级乙等/—
2	江苏省中医院	865.29	江苏	南京	三甲	五级/四级甲等/—
3	上海中医药大学附属龙华医院	849.39	上海	上海	三甲	—/五级乙等/—
4	中国中医科学院广安门医院	843.75	北京	北京	三甲	五级/五级乙等/—
5	中国中医科学院西苑医院	828.95	北京	北京	三甲	—/四级甲等/—
6	上海中医药大学附属曙光医院	820.49	上海	上海	三甲	—/四级甲等/—
7	北京中医药大学东直门医院	808.00	北京	北京	三甲	—/四级甲等/—
8	广州中医药大学第一附属医院	798.51	广东	广州	三甲	—/五级乙等/—
9	天津中医药大学第一附属医院	789.15	天津	天津	三甲	
10	辽宁中医药大学附属医院	781.37	辽宁	沈阳	三甲	
11	浙江省中医院	780.28	浙江	杭州	三甲	五级/五级乙等/三级
12	首都医科大学附属北京中医医院	765.22	北京	北京	三甲	—/四级甲等/—
13	成都中医药大学附属医院	751.28	四川	成都	三甲	
14	河南中医药大学第一附属医院	750.90	河南	郑州	三甲	—/四级甲等/—
15	山东中医药大学附属医院	748.09	山东	济南	三甲	—/四级甲等/—
16	重庆市中医院	739.36	重庆	重庆	三甲	
17	上海中医药大学附属岳阳中西医结合医院	738.92	上海	上海	三甲	—/四级甲等/—
18	湖北省中医院	730.71	湖北	武汉	三甲	—/四级甲等/—
19	长春中医药大学附属医院	727.68	吉林	长春	三甲	—/四级甲等/—
20	广西中医药大学第一附属医院	724.61	广西	南宁	三甲	
21	安徽中医药大学第一附属医院	723.60	安徽	合肥	三甲	五级/—/—
22	武汉市第一医院	714.75	湖北	武汉	三甲	五级/五级乙等/—
23	浙江省立同德医院	714.42	浙江	杭州	三甲	—/四级甲等/—
24	黑龙江中医药大学附属第一医院	708.38	黑龙江	哈尔滨	三甲	

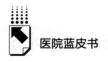
续表

名次	医院	得分	省（区、市）	城市	级别	信息化评级（EMR/互联互通/智慧服务）
25	福建中医药大学附属人民医院	702.38	福建	福州	三甲	—/四级甲等/—
26	北京中医药大学东方医院	696.95	北京	北京	三甲	
27	中国中医科学院望京医院	693.29	北京	北京	三甲	
28	佛山市中医院	690.68	广东	佛山	三甲	—/四级甲等/—
29	湖南中医药大学第一附属医院	686.85	湖南	长沙	三甲	—/四级甲等/—
30	陕西中医药大学附属医院	682.09	陕西	咸阳	三甲	—/二级/—
31	江西中医药大学附属医院	673.65	江西	南昌	三甲	—/四级甲等/—
32	深圳市中医院	669.88	广东	深圳	三甲	六级/五级乙等/—
33	成都市第一人民医院	663.22	四川	成都	三甲	—/四级甲等/—
34	新疆维吾尔自治区中医医院	658.32	新疆	乌鲁木齐	三甲	
35	甘肃省中医院	655.95	甘肃	兰州	三甲	—/四级甲等/—
36	河北省中医院	651.11	河北	石家庄	三甲	—/四级甲等/—
37	河北省沧州中西医结合医院	648.46	河北	沧州	三甲	五级/四级甲等/—
38	黑龙江省中医医院	644.89	黑龙江	哈尔滨	三甲	
39	厦门市中医院	639.70	福建	厦门	三甲	—/四级甲等/—
40	西南医科大学附属中医医院	635.46	四川	泸州	三甲	
41	河南省中医院	621.55	河南	郑州	三甲	
42	广西中医药大学附属瑞康医院	620.13	广西	南宁	三甲	
43	陕西省中医医院	610.39	陕西	西安	三甲	
44	天津市中医药研究院附属医院	609.98	天津	天津	三甲	
45	常州市中医医院	606.16	江苏	常州	三甲	
46	中山市中医院	598.37	广东	中山	三甲	
47	上海市中医医院	598.24	上海	上海	三甲	—/四级甲等/—
48	广东省第二中医院	595.47	广东	广州	三甲	
49	杭州市中医院	586.97	浙江	杭州	三甲	五级/四级甲等/—
50	潍坊市中医院	581.60	山东	潍坊	三甲	—/四级甲等/—
51	湖南中医药大学第二附属医院	580.99	湖南	长沙	三甲	—/四级乙等/—
52	山西省中医院	580.30	山西	太原	三甲	
53	柳州市中医医院	570.83	广西	柳州	三甲	五级/四级甲等/—
54	襄阳市中医医院（襄阳市中医药研究所）	561.43	湖北	襄阳	三甲	
55	贵州中医药大学第一附属医院	558.53	贵州	贵阳	三甲	
56	杭州市红十字会医院	548.95	浙江	杭州	三甲	五级/四级甲等/—
57	天津中医药大学第二附属医院	543.38	天津	天津	三甲	
58	云南省中医医院	542.73	云南	昆明	三甲	
59	江门市五邑中医院	532.84	广东	江门	三甲	—/四级甲等/—

续表

名次	医院	得分	省(区、市)	城市	级别	信息化评级(EMR/互联互通/智慧服务)
60	东莞市中医院	526.53	广东	东莞	三甲	—/四级甲等/—
61	徐州市中医院	520.55	江苏	徐州	三甲	
62	西安市中医医院	515.84	陕西	西安	三甲	
63	长沙市中医医院	513.75	湖南	长沙	三甲	
64	浙江中医药大学附属第二医院(浙江省新华医院)	511.17	浙江	杭州	三甲	
65	贵州中医药大学第二附属医院	507.77	贵州	贵阳	三甲	
66	黑龙江中医药大学附属第二医院	502.46	黑龙江	哈尔滨	三甲	
67	南京市中医院	498.75	江苏	南京	三甲	五级/四级甲等/—
68	甘肃中医药大学附属医院	497.49	甘肃	兰州	三甲	
69	山东中医药大学第二附属医院	496.55	山东	济南	三甲	
70	无锡市中医医院	487.64	江苏	无锡	三甲	—/四级/—
71	临沂市中医医院	480.07	山东	临沂	三甲	
72	湖南省直中医医院	478.25	湖南	株洲	三甲	
73	安康市中医医院	477.23	陕西	安康	三甲	
74	开封市中医院	476.33	河南	开封	三甲	
75	宝鸡市中医医院	473.18	陕西	宝鸡	三甲	
76	茂名市中医院	466.90	广东	茂名	三甲	
77	山西省中西医结合医院	461.40	山西	太原	三甲	
78	昆山市中医医院	454.37	江苏	苏州	三甲	
79	温州市中医院	452.28	浙江	温州	三甲	—/四级甲等/—
80	山西中医药大学附属医院	447.23	山西	太原	三甲	
81	上海市第七人民医院	442.74	上海	上海	三甲	五级/四级甲等/—
82	郑州市中医院	435.41	河南	郑州	三甲	
83	安阳市中医院	433.75	河南	安阳	三甲	
84	九江市中医院	429.08	江西	九江	三甲	—/四级甲等/—
85	北京中医药大学第三附属医院	421.16	北京	北京	三甲	
86	湖南省中医药研究院附属医院	407.44	湖南	长沙	三甲	
87	六安市中医院	399.58	安徽	六安	三甲	
88	北京中医药大学房山医院	398.50	北京	北京	三甲	
89	金华市中医医院	398.27	浙江	金华	三甲	
90	日照市中医医院	392.12	山东	日照	三甲	—/四级甲等/—
91	福建中医药大学附属第二人民医院	380.00	福建	福州	三甲	

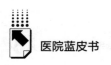

名次	医院	得分	省（区、市）	城市	级别	信息化评级（EMR/互联互通/智慧服务）
92	湖北省中西医结合医院	372.45	湖北	武汉	三甲	
93	芜湖市中医医院	371.72	安徽	芜湖	三甲	
94	内蒙古自治区中医医院	367.36	内蒙古	呼和浩特	三甲	—/四级甲等/—
95	遂宁市中医院	349.89	四川	遂宁	三甲	
96	苏州市中医医院	341.19	江苏	苏州	三甲	五级/四级甲等/—
97	青海省中医院	316.51	青海	西宁	三甲	
98	宁夏回族自治区中医医院	291.00	宁夏	银川	三甲	
99	南方医科大学中西医结合医院	278.22	广东	广州	三甲	—/四级甲等/—
100	海南省中医院	269.82	海南	海口	三甲	

表81　2022年中医医院101~300强

名次	医院	省（区、市）	城市*	级别	信息化评级（EMR/互联互通/智慧服务）
101	上海市中西医结合医院	上海	上海	三甲	—/四级甲等/—
102	辽宁中医药大学附属第二医院	辽宁	沈阳	三甲	
103	陕西中医药大学第二附属医院	陕西	咸阳	三甲	
104	北京市第一中西医结合医院	北京	北京	三甲	
105	泰州市中医院	江苏	泰州	三甲	
106	内蒙古国际蒙医医院	内蒙古	呼和浩特	三甲	
107	四川省第二中医医院	四川	成都	三甲	
108	浙江中医药大学附属第三医院	浙江	杭州	三甲	—/四级甲等/—
109	常德市第一中医院	湖南	常德	三甲	
110	泰安市中医医院	山东	泰安	三甲	
111	广东祈福医院	广东	广州	三甲	
112	武汉市中医医院	湖北	武汉	三甲	—/四级甲等/—
113	吉林省中医药科学院第一临床医院	吉林	长春	三甲	
114	河南中医药大学第三附属医院	河南	郑州	三甲	
115	青海省藏医院	青海	西宁	三甲	
116	长春市中医院	吉林	长春	三甲	
117	深圳市宝安区中医院	广东	深圳	三甲	
118	青岛市中医医院（海慈）	山东	青岛	三甲	
119	攀枝花市中西医结合医院	四川	攀枝花	三甲	
120	四川省中西医结合医院	四川	成都	三甲	

续表

名次	医院	省（区、市）	城市*	级别	信息化评级（EMR/互联互通/智慧服务）
121	广州医科大学附属中医医院	广东	广州	三甲	
122	周口市中医院	河南	周口	三甲	
123	温州市中西医结合医院	浙江	温州	三甲	—/四级甲等/—
124	唐山市中医医院	河北	唐山	三甲	
125	江苏省中西医结合医院	江苏	南京	三甲	
126	昆明市中医医院	云南	昆明	三甲	
127	江苏省第二中医院	江苏	南京	三甲	—/四级甲等/—
128	天津市中西医结合医院	天津	天津	三甲	
129	桂林市中医医院	广西	桂林	三甲	
130	达州市中西医结合医院	四川	达州	三甲	
131	天津市武清区中医医院	天津	天津	三甲	
132	濮阳市中医医院	河南	濮阳	三甲	—/四级甲等/—
133	内蒙古民族大学附属医院	内蒙古	通辽	三甲	
134	洛阳市中医院	河南	洛阳	三甲	
135	内江市中医医院	四川	内江	三甲	
136	广东省中西医结合医院	广东	佛山	三甲	
137	驻马店市中医院	河南	驻马店	三甲	
138	杭州市萧山区中医院	浙江	杭州	三甲	—/四级甲等/—
139	张家港市中医医院	江苏	苏州	三甲	
140	广州市中西医结合医院	广东	广州	三甲	五级/四级甲等/—
141	眉山市中医医院	四川	眉山	三甲	
142	荆州市中医医院	湖北	荆州	三甲	
143	榆林市中医医院	陕西	榆林	三甲	
144	南通市中医院	江苏	南通	三甲	
145	玉林市中医医院	广西	玉林	三甲	
146	昭通市中医医院	云南	昭通	三甲	
147	嘉兴市中医医院	浙江	嘉兴	三甲	—/四级甲等/—
148	南昌市洪都中医院	江西	南昌	三甲	
149	烟台市中医医院	山东	烟台	三甲	
150	乌鲁木齐市中医医院	新疆	乌鲁木齐	三甲	
151	绵阳市中医医院	四川	绵阳	三甲	—/四级甲等/—
152	玉溪市中医医院	云南	玉溪	三甲	
153	盐城市中医院	江苏	盐城	三甲	

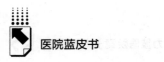

名次	医院	省（区、市）	城市*	级别	信息化评级（EMR/互联互通/智慧服务）
154	荆门市中医医院	湖北	荆门	三甲	
155	黔南州中医医院	贵州	黔南州	三甲	
156	岳阳市中医医院	湖南	岳阳	三甲	
157	昌吉回族自治州中医医院	新疆	昌吉州	三甲	
158	抚顺市中医院	辽宁	抚顺	三甲	
159	广州中医药大学顺德医院	广东	佛山	三甲	—/四级乙等/—
160	石家庄市中医院	河北	石家庄	三甲	
161	江西省中西医结合医院	江西	南昌	三甲	
162	深圳市中西医结合医院	广东	深圳	三甲	
163	天水市中西医结合医院	甘肃	天水	三甲	
164	广元市中医院	四川	广元	三甲	
165	淄博市中医医院	山东	淄博	三甲	
166	秦皇岛市中医医院	河北	秦皇岛	三甲	
167	北京中医医院怀柔医院	北京	北京	三甲	
168	常熟市中医院（常熟市新区医院）	江苏	苏州	三乙	
169	齐齐哈尔市中医医院	黑龙江	齐齐哈尔	三甲	
170	广州中医药大学深圳医院（福田）	广东	深圳	三甲	
171	楚雄彝族自治州中医医院	云南	楚雄州	三甲	
172	北京中医药大学孙思邈医院	陕西	铜川	三甲	
173	连云港市中医院	江苏	连云港	三甲	
174	江阴市中医院	江苏	无锡	三乙	—/四级甲等/—
175	哈尔滨市中医医院	黑龙江	哈尔滨	三甲	
176	自贡市中医医院	四川	自贡	三甲	
177	北京市中西医结合医院	北京	北京	三甲	
178	太和县中医院	安徽	阜阳	三甲	
179	衡阳市中医医院	湖南	衡阳	三甲	
180	丽水市中医医院	浙江	丽水	三甲	
181	浏阳市中医医院	湖南	长沙	三甲	
182	宁波市中医院	浙江	宁波	三甲	—/四级甲等/—
183	新疆维吾尔自治区维吾尔医医院	新疆	乌鲁木齐	三甲	
184	怀化市中医医院	湖南	怀化	三甲	
185	威海市中医院	山东	威海	三甲	
186	湖州市中医院	浙江	湖州	三甲	

续表

名次	医院	省(区、市)	城市*	级别	信息化评级(EMR/互联互通/智慧服务)
187	扬州市中医院	江苏	扬州	三甲	
188	沭阳县中医院	江苏	宿迁	三乙	
189	包头市蒙医中医医院	内蒙古	包头	三甲	
190	辽源市中医院	吉林	辽源	三甲	
191	青岛市黄岛区中医医院	山东	青岛	三甲	
192	漳州市中医院	福建	漳州	三甲	
193	大庆市中医医院	黑龙江	大庆	三甲	
194	重庆市北碚区中医院	重庆	重庆	三甲	
195	诸暨市中医医院	浙江	绍兴	三甲	
196	广州市番禺区中医院	广东	广州	三甲	
197	辽宁中医药大学附属第四医院	辽宁	沈阳	三甲	
198	重庆市永川区中医院	重庆	重庆	三甲	
199	吉林省吉林中西医结合医院	吉林	吉林	三甲	
200	大连市中西医结合医院	辽宁	大连	三甲	
201	湛江市第一中医医院	广东	湛江	三甲	
202	河北以岭医院	河北	石家庄	三甲	
203	西藏自治区藏医院	西藏	拉萨	三甲	
204	温岭市中医院	浙江	台州	三甲	
205	绍兴市中医院	浙江	绍兴	三甲	
206	庆阳市中医医院	甘肃	庆阳	三甲	
207	大连市中医医院	辽宁	大连	三甲	
208	河池市中医医院	广西	河池	三甲	
209	普洱市中医医院	云南	普洱	三甲	
210	高州市中医院	广东	茂名	三甲	
211	公安县中医医院	湖北	荆州	三甲	—/四级甲等/—
212	垫江县中医院	重庆	重庆	三甲	
213	新郑市中医院	河南	郑州	二甲	
214	珠海市中西医结合医院	广东	珠海	三甲	
215	成都市郫都区中医医院	四川	成都	三甲	—/四级甲等/—
216	清远市中医院	广东	清远	三甲	
217	资阳市中医院	四川	资阳	三甲	
218	莒县中医医院	山东	日照	三甲	
219	惠州市中医医院	广东	惠州	三甲	

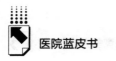
续表

名次	医院	省（区、市）	城市*	级别	信息化评级（EMR/互联互通/智慧服务）
220	睢县中医院	河南	商丘	二甲	
221	新密市中医院	河南	郑州	三级	
222	陕西省中西医结合医院	陕西	西安	三甲	
223	新泰市中医院	山东	泰安	三甲	
224	亳州市中医院	安徽	亳州	三甲	
225	广西国际壮医医院	广西	南宁	三甲	
226	湘西土家族苗族自治州民族中医院	湖南	湘西州	三甲	
227	北京和平里医院	北京	北京	三甲	
228	锡林郭勒盟蒙医医院	内蒙古	锡林郭勒	三甲	
229	济南市中医医院	山东	济南	三甲	
230	益阳市第一中医医院	湖南	益阳	三甲	
231	宜兴市中医医院	江苏	无锡	三乙	
232	呼和浩特市蒙医中医医院	内蒙古	呼和浩特	三甲	
233	泸州市中医医院	四川	泸州	三甲	—/四级乙等/—
234	邳州市中医院	江苏	徐州	三甲	
235	通许县中医医院	河南	开封	二甲	
236	谷城县中医医院	湖北	襄阳	三级	
237	太仓市中医医院	江苏	苏州	三乙	
238	乐山市中医医院	四川	乐山	三甲	—/四级乙等/—
239	贺州市中医医院	广西	贺州	三甲	
240	醴陵市中医院	湖南	株洲	三甲	
241	成都市新都区中医医院	四川	成都	三甲	
242	泉州市中医院	福建	泉州	三甲	
243	菏泽市中医医院	山东	菏泽	三甲	
244	河南省中医药研究院附属医院	河南	郑州	三甲	
245	南宁市中医医院	广西	南宁	三甲	
246	睢宁县中医院	江苏	徐州	三级	
247	钟祥市中医院	湖北	荆门	三甲	
248	苏州市中西医结合医院	江苏	苏州	三乙	
249	平邑县中医医院	山东	临沂	三甲	
250	永州市中医院	湖南	永州	三甲	
251	天水市中医医院	甘肃	天水	三甲	
252	寿光市中医医院	山东	潍坊	二甲	

名次	医院	省(区、市)	城市*	级别	信息化评级(EMR/互联互通/智慧服务)
253	南平市人民医院	福建	南平	三甲	
254	泰州市姜堰中医院	江苏	泰州	三乙	—/四级甲等/—
255	海口市中医院	海南	海口	三甲	
256	保定市第一中医院	河北	保定	三甲	
257	南京市中西医结合医院	江苏	南京	三甲	—/四级甲等/—
258	梅州市中医医院	广东	梅州	三甲	
259	福州市中医院	福建	福州	三甲	
260	宿迁市中医院	江苏	宿迁	三甲	
261	淮安市中医院	江苏	淮安	三甲	
262	黄冈市中医医院	湖北	黄冈	三甲	
263	石家庄平安医院	河北	石家庄	三级	
264	银川市中医医院	宁夏	银川	三甲	
265	北京中医药大学深圳医院(龙岗)	广东	深圳	三甲	—/四级甲等/—
266	阳江市中医医院	广东	阳江	三甲	
267	北京丰台中西医结合医院	北京	北京	三甲	
268	舟山市中医院	浙江	舟山	三甲	
269	济南市中西医结合医院	山东	济南	三甲	
270	伊犁哈萨克自治州中医医院	新疆	伊犁州	三甲	
271	上海市宝山区中西医结合医院	上海	上海	三甲	
272	聊城市中医医院	山东	聊城	三甲	
273	重庆市铜梁区中医院	重庆	重庆	三甲	
274	新昌县中医院	浙江	绍兴	三甲	—/四级甲等/—
275	廊坊市中医医院	河北	廊坊	三甲	
276	枣庄市中医医院	山东	枣庄	三甲	
277	三门峡市中医医院	河南	三门峡	三甲	
278	毕节市中医医院	贵州	毕节	三甲	
279	梅州市第二中医医院	广东	梅州	三甲	
280	长兴县中医院	浙江	湖州	三乙	
281	南充市中医医院	四川	南充	三甲	—/四级乙等/—
282	中山市陈星海医院	广东	中山	三级	
283	宜昌市中医医院	湖北	宜昌	三甲	
284	三亚市中医院	海南	三亚	三甲	
285	天津市北辰区中医医院	天津	天津	三甲	

续表

名次	医院	省（区、市）	城市*	级别	信息化评级（EMR/互联互通/智慧服务）
286	济南市章丘区中医医院	山东	济南	三甲	
287	玉田县中医医院	河北	唐山	三级	
288	钦州市中医医院	广西	钦州	三甲	
289	湘潭市中医医院	湖南	湘潭	三甲	
290	桂林市中西医结合医院	广西	桂林	三甲	
291	海宁市中医院	浙江	嘉兴	三乙	
292	凉山州中西医结合医院	四川	凉山州	三甲	
293	晋江市中医院	福建	泉州	三甲	
294	金沙县中医院	贵州	毕节	三级	
295	安徽省中西医结合医院	安徽	合肥	三级	
296	泗阳县中医院	江苏	宿迁	三乙	
297	萍乡市中医院	江西	萍乡	三甲	
298	义乌市中医医院	浙江	金华	三甲	
299	宁乡市中医医院	湖南	长沙	三甲	
300	汕头市中医医院	广东	汕头	三甲	

注：＊包括自治州。

表82　2022年中医医院301～500强

医院	城市*	级别	医院	城市*	级别
			黑龙江省		
佳木斯市中医医院	佳木斯	三甲	牡丹江市中医医院	牡丹江	三甲
			吉林省		
延边朝医医院	延边州	三级	延吉市中医医院	延边州	三甲
			辽宁省		
本溪市中医院	本溪	三甲	辽宁省蒙医医院	阜新	三甲
丹东市中医院	丹东	三甲	锦州市中医医院	锦州	三甲
东港市中医院	丹东	三甲	沈阳市第七人民医院	沈阳	三甲
阜新市中医医院	阜新	三甲			
			北京市		
北京市密云区中医医院	北京	二甲	北京中医医院顺义医院	北京	三甲
北京市宣武中医院	北京	三乙	东城区第一人民医院	北京	二甲
北京中医医院平谷医院	北京	三甲	中国中医科学院广安门医院南区	北京	三甲

续表

医院	城市*	级别	医院	城市*	级别
河北省					
承德市中医院	承德	三甲	衡水市中医医院	衡水	三甲
邯郸市中医院	邯郸	三甲	香河县中医医院	廊坊	二甲
涉县中医院	邯郸	二甲	迁安市中医院	唐山	三甲
内蒙古自治区					
鄂尔多斯市中医医院	鄂尔多斯	三甲	呼伦贝尔市中蒙医医院	呼伦贝尔	三甲
呼伦贝尔市蒙医医院	呼伦贝尔	三乙			
山西省					
晋中市中医院	晋中	三甲	长治市中医研究所附属医院	长治	三甲
太原市中医医院	太原	三乙			
天津市					
天津市宝坻区中医院	天津	二甲	天津市滨海新区中医医院	天津	三甲
安徽省					
蚌埠市中医医院	蚌埠	三甲	天长市中医院	滁州	三级
利辛县中医院	亳州	三级	庐江县中医院	合肥	三级
蒙城县中医院	亳州	三级	淮北市中医医院	淮北	三甲
涡阳县中医院	亳州	三级	濉溪县中医院	淮北	三级
滁州市中西医结合医院	滁州	三甲	铜陵市中医医院	铜陵	三甲
明光市中医院	滁州	三级			
福建省					
龙岩市中医院	龙岩	三甲	三明市中西医结合医院	三明	三甲
宁德市中医院	宁德	三甲			
江苏省					
常州市武进区中医医院	常州	三乙	苏州市吴江区第二人民医院	苏州	二甲
溧阳市中医院	常州	二甲	靖江市中医院	泰州	三乙
涟水县中医院	淮安	二甲	泰兴市中医院	泰州	二甲
盱眙县中医院	淮安	三级	泰州市中西医结合医院	泰州	三乙
南京市江宁中医院	南京	三级	沛县中医院	徐州	二甲
南京市溧水区中医院	南京	三级	新沂市中医院	徐州	三级
海安市中医院	南通	三乙	东台市中医院	盐城	三乙
海门市中医院	南通	二甲	高邮市中医院	扬州	三乙
启东市中医院	南通	三乙	丹阳市中医院	镇江	三乙
如东县中医院	南通	三乙	镇江市中西医结合医院	镇江	三乙
如皋市中医院	南通	三乙	镇江市中医院	镇江	三甲

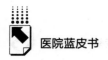

续表

医院	城市*	级别	医院	城市*	级别
		江西省			
赣州市中医院	赣州	三甲	新余市中医院	新余	三甲
泰和县中医院	吉安	三甲	宜春市中医院	宜春	三甲
景德镇市中医医院	景德镇	三甲	鹰潭市中医院	鹰潭	三甲
		山东省			
滨州市中医医院	滨州	三甲	泰安市中医二院	泰安	二甲
德州市中医院	德州	三甲	荣成市中医院	威海	三甲
临邑县中医院	德州	二甲	乳山市中医院	威海	二甲
郓城县中医医院	菏泽	二甲	高密市中医院	潍坊	二甲
济阳区中医院	济南	二甲	诸城中医医院	潍坊	三甲
济宁市兖州区中医医院	济宁	二甲	莱阳市中医院	烟台	二甲
济宁市中医院	济宁	三甲	莱州市中医医院	烟台	三甲
曲阜市中医院	济宁	三甲	蓬莱市中医院	烟台	三甲
青岛市即墨区中医医院	青岛	三甲	滕州市中医院	枣庄	三甲
山东青岛中西医结合医院	青岛	三甲	淄博市中西医结合医院	淄博	三甲
肥城市中医医院	泰安	三甲			
		上海市			
上海市奉贤区中医医院	上海	二甲	上海市青浦区中医医院	上海	二甲
上海市嘉定区中医医院	上海	二甲	上海市松江区方塔中医医院	上海	二甲
		浙江省			
杭州市余杭区中医院	杭州	三乙	衢州市中医院	衢州	三甲
临安区中医院	杭州	二甲	绍兴市柯桥区中医医院	绍兴	二甲
平湖市中医院	嘉兴	三乙	绍兴市上虞中医医院	绍兴	三甲
东阳市中医院	金华	三乙	台州市中医院	台州	三乙
兰溪市中医院	金华	二甲	瑞安市中医院	温州	三乙
奉化市中医医院	宁波	三乙	永嘉县中医院	温州	三乙
余姚市中医医院	宁波	二甲			
		河南省			
焦作市中医院	焦作	三甲	平顶山市中医医院	平顶山	三甲
开封市第二中医院	开封	三级	商丘市中医院	商丘	三甲
漯河市中医院	漯河	三甲	许昌市中医院	许昌	三甲
邓州市中医院	南阳	二甲	项城市中医院	周口	三级
南阳市中医院	南阳	三甲			

续表

医院	城市*	级别	医院	城市*	级别
湖北省					
鄂州市中医医院	鄂州	三甲	随州市中医医院	随州	三甲
大冶市中医医院	黄石	二甲	仙桃市中医医院	仙桃	三甲
黄石市中医医院	黄石	三甲	咸宁市中医医院	咸宁	三甲
洪湖市中医医院	荆州	三甲	汉川市中医医院	孝感	二甲
十堰市中医医院	十堰	三甲	天门市中医医院	天门（省辖县）	三甲
湖南省					
澧县中医医院	常德	三级	邵东市中医医院	邵阳	三级
郴州市中医医院	郴州	三甲	邵阳市中医医院	邵阳	三甲
常宁市中医院	衡阳	三级	桃江县中医医院	益阳	三级
耒阳市中医院	衡阳	二甲	祁阳市中医医院	永州	二甲
娄底市中医医院	娄底	三甲	张家界市中医院	张家界	三甲
广东省					
广州市白云区中医院	广州	三级	英德市中医院	清远	三级
广州市黄埔区中医医院	广州	二甲	深圳市罗湖区中医院	深圳	三甲
广州市荔湾区中医医院	广州	二甲	罗定市中医院	云浮	三甲
广州市增城区中医医院	广州	三级	云浮市中医院	云浮	三甲
江门市新会区中医院	江门	二甲	湛江市第二中医医院	湛江	三甲
开平市中医院	江门	二甲	肇庆市中医院	肇庆	三甲
台山市中医院	江门	二甲			
广西壮族自治区					
北海市中医医院	北海	三甲	南宁市第七人民医院	南宁	二甲
防城港市中医医院	防城港	三甲	梧州市中医医院	梧州	三甲
海南省					
琼海市中医院	琼海（省辖县）	三甲			
甘肃省					
定西市中医院	定西	三乙	兰州市中医医院	兰州	二甲
金昌市中西医结合医院	金昌	二甲	武威市中医医院	武威	三乙
宁夏回族自治区					
中卫市中医医院	中卫	三乙			
陕西省					
商洛市中医医院	商洛	三乙	延安市中医医院	延安	三甲

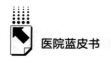

续表

医院	城市*	级别	医院	城市*	级别
重庆市					
云阳县中医院	重庆	三甲	重庆市开州区中医院	重庆	三级
重庆市涪陵区中医院	重庆	三甲	重庆市綦江区中医院	重庆	三级
重庆市江津区中医院	重庆	三甲	重庆市石柱县中医院	重庆	二甲
重庆市九龙坡区中医院	重庆	三甲	重庆市渝北区中医院	重庆	二甲
贵州省					
黔东南州中医医院	黔东南州	三甲	仁怀市中医院	遵义	三乙
黔西南州中医医院	黔西南州	三甲	遵义市播州区中医院	遵义	三级
贵州德江县民族中医院	铜仁	三乙	遵义市中医院	遵义	三甲
四川省					
巴中市中医院	巴中	三甲	绵竹市中医院	德阳	三乙
成都市双流区中医医院	成都	三甲	四川什邡市中医医院	德阳	三乙
都江堰市中医医院	成都	三甲	苍溪县中医院	广元	三甲
简阳市中医医院	成都	三甲	三台县中医院	绵阳	三甲
彭州市中医医院	成都	三甲	阆中市中医医院	南充	三乙
邛崃市中医院	成都	三乙	射洪市中医院	遂宁	三甲
四川成都市龙泉驿区中医医院	成都	三甲	雅安市中医医院	雅安	三甲
德阳市中西医结合医院	德阳	三乙	安岳县中医院	资阳	三甲
云南省					
保山市中医院	保山	三甲	曲靖市中医医院	曲靖	三甲
大理白族自治州中医医院	大理州	三甲	文山州中医医院	文山州	三甲
红河哈尼族彝族自治州中医医院	红河州	三级			

注：＊包括自治州和省辖县。

十三　2022年中医综合医院专科排行榜

评价对象："中医医院100强"上榜医院的17个专科，包括普通外科、中医肛肠科、骨科（含骨伤科）、重症医学科、妇产科、心血管内科（含心病科）、呼吸内科（含肺病科）、消化内科（含脾胃病科）、神经内科（含脑病科）、肾脏内科（含肾病科）、内分泌科、肿瘤内科、儿科、急诊医学科、健康管理科（含体检科、治未病科）、推拿科、针灸科。2022年中医医院各专科30强见表83至表99。

表83 2022年中医医院普通外科30强

专科名次	医院	省（区、市）	城市	级别
1	上海中医药大学附属龙华医院	上海	上海	三甲
2	广东省中医院	广东	广州	三甲
3	江苏省中医院	江苏	南京	三甲
4	北京中医药大学东直门医院	北京	北京	三甲
5	上海中医药大学附属曙光医院	上海	上海	三甲
6	中国中医科学院广安门医院	北京	北京	三甲
7	首都医科大学附属北京中医医院	北京	北京	三甲
8	中国中医科学院西苑医院	北京	北京	三甲
9	辽宁中医药大学附属医院	辽宁	沈阳	三甲
10	湖北省中医院	湖北	武汉	三甲
11	广州中医药大学第一附属医院	广东	广州	三甲
12	浙江省中医院	浙江	杭州	三甲
13	河南中医药大学第一附属医院	河南	郑州	三甲
14	安徽中医药大学第一附属医院	安徽	合肥	三甲
15	浙江省立同德医院	浙江	杭州	三甲
16	天津中医药大学第一附属医院	天津	天津	三甲
17	江西中医药大学附属医院	江西	南昌	三甲
18	上海中医药大学附属岳阳中西医结合医院	上海	上海	三甲
19	新疆维吾尔自治区中医医院	新疆	乌鲁木齐	三甲
20	成都中医药大学附属医院	四川	成都	三甲
21	陕西中医药大学附属医院	陕西	咸阳	三甲
22	山东中医药大学附属医院	山东	济南	三甲
23	重庆市中医院	重庆	重庆	三甲
24	天津中医药大学第二附属医院	天津	天津	三甲
25	贵州中医药大学第一附属医院	贵州	贵阳	三甲
26	河南省中医院	河南	郑州	三甲
27	长春中医药大学附属医院	吉林	长春	三甲
28	黑龙江中医药大学附属第一医院	黑龙江	哈尔滨	三甲
29	江门市五邑中医院	广东	江门	三甲
30	东莞市中医院	广东	东莞	三甲

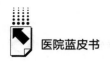

表84 2022年中医医院中医肛肠科30强

专科名次	医院	省(区、市)	城市	级别
1	中国中医科学院广安门医院	北京	北京	三甲
2	上海中医药大学附属曙光医院	上海	上海	三甲
3	上海中医药大学附属龙华医院	上海	上海	三甲
4	北京中医药大学东直门医院	北京	北京	三甲
5	江苏省中医院	江苏	南京	三甲
6	广东省中医院	广东	广州	三甲
7	福建中医药大学附属人民医院	福建	福州	三甲
8	成都中医药大学附属医院	四川	成都	三甲
9	南京市中医院	江苏	南京	三甲
10	中国中医科学院西苑医院	北京	北京	三甲
11	河南中医药大学第一附属医院	河南	郑州	三甲
12	湖南中医药大学第二附属医院	湖南	长沙	三甲
13	贵州中医药大学第一附属医院	贵州	贵阳	三甲
14	山东中医药大学附属医院	山东	济南	三甲
15	重庆市中医院	重庆	重庆	三甲
16	河北省中医院	河北	石家庄	三甲
17	天津中医药大学第一附属医院	天津	天津	三甲
18	辽宁中医药大学附属医院	辽宁	沈阳	三甲
19	上海中医药大学附属岳阳中西医结合医院	上海	上海	三甲
20	长春中医药大学附属医院	吉林	长春	三甲
21	广州中医药大学第一附属医院	广东	广州	三甲
22	厦门市中医院	福建	厦门	三甲
23	浙江省中医院	浙江	杭州	三甲
24	湖北省中医院	湖北	武汉	三甲
25	首都医科大学附属北京中医医院	北京	北京	三甲
26	江西中医药大学附属医院	江西	南昌	三甲
27	安徽中医药大学第一附属医院	安徽	合肥	三甲
28	江门市五邑中医院	广东	江门	三甲
29	西安市中医医院	陕西	西安	三甲
30	临沂市中医医院	山东	临沂	三甲

表85 2022 年中医医院骨科（含骨伤科）30 强

专科名次	医院	省(区、市)	城市	级别
1	中国中医科学院望京医院	北京	北京	三甲
2	上海中医药大学附属龙华医院	上海	上海	三甲
3	广东省中医院	广东	广州	三甲
4	上海中医药大学附属曙光医院	上海	上海	三甲
5	天津中医药大学第一附属医院	天津	天津	三甲
6	江苏省中医院	江苏	南京	三甲
7	广州中医药大学第一附属医院	广东	广州	三甲
8	中国中医科学院广安门医院	北京	北京	三甲
9	长春中医药大学附属医院	吉林	长春	三甲
10	甘肃省中医院	甘肃	兰州	三甲
11	佛山市中医院	广东	佛山	三甲
12	浙江省中医院	浙江	杭州	三甲
13	山东中医药大学附属医院	山东	济南	三甲
14	北京中医药大学东直门医院	北京	北京	三甲
15	中国中医科学院西苑医院	北京	北京	三甲
16	辽宁中医药大学附属医院	辽宁	沈阳	三甲
17	首都医科大学附属北京中医医院	北京	北京	三甲
18	河南中医药大学第一附属医院	河南	郑州	三甲
19	湖南中医药大学第二附属医院	湖南	长沙	三甲
20	重庆市中医院	重庆	重庆	三甲
21	湖北省中医院	湖北	武汉	三甲
22	广东省第二中医院	广东	广州	三甲
23	成都中医药大学附属医院	四川	成都	三甲
24	广西中医药大学附属瑞康医院	广西	南宁	三甲
25	河南省中医院	河南	郑州	三甲
26	中山市中医院	广东	中山	三甲
27	河北省沧州中西医结合医院	河北	沧州	三甲
28	襄阳市中医医院（襄阳市中医药研究所）	湖北	襄阳	三甲
29	浙江中医药大学附属第二医院（浙江省新华医院）	浙江	杭州	三甲
30	苏州市中医医院	江苏	苏州	三甲

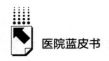

表86 2022年中医医院重症医学科30强

专科名次	医院	省(区、市)	城市	级别
1	广东省中医院	广东	广州	三甲
2	上海中医药大学附属龙华医院	上海	上海	三甲
3	北京中医药大学东直门医院	北京	北京	三甲
4	江苏省中医院	江苏	南京	三甲
5	中国中医科学院西苑医院	北京	北京	三甲
6	成都中医药大学附属医院	四川	成都	三甲
7	广州中医药大学第一附属医院	广东	广州	三甲
8	中国中医科学院广安门医院	北京	北京	三甲
9	上海中医药大学附属曙光医院	上海	上海	三甲
10	首都医科大学附属北京中医医院	北京	北京	三甲
11	天津中医药大学第一附属医院	天津	天津	三甲
12	山东中医药大学附属医院	山东	济南	三甲
13	辽宁中医药大学附属医院	辽宁	沈阳	三甲
14	浙江省中医院	浙江	杭州	三甲
15	河南中医药大学第一附属医院	河南	郑州	三甲
16	重庆市中医院	重庆	重庆	三甲
17	上海中医药大学附属岳阳中西医结合医院	上海	上海	三甲
18	浙江省立同德医院	浙江	杭州	三甲
19	福建中医药大学附属人民医院	福建	福州	三甲
20	河北省沧州中西医结合医院	河北	沧州	三甲
21	湖北省中医院	湖北	武汉	三甲
22	中国中医科学院望京医院	北京	北京	三甲
23	湖南中医药大学第一附属医院	湖南	长沙	三甲
24	黑龙江中医药大学附属第一医院	黑龙江	哈尔滨	三甲
25	安徽中医药大学第一附属医院	安徽	合肥	三甲
26	广西中医药大学第一附属医院	广西	南宁	三甲
27	新疆维吾尔自治区中医医院	新疆	乌鲁木齐	三甲
28	佛山市中医院	广东	佛山	三甲
29	西南医科大学附属中医医院	四川	泸州	三甲
30	广西中医药大学附属瑞康医院	广西	南宁	三甲

表87 2022年中医医院妇产科30强

专科名次	医院	省(区、市)	城市	级别
1	北京中医药大学东直门医院	北京	北京	三甲
2	广州中医药大学第一附属医院	广东	广州	三甲
3	江苏省中医院	江苏	南京	三甲
4	山东中医药大学附属医院	山东	济南	三甲
5	广东省中医院	广东	广州	三甲
6	首都医科大学附属北京中医医院	北京	北京	三甲
7	上海中医药大学附属岳阳中西医结合医院	上海	上海	三甲
8	重庆市中医院	重庆	重庆	三甲
9	中国中医科学院广安门医院	北京	北京	三甲
10	成都中医药大学附属医院	四川	成都	三甲
11	黑龙江中医药大学附属第一医院	黑龙江	哈尔滨	三甲
12	上海中医药大学附属曙光医院	上海	上海	三甲
13	中国中医科学院西苑医院	北京	北京	三甲
14	上海中医药大学附属龙华医院	上海	上海	三甲
15	湖南中医药大学第一附属医院	湖南	长沙	三甲
16	湖北省中医院	湖北	武汉	三甲
17	辽宁中医药大学附属医院	辽宁	沈阳	三甲
18	浙江省中医院	浙江	杭州	三甲
19	江西中医药大学附属医院	江西	南昌	三甲
20	河南省中医院	河南	郑州	三甲
21	天津中医药大学第二附属医院	天津	天津	三甲
22	贵州中医药大学第二附属医院	贵州	贵阳	三甲
23	天津中医药大学第一附属医院	天津	天津	三甲
24	河南中医药大学第一附属医院	河南	郑州	三甲
25	福建中医药大学附属人民医院	福建	福州	三甲
26	山西省中医院	山西	太原	三甲
27	湖南中医药大学第二附属医院	湖南	长沙	三甲
28	杭州市中医院	浙江	杭州	三甲
29	陕西中医药大学附属医院	陕西	咸阳	三甲
30	遂宁市中医院	四川	遂宁	三甲

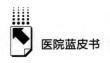

表88　2022年中医医院心血管内科（含心病科）30强

专科名次	医院	省（区、市）	城市	级别
1	中国中医科学院西苑医院	北京	北京	三甲
2	天津中医药大学第一附属医院	天津	天津	三甲
3	中国中医科学院广安门医院	北京	北京	三甲
4	江苏省中医院	江苏	南京	三甲
5	山东中医药大学附属医院	山东	济南	三甲
6	江西中医药大学附属医院	江西	南昌	三甲
7	辽宁中医药大学附属医院	辽宁	沈阳	三甲
8	河南中医药大学第一附属医院	河南	郑州	三甲
9	广州中医药大学第一附属医院	广东	广州	三甲
10	河南省中医院	河南	郑州	三甲
11	广东省中医院	广东	广州	三甲
12	上海中医药大学附属曙光医院	上海	上海	三甲
13	首都医科大学附属北京中医医院	北京	北京	三甲
14	北京中医药大学东直门医院	北京	北京	三甲
15	浙江省中医院	浙江	杭州	三甲
16	上海中医药大学附属岳阳中西医结合医院	上海	上海	三甲
17	广西中医药大学第一附属医院	广西	南宁	三甲
18	上海中医药大学附属龙华医院	上海	上海	三甲
19	新疆维吾尔自治区中医医院	新疆	乌鲁木齐	三甲
20	成都市第一人民医院	四川	成都	三甲
21	湖南中医药大学第一附属医院	湖南	长沙	三甲
22	甘肃中医药大学附属医院	甘肃	兰州	三甲
23	武汉市第一医院	湖北	武汉	三甲
24	成都中医药大学附属医院	四川	成都	三甲
25	福建中医药大学附属人民医院	福建	福州	三甲
26	湖南中医药大学第二附属医院	湖南	长沙	三甲
27	北京中医药大学东方医院	北京	北京	三甲
28	常州市中医医院	江苏	常州	三甲
29	河北省沧州中西医结合医院	河北	沧州	三甲
30	重庆市中医院	重庆	重庆	三甲

表 89　2022 年中医医院呼吸内科（含肺病科）30 强

专科名次	医院	省(区、市)	城市	级别
1	广东省中医院	广东	广州	三甲
2	安徽中医药大学第一附属医院	安徽	合肥	三甲
3	河南中医药大学第一附属医院	河南	郑州	三甲
4	浙江省中医院	浙江	杭州	三甲
5	中国中医科学院西苑医院	北京	北京	三甲
6	江苏省中医院	江苏	南京	三甲
7	中国中医科学院广安门医院	北京	北京	三甲
8	北京中医药大学东方医院	北京	北京	三甲
9	广州中医药大学第一附属医院	广东	广州	三甲
10	天津中医药大学第二附属医院	天津	天津	三甲
11	山东中医药大学附属医院	山东	济南	三甲
12	上海中医药大学附属龙华医院	上海	上海	三甲
13	上海中医药大学附属曙光医院	上海	上海	三甲
14	北京中医药大学东直门医院	北京	北京	三甲
15	江西中医药大学附属医院	江西	南昌	三甲
16	首都医科大学附属北京中医医院	北京	北京	三甲
17	新疆维吾尔自治区中医医院	新疆	乌鲁木齐	三甲
18	成都市第一人民医院	四川	成都	三甲
19	广西中医药大学第一附属医院	广西	南宁	三甲
20	天津中医药大学第一附属医院	天津	天津	三甲
21	辽宁中医药大学附属医院	辽宁	沈阳	三甲
22	陕西省中医医院	陕西	西安	三甲
23	重庆市中医院	重庆	重庆	三甲
24	上海中医药大学附属岳阳中西医结合医院	上海	上海	三甲
25	杭州市红十字会医院	浙江	杭州	三甲
26	浙江中医药大学附属第二医院(浙江省新华医院)	浙江	杭州	三甲
27	湖北省中医院	湖北	武汉	三甲
28	长春中医药大学附属医院	吉林	长春	三甲
29	浙江省立同德医院	浙江	杭州	三甲
30	中国中医科学院望京医院	北京	北京	三甲

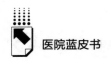

表90　2022年中医医院消化内科（含脾胃病科）30强

专科名次	医院	省（区、市）	城市	级别
1	首都医科大学附属北京中医医院	北京	北京	三甲
2	江苏省中医院	江苏	南京	三甲
3	中国中医科学院西苑医院	北京	北京	三甲
4	北京中医药大学东直门医院	北京	北京	三甲
5	河北省中医院	河北	石家庄	三甲
6	辽宁中医药大学附属医院	辽宁	沈阳	三甲
7	广州中医药大学第一附属医院	广东	广州	三甲
8	浙江省中医院	浙江	杭州	三甲
9	广东省中医院	广东	广州	三甲
10	上海中医药大学附属龙华医院	上海	上海	三甲
11	北京中医药大学东方医院	北京	北京	三甲
12	上海中医药大学附属曙光医院	上海	上海	三甲
13	广西中医药大学第一附属医院	广西	南宁	三甲
14	陕西中医药大学附属医院	陕西	咸阳	三甲
15	甘肃省中医院	甘肃	兰州	三甲
16	长春中医药大学附属医院	吉林	长春	三甲
17	河南中医药大学第一附属医院	河南	郑州	三甲
18	中国中医科学院广安门医院	北京	北京	三甲
19	上海中医药大学附属岳阳中西医结合医院	上海	上海	三甲
20	安徽中医药大学第一附属医院	安徽	合肥	三甲
21	武汉市第一医院	湖北	武汉	三甲
22	山东中医药大学附属医院	山东	济南	三甲
23	天津中医药大学第一附属医院	天津	天津	三甲
24	中国中医科学院望京医院	北京	北京	三甲
25	重庆市中医院	重庆	重庆	三甲
26	江西中医药大学附属医院	江西	南昌	三甲
27	贵州中医药大学第一附属医院	贵州	贵阳	三甲
28	广西中医药大学附属瑞康医院	广西	南宁	三甲
29	山西省中医院	山西	太原	三甲
30	昆山市中医医院	江苏	苏州	三甲

表91 2022年中医医院神经内科（含脑病科）30强

专科名次	医院	省(区、市)	城市	级别
1	北京中医药大学东直门医院	北京	北京	三甲
2	广东省中医院	广东	广州	三甲
3	北京中医药大学东方医院	北京	北京	三甲
4	中国中医科学院西苑医院	北京	北京	三甲
5	陕西中医药大学附属医院	陕西	咸阳	三甲
6	长春中医药大学附属医院	吉林	长春	三甲
7	重庆市中医院	重庆	重庆	三甲
8	安徽中医药大学第一附属医院	安徽	合肥	三甲
9	河南中医药大学第一附属医院	河南	郑州	三甲
10	天津中医药大学第一附属医院	天津	天津	三甲
11	辽宁中医药大学附属医院	辽宁	沈阳	三甲
12	上海中医药大学附属龙华医院	上海	上海	三甲
13	江苏省中医院	江苏	南京	三甲
14	湖北省中医院	湖北	武汉	三甲
15	中国中医科学院广安门医院	北京	北京	三甲
16	上海中医药大学附属曙光医院	上海	上海	三甲
17	黑龙江中医药大学附属第一医院	黑龙江	哈尔滨	三甲
18	广西中医药大学第一附属医院	广西	南宁	三甲
19	广州中医药大学第一附属医院	广东	广州	三甲
20	浙江省中医院	浙江	杭州	三甲
21	西南医科大学附属中医医院	四川	泸州	三甲
22	佛山市中医院	广东	佛山	三甲
23	成都中医药大学附属医院	四川	成都	三甲
24	山东中医药大学附属医院	山东	济南	三甲
25	武汉市第一医院	湖北	武汉	三甲
26	上海市中医医院	上海	上海	三甲
27	南京市中医院	江苏	南京	三甲
28	江门市五邑中医院	广东	江门	三甲
29	开封市中医院	河南	开封	三甲
30	北京中医药大学第三附属医院	北京	北京	三甲

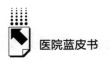

表 92　2022 年中医医院肾脏内科（含肾病科）30 强

专科名次	医院	省(区、市)	城市	级别
1	江苏省中医院	江苏	南京	三甲
2	广东省中医院	广东	广州	三甲
3	杭州市中医院	浙江	杭州	三甲
4	北京中医药大学东直门医院	北京	北京	三甲
5	上海中医药大学附属曙光医院	上海	上海	三甲
6	天津中医药大学第一附属医院	天津	天津	三甲
7	上海中医药大学附属龙华医院	上海	上海	三甲
8	湖北省中医院	湖北	武汉	三甲
9	黑龙江省中医医院	黑龙江	哈尔滨	三甲
10	中国中医科学院望京医院	北京	北京	三甲
11	陕西省中医医院	陕西	西安	三甲
12	山东中医药大学附属医院	山东	济南	三甲
13	浙江省立同德医院	浙江	杭州	三甲
14	广州中医药大学第一附属医院	广东	广州	三甲
15	中国中医科学院西苑医院	北京	北京	三甲
16	天津市中医药研究院附属医院	天津	天津	三甲
17	山西省中医院	山西	太原	三甲
18	西南医科大学附属中医医院	四川	泸州	三甲
19	中国中医科学院广安门医院	北京	北京	三甲
20	江西中医药大学附属医院	江西	南昌	三甲
21	首都医科大学附属北京中医医院	北京	北京	三甲
22	重庆市中医院	重庆	重庆	三甲
23	安徽中医药大学第一附属医院	安徽	合肥	三甲
24	武汉市第一医院	湖北	武汉	三甲
25	深圳市中医院	广东	深圳	三甲
26	陕西中医药大学附属医院	陕西	咸阳	三甲
27	北京中医药大学房山医院	北京	北京	三甲
28	辽宁中医药大学附属医院	辽宁	沈阳	三甲
29	九江市中医医院	江西	九江	三甲
30	河北省中医院	河北	石家庄	三甲

表 93 2022 年中医医院内分泌科 30 强

专科名次	医院	省(区、市)	城市	级别
1	中国中医科学院广安门医院	北京	北京	三甲
2	成都中医药大学附属医院	四川	成都	三甲
3	上海中医药大学附属曙光医院	上海	上海	三甲
4	辽宁中医药大学附属医院	辽宁	沈阳	三甲
5	长春中医药大学附属医院	吉林	长春	三甲
6	北京中医药大学东直门医院	北京	北京	三甲
7	中国中医科学院西苑医院	北京	北京	三甲
8	江苏省中医院	江苏	南京	三甲
9	广州中医药大学第一附属医院	广东	广州	三甲
10	广东省中医院	广东	广州	三甲
11	黑龙江中医药大学附属第一医院	黑龙江	哈尔滨	三甲
12	天津中医药大学第一附属医院	天津	天津	三甲
13	安徽中医药大学第一附属医院	安徽	合肥	三甲
14	山东中医药大学附属医院	山东	济南	三甲
15	中国中医科学院望京医院	北京	北京	三甲
16	山东中医药大学第二附属医院	山东	济南	三甲
17	浙江省中医院	浙江	杭州	三甲
18	开封市中医院	河南	开封	三甲
19	上海中医药大学附属龙华医院	上海	上海	三甲
20	河南中医药大学第一附属医院	河南	郑州	三甲
21	上海中医药大学附属岳阳中西医结合医院	上海	上海	三甲
22	湖北省中医院	湖北	武汉	三甲
23	陕西省中医医院	陕西	西安	三甲
24	北京中医药大学东方医院	北京	北京	三甲
25	佛山市中医院	广东	佛山	三甲
26	贵州中医药大学第二附属医院	贵州	贵阳	三甲
27	深圳市中医院	广东	深圳	三甲
28	福建中医药大学附属人民医院	福建	福州	三甲
29	中山市中医院	广东	中山	三甲
30	成都市第一人民医院	四川	成都	三甲

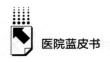

表94　2022年中医医院肿瘤内科30强

专科名次	医院	省(区、市)	城市	级别
1	上海中医药大学附属龙华医院	上海	上海	三甲
2	广州中医药大学第一附属医院	广东	广州	三甲
3	天津中医药大学第一附属医院	天津	天津	三甲
4	中国中医科学院广安门医院	北京	北京	三甲
5	广东省中医院	广东	广州	三甲
6	首都医科大学附属北京中医医院	北京	北京	三甲
7	江苏省中医院	江苏	南京	三甲
8	中国中医科学院西苑医院	北京	北京	三甲
9	上海中医药大学附属曙光医院	上海	上海	三甲
10	浙江省中医院	浙江	杭州	三甲
11	浙江省立同德医院	浙江	杭州	三甲
12	山西省中医院	山西	太原	三甲
13	北京中医药大学东直门医院	北京	北京	三甲
14	辽宁中医药大学附属医院	辽宁	沈阳	三甲
15	重庆市中医院	重庆	重庆	三甲
16	河南中医药大学第一附属医院	河南	郑州	三甲
17	北京中医药大学东方医院	北京	北京	三甲
18	中国中医科学院望京医院	北京	北京	三甲
19	湖南省中医药研究院附属医院	湖南	长沙	三甲
20	佛山市中医院	广东	佛山	三甲
21	陕西中医药大学附属医院	陕西	咸阳	三甲
22	广西中医药大学附属瑞康医院	广西	南宁	三甲
23	常州市中医医院	江苏	常州	三甲
24	上海市中医医院	上海	上海	三甲
25	陕西省中医院	陕西	西安	三甲
26	成都中医药大学附属医院	四川	成都	三甲
27	广西中医药大学第一附属医院	广西	南宁	三甲
28	广东省第二中医院	广东	广州	三甲
29	潍坊市中医院	山东	潍坊	三甲
30	南方医科大学中西医结合医院	广东	广州	三甲

表95 2022年中医医院儿科30强

专科名次	医院	省(区、市)	城市	级别
1	江苏省中医院	江苏	南京	三甲
2	天津中医药大学第一附属医院	天津	天津	三甲
3	河南中医药大学第一附属医院	河南	郑州	三甲
4	辽宁中医药大学附属医院	辽宁	沈阳	三甲
5	长春中医药大学附属医院	吉林	长春	三甲
6	北京中医药大学东方医院	北京	北京	三甲
7	广东省中医院	广东	广州	三甲
8	上海中医药大学附属龙华医院	上海	上海	三甲
9	中国中医科学院西苑医院	北京	北京	三甲
10	上海市中医医院	上海	上海	三甲
11	浙江省中医院	浙江	杭州	三甲
12	广西中医药大学第一附属医院	广西	南宁	三甲
13	广州中医药大学第一附属医院	广东	广州	三甲
14	中国中医科学院广安门医院	北京	北京	三甲
15	湖北省中医院	湖北	武汉	三甲
16	上海中医药大学附属曙光医院	上海	上海	三甲
17	北京中医药大学东直门医院	北京	北京	三甲
18	山东中医药大学附属医院	山东	济南	三甲
19	首都医科大学附属北京中医医院	北京	北京	三甲
20	成都中医药大学附属医院	四川	成都	三甲
21	厦门市中医院	福建	厦门	三甲
22	中国中医科学院望京医院	北京	北京	三甲
23	福建中医药大学附属人民医院	福建	福州	三甲
24	重庆市中医院	重庆	重庆	三甲
25	湖南中医药大学第一附属医院	湖南	长沙	三甲
26	成都市第一人民医院	四川	成都	三甲
27	襄阳市中医医院(襄阳市中医药研究所)	湖北	襄阳	三甲
28	东莞市中医院	广东	东莞	三甲
29	陕西中医药大学附属医院	陕西	咸阳	三甲
30	山西中医药大学附属医院	山西	太原	三甲

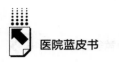

表 96　2022 年中医医院急诊医学科 30 强

专科名次	医院	省（区、市）	城市	级别
1	北京中医药大学东直门医院	北京	北京	三甲
2	广东省中医院	广东	广州	三甲
3	成都中医药大学附属医院	四川	成都	三甲
4	上海中医药大学附属龙华医院	上海	上海	三甲
5	首都医科大学附属北京中医医院	北京	北京	三甲
6	中国中医科学院广安门医院	北京	北京	三甲
7	中国中医科学院西苑医院	北京	北京	三甲
8	江苏省中医院	江苏	南京	三甲
9	天津中医药大学第一附属医院	天津	天津	三甲
10	浙江省中医院	浙江	杭州	三甲
11	山东中医药大学附属医院	山东	济南	三甲
12	上海中医药大学附属岳阳中西医结合医院	上海	上海	三甲
13	浙江省立同德医院	浙江	杭州	三甲
14	广西中医药大学第一附属医院	广西	南宁	三甲
15	福建中医药大学附属人民医院	福建	福州	三甲
16	上海中医药大学附属曙光医院	上海	上海	三甲
17	广州中医药大学第一附属医院	广东	广州	三甲
18	辽宁中医药大学附属医院	辽宁	沈阳	三甲
19	河南省中医院	河南	郑州	三甲
20	河北省中医院	河北	石家庄	三甲
21	北京中医药大学东方医院	北京	北京	三甲
22	湖南中医药大学第一附属医院	湖南	长沙	三甲
23	江西中医药大学附属医院	江西	南昌	三甲
24	新疆维吾尔自治区中医医院	新疆	乌鲁木齐	三甲
25	贵州中医药大学第一附属医院	贵州	贵阳	三甲
26	河南中医药大学第一附属医院	河南	郑州	三甲
27	长春中医药大学附属医院	吉林	长春	三甲
28	湖北省中医院	湖北	武汉	三甲
29	深圳市中医院	广东	深圳	三甲
30	安徽中医药大学第一附属医院	安徽	合肥	三甲

表 97　2022 年中医医院健康管理科（含体检科、治未病科）30 强

专科名次	医院	省(区、市)	城市	级别
1	广东省中医院	广东	广州	三甲
2	江苏省中医院	江苏	南京	三甲
3	广西中医药大学第一附属医院	广西	南宁	三甲
4	湖南中医药大学第一附属医院	湖南	长沙	三甲
5	福建中医药大学附属人民医院	福建	福州	三甲
6	中国中医科学院广安门医院	北京	北京	三甲
7	武汉市第一医院	湖北	武汉	三甲
8	西南医科大学附属中医医院	四川	泸州	三甲
9	广州中医药大学第一附属医院	广东	广州	三甲
10	中国中医科学院西苑医院	北京	北京	三甲
11	长春中医药大学附属医院	吉林	长春	三甲
12	上海中医药大学附属曙光医院	上海	上海	三甲
13	佛山市中医院	广东	佛山	三甲
14	浙江省立同德医院	浙江	杭州	三甲
15	河北省沧州中西医结合医院	河北	沧州	三甲
16	河南省中医院	河南	郑州	三甲
17	深圳市中医院	广东	深圳	三甲
18	广西中医药大学附属瑞康医院	广西	南宁	三甲
19	上海中医药大学附属龙华医院	上海	上海	三甲
20	天津中医药大学第一附属医院	天津	天津	三甲
21	黑龙江中医药大学附属第一医院	黑龙江	哈尔滨	三甲
22	河北省中医院	河北	石家庄	三甲
23	上海市第七人民医院	上海	上海	三甲
24	北京中医药大学东直门医院	北京	北京	三甲
25	辽宁中医药大学附属医院	辽宁	沈阳	三甲
26	山东中医药大学附属医院	山东	济南	三甲
27	北京中医药大学东方医院	北京	北京	三甲
28	重庆市中医院	重庆	重庆	三甲
29	新疆维吾尔自治区中医医院	新疆	乌鲁木齐	三甲
30	福建中医药大学附属第二人民医院	福建	福州	三甲

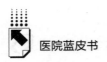
表 98　2022 年中医医院推拿科 30 强

专科名次	医院	省(区、市)	城市	级别
1	上海中医药大学附属岳阳中西医结合医院	上海	上海	三甲
2	天津中医药大学第一附属医院	天津	天津	三甲
3	北京中医药大学东直门医院	北京	北京	三甲
4	湖北省中医院	湖北	武汉	三甲
5	长春中医药大学附属医院	吉林	长春	三甲
6	成都中医药大学附属医院	四川	成都	三甲
7	江苏省中医院	江苏	南京	三甲
8	广东省中医院	广东	广州	三甲
9	广西中医药大学第一附属医院	广西	南宁	三甲
10	安徽中医药大学第一附属医院	安徽	合肥	三甲
11	浙江省立同德医院	浙江	杭州	三甲
12	陕西中医药大学附属医院	陕西	咸阳	三甲
13	上海中医药大学附属龙华医院	上海	上海	三甲
14	中国中医科学院广安门医院	北京	北京	三甲
15	北京中医药大学东方医院	北京	北京	三甲
16	云南省中医医院	云南	昆明	三甲
17	中国中医科学院西苑医院	北京	北京	三甲
18	河南中医药大学第一附属医院	河南	郑州	三甲
19	天津市中医药研究院附属医院	天津	天津	三甲
20	上海中医药大学附属曙光医院	上海	上海	三甲
21	广州中医药大学第一附属医院	广东	广州	三甲
22	辽宁中医药大学附属医院	辽宁	沈阳	三甲
23	黑龙江中医药大学附属第二医院	黑龙江	哈尔滨	三甲
24	浙江省中医院	浙江	杭州	三甲
25	天津中医药大学第二附属医院	天津	天津	三甲
26	首都医科大学附属北京中医医院	北京	北京	三甲
27	杭州市中医院	浙江	杭州	三甲
28	上海市中医医院	上海	上海	三甲
29	杭州市红十字会医院	浙江	杭州	三甲
30	徐州市中医院	江苏	徐州	三甲

表 99　2022 年中医医院针灸科 30 强

专科名次	医院	省(区、市)	城市	级别
1	天津中医药大学第一附属医院	天津	天津	三甲
2	中国中医科学院广安门医院	北京	北京	三甲
3	首都医科大学附属北京中医医院	北京	北京	三甲
4	重庆市中医院	重庆	重庆	三甲
5	广州中医药大学第一附属医院	广东	广州	三甲
6	上海中医药大学附属岳阳中西医结合医院	上海	上海	三甲
7	山东中医药大学附属医院	山东	济南	三甲
8	广东省中医院	广东	广州	三甲
9	广西中医药大学第一附属医院	广西	南宁	三甲
10	江苏省中医院	江苏	南京	三甲
11	上海中医药大学附属龙华医院	上海	上海	三甲
12	江西中医药大学附属医院	江西	南昌	三甲
13	陕西中医药大学附属医院	陕西	咸阳	三甲
14	湖北省中医院	湖北	武汉	三甲
15	黑龙江省中医医院	黑龙江	哈尔滨	三甲
16	北京中医药大学东直门医院	北京	北京	三甲
17	成都中医药大学附属医院	四川	成都	三甲
18	湖南中医药大学第一附属医院	湖南	长沙	三甲
19	长春中医药大学附属医院	吉林	长春	三甲
20	黑龙江中医药大学附属第二医院	黑龙江	哈尔滨	三甲
21	上海中医药大学附属曙光医院	上海	上海	三甲
22	天津市中医药研究院附属医院	天津	天津	三甲
23	中国中医科学院西苑医院	北京	北京	三甲
24	广东省第二中医院	广东	广州	三甲
25	安徽中医药大学第一附属医院	安徽	合肥	三甲
26	陕西省中医医院	陕西	西安	三甲
27	武汉市第一医院	湖北	武汉	三甲
28	浙江省立同德医院	浙江	杭州	三甲
29	深圳市中医院	广东	深圳	三甲
30	辽宁中医药大学附属医院	辽宁	沈阳	三甲

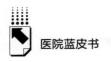
十四 2022年肿瘤医院80强

评价对象：肿瘤专科医院以及第二名称为肿瘤医院的大专科小综合医院。2022年肿瘤医院80强见表100。

表100 2022年肿瘤医院80强

名次	医院	得分	省（区、市）	城市	级别	信息化评级（EMR/互联互通/智慧服务）
1	中国医学科学院肿瘤医院	899.62	北京	北京	三甲	—/四级甲等/—
2	中山大学肿瘤防治中心	836.70	广东	广州	三甲	五级/四级甲等/—
3	复旦大学附属肿瘤医院	799.53	上海	上海	三甲	五级/四级甲等/—
4	天津市肿瘤医院	724.10	天津	天津	三甲	
5	北京大学肿瘤医院	707.35	北京	北京	三甲	五级/四级甲等/三级
6	浙江省肿瘤医院	642.50	浙江	杭州	三甲	—/四级甲等/—
7	山东第一医科大学附属肿瘤医院	620.34	山东	济南	三甲	—/四级甲等/—
8	江苏省肿瘤医院	589.59	江苏	南京	三甲	—/四级甲等/—
9	河南省肿瘤医院	586.09	河南	郑州	三甲	五级/四级甲等/—
10	四川省肿瘤医院	563.25	四川	成都	三甲	—/四级甲等/—
11	湖南省肿瘤医院	541.50	湖南	长沙	三甲	—/四级甲等/—
12	哈尔滨医科大学附属肿瘤医院	515.71	黑龙江	哈尔滨	三甲	
13	云南省肿瘤医院	500.91	云南	昆明	三甲	五级/四级甲等/—
14	福建省肿瘤医院	491.77	福建	福州	三甲	
15	河北省肿瘤医院（河北医科大学第四医院）	485.73	河北	石家庄	三甲	
16	吉林省肿瘤医院	477.12	吉林	长春	三甲	五级/四级甲等/—
17	重庆大学附属肿瘤医院	474.70	重庆	重庆	三甲	—/四级甲等/—
18	辽宁省肿瘤医院	456.75	辽宁	沈阳	三甲	五级/四级甲等/—
19	湖北省肿瘤医院	454.66	湖北	武汉	三甲	
20	广西医科大学附属肿瘤医院	449.08	广西	南宁	三甲	
21	山西省肿瘤医院	448.43	山西	太原	三甲	—/四级甲等/—
22	新疆医科大学附属肿瘤医院	447.35	新疆	乌鲁木齐	三甲	六级/四级甲等/—
23	江西省肿瘤医院	435.62	江西	南昌	三甲	—/四级甲等/—

续表

名次	医院	得分	省（区、市）	城市	级别	信息化评级（EMR/互联互通/智慧服务）
24	广州医科大学附属肿瘤医院	412.04	广东	广州	三甲	—/四级甲等/—
25	安徽省肿瘤医院	410.80	安徽	合肥	三甲	
26	上海市质子重离子医院	407.48	上海	上海	未定级	—/四级乙等/—
27	陕西省肿瘤医院	391.41	陕西	西安	三甲	—/四级甲等/—
28	甘肃省肿瘤医院	390.81	甘肃	兰州	三甲	
29	南通市肿瘤医院	383.97	江苏	南通	三甲	—/四级甲等/—
30	杭州市肿瘤医院	381.74	浙江	杭州	三级	—/四级甲等/—
31	内蒙古自治区肿瘤医院	379.02	内蒙古	呼和浩特	三甲	—/四级甲等/—
32	贵州医科大学附属肿瘤医院	368.62	贵州	贵阳	三甲	
33	汕头大学医学院附属肿瘤医院	351.81	广东	汕头	三级	
34	中国医学科学院肿瘤医院深圳医院	346.16	广东	深圳	三甲	—/四级甲等/—
35	海南省肿瘤医院	341.78	海南	海口	三级	
36	青海省肿瘤医院（青海省第五人民医院）	336.31	青海	西宁	三甲	
37	临沂市肿瘤医院	330.59	山东	临沂	三甲	
38	大同市肿瘤医院（大同市第二人民医院）	324.10	山西	大同	三级	
39	徐州市肿瘤医院	322.20	江苏	徐州	三甲	—/四级甲等/—
40	安阳市肿瘤医院	319.94	河南	安阳	三甲	—/四级甲等/—
41	包头市肿瘤医院	319.41	内蒙古	包头	三甲	
42	常州市肿瘤医院	318.09	江苏	常州	三乙	
43	甘肃省武威肿瘤医院	305.70	甘肃	武威	三甲	—/四级乙等/—
44	中国科学院合肥肿瘤医院	304.94	安徽	合肥	三级	
45	广州复大肿瘤医院	300.77	广东	广州	三级	
46	黑龙江省第二肿瘤医院（北大荒集团总医院）	300.29	黑龙江	哈尔滨	三甲	
47	浙江金华广福肿瘤医院	300.27	浙江	金华	三乙	
48	赣州市肿瘤医院	296.60	江西	赣州	三甲	
49	湛江肿瘤医院（广东省农垦中心医院）	282.42	广东	湛江	三甲	
50	淮安市肿瘤医院	276.17	江苏	淮安	三乙	
51	赤峰市肿瘤医院	273.07	内蒙古	赤峰	三级	

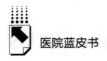

名次	医院	得分	省(区、市)	城市	级别	信息化评级(EMR/互联互通/智慧服务)
52	红河州肿瘤医院(红河州第三人民医院)	271.83	云南	红河州	三甲	
53	连云港市肿瘤医院(连云港市第二人民医院)	269.67	江苏	连云港	三甲	五级/—/—
54	青岛市肿瘤医院(青岛市中心医院)	269.49	山东	青岛	三甲	
55	盐城市肿瘤医院(南京鼓楼医院盐城分院)	262.24	江苏	盐城	三乙	
56	淮南东方医院集团肿瘤医院	255.33	安徽	淮南	三级	
57	鞍山市肿瘤医院	248.83	辽宁	鞍山	三乙	
58	南京市肿瘤医院(南京市第二医院)	247.29	江苏	南京	三甲	
59	唐山市肿瘤医院(唐山市人民医院)	243.41	河北	唐山	三甲	
60	郑州市肿瘤医院(郑州市第三人民医院)	243.29	河南	郑州	三级	
61	沈阳市肿瘤医院(沈阳市第五人民医院)	241.79	辽宁	沈阳	三甲	
62	怀化市肿瘤医院	240.34	湖南	怀化	三甲	
63	柳州肿瘤医院(广西科技大学第二附属医院)	239.84	广西	柳州	三乙	
64	阜阳市肿瘤医院	236.40	安徽	阜阳	三级	
65	牡丹江市肿瘤医院	231.86	黑龙江	牡丹江	三甲	五级/—/—
66	开封市肿瘤医院	230.69	河南	开封	二甲	
67	聊城市肿瘤医院	229.79	山东	聊城	二甲	
68	北京市朝阳区三环肿瘤医院	229.27	北京	北京	二级	
69	上海孟超肿瘤医院	229.08	上海	上海	未定级	
70	成都市肿瘤医院(成都市第七人民医院)	228.35	四川	成都	三甲	
71	湘潭市肿瘤医院(湘潭市第一人民医院)	226.18	湖南	湘潭	三甲	
72	苏州广慈肿瘤医院	223.36	江苏	苏州	二甲	
73	台州市肿瘤医院	218.47	浙江	台州	二级	

名次	医院	得分	省（区、市）	城市	级别	信息化评级（EMR/互联互通/智慧服务）
74	长春肿瘤医院	211.33	吉林	长春	三级	
75	林州市肿瘤医院	209.41	河南	安阳	二甲	
76	长沙珂信肿瘤医院	209.08	湖南	长沙	三乙	
77	安徽济民肿瘤医院	205.56	安徽	合肥	三级	
78	四平市肿瘤医院	205.25	吉林	四平	二级	
79	北京市朝阳区桓兴肿瘤医院	202.25	北京	北京	二级	
80	九江市肿瘤医院	201.72	江西	九江	三甲	

十五 2022年妇产、儿童医院100强

评价对象：妇产专科医院、儿童专科医院，含妇幼保健院、妇儿医学中心，不含综合医院妇产科、儿科。2022年妇产、儿童医院100强见表101。

表101 2022年妇产、儿童医院100强

名次	医院	得分	省（区、市）	城市	级别	信息化评级（EMR/互联互通/智慧服务）
1	首都医科大学附属北京儿童医院	855.68	北京	北京	三甲	五级/四级甲等/—
2	复旦大学附属儿科医院	834.69	上海	上海	三甲	—/五级乙等/—
3	四川大学华西妇产儿童医院（华西第二医院）	820.91	四川	成都	三甲	五级/五级乙等/—
4	重庆医科大学附属儿童医院	819.58	重庆	重庆	三甲	—/四级甲等/—
5	上海交通大学医学院附属上海儿童医学中心	804.84	上海	上海	三甲	—/四级甲等/—
6	广州市妇女儿童医疗中心	795.20	广东	广州	三甲	七级/五级乙等/—
7	浙江大学医学院附属儿童医院	790.12	浙江	杭州	三甲	五级/五级乙等/三级
8	复旦大学附属妇产科医院	773.33	上海	上海	三甲	—/四级甲等/—
9	浙江大学医学院附属妇产科医院	762.08	浙江	杭州	三甲	五级/五级乙等/三级

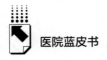

续表

名次	医院	得分	省(区、市)	城市	级别	信息化评级(EMR/互联互通/智慧服务)
10	首都儿科研究所附属儿童医院	750.12	北京	北京	三甲	五级/四级甲等/—
11	首都医科大学附属北京妇产医院	741.65	北京	北京	三甲	—/四级甲等/—
12	上海市第一妇婴保健院	729.79	上海	上海	三甲	—/四级甲等/—
13	南京医科大学附属儿童医院	716.36	江苏	南京	三甲	五级/五级乙等/—
14	上海市儿童医院	715.70	上海	上海	三甲	五级/五级乙等/三级
15	中国福利会国际和平妇幼保健院	701.50	上海	上海	三甲	—/四级甲等/—
16	南京市妇幼保健院	691.53	江苏	南京	三甲	五级/四级甲等/—
17	青岛妇女儿童医院	684.99	山东	青岛	三甲	—/四级甲等/—
18	河南省妇幼保健院(郑州大学第三附属医院)	678.70	河南	郑州	三甲	
19	苏州大学附属儿童医院	668.63	江苏	苏州	三甲	—/四级甲等/—
20	广东省妇幼保健院	662.09	广东	广州	三甲	—/四级甲等/—
21	深圳市儿童医院	655.32	广东	深圳	三甲	五级/四级甲等/—
22	湖南省儿童医院	639.88	湖南	长沙	三甲	—/四级甲等/—
23	河南省儿童医院(郑州儿童医院)	628.04	河南	郑州	三甲	五级/五级乙等/—
24	湖北省妇幼保健院	623.87	湖北	武汉	三甲	五级/四级甲等/—
25	湖南省妇幼保健院	612.41	湖南	长沙	三甲	
26	武汉儿童医院	608.49	湖北	武汉	三甲	—/四级甲等/—
27	深圳市妇幼保健院	601.79	广东	深圳	三甲	五级/四级甲等/—
28	西安市儿童医院	600.69	陕西	西安	三甲	—/四级乙等/—
29	大连市妇女儿童医疗中心	596.31	辽宁	大连	三甲	—/四级甲等/—
30	天津市中心妇产科医院	591.89	天津	天津	三甲	
31	天津市儿童医院	585.00	天津	天津	三甲	
32	江西省妇幼保健院	575.06	江西	南昌	三甲	—/四级甲等/—
33	甘肃省妇幼保健院	574.03	甘肃	兰州	三甲	—/四级甲等/—
34	四川省妇幼保健院	562.12	四川	成都	三甲	—/四级甲等/—
35	福建省妇幼保健院	559.41	福建	福州	三甲	
36	厦门市妇幼保健院	541.22	福建	厦门	三甲	五级/四级甲等/—
37	宁波市妇女儿童医院	539.60	浙江	宁波	三甲	—/五级乙等/—
38	山西省儿童医院	534.52	山西	太原	三甲	—/四级甲等/—
39	西北妇女儿童医院	524.09	陕西	西安	三甲	

续表

名次	医院	得分	省（区、市）	城市	级别	信息化评级（EMR/互联互通/智慧服务）
40	成都市妇女儿童中心医院	520.52	四川	成都	三甲	
41	山东大学附属儿童医院	519.15	山东	济南	三甲	—/四级甲等/—
42	广西壮族自治区妇幼保健院	512.85	广西	南宁	三甲	
43	无锡市妇幼保健院	506.86	江苏	无锡	三甲	—/四级甲等/—
44	佛山市妇幼保健院	504.76	广东	佛山	三甲	—/五级乙等/—
45	江西省儿童医院	494.48	江西	南昌	三甲	五级/四级甲等/—
46	安徽省妇幼保健院	483.76	安徽	合肥	三甲	五级/—/—
47	贵阳市妇幼保健院（贵阳市儿童医院）	478.67	贵州	贵阳	三甲	
48	安徽省儿童医院	472.30	安徽	合肥	三甲	—/四级甲等/—
49	柳州市妇幼保健院	467.49	广西	柳州	三甲	
50	河北省儿童医院	451.25	河北	石家庄	三甲	
51	徐州市儿童医院	450.59	江苏	徐州	三甲	
52	山东省妇幼保健院	446.14	山东	济南	三甲	
53	昆明市儿童医院	443.03	云南	昆明	三甲	—/四级甲等/—
54	深圳市宝安区妇幼保健院	430.48	广东	深圳	三甲	—/五级乙等/—
55	重庆市妇幼保健院	426.62	重庆	重庆	三甲	
56	石家庄市妇产医院	418.16	河北	石家庄	三甲	
57	江苏省妇幼保健院	411.95	江苏	南京	三甲	六级/—/—
58	济南市妇幼保健院	407.60	山东	济南	三甲	五级/五级乙等/—
59	东莞市妇幼保健院	404.25	广东	东莞	三甲	
60	嘉兴市妇幼保健院	403.52	浙江	嘉兴	三甲	—/四级甲等/—
61	唐山市妇幼保健院	402.60	河北	唐山	三甲	
62	中山市妇幼保健院（中山市博爱医院）	396.49	广东	中山	三甲	
63	东莞市儿童医院（东莞市第八人民医院）	394.06	广东	东莞	三级	—/四级甲等/—
64	南通市妇幼保健院	385.38	江苏	南通	三甲	—/四级甲等/—
65	厦门市儿童医院	380.44	福建	厦门	三甲	—/四级甲等/—
66	沈阳市妇婴医院	380.02	辽宁	沈阳	三级	
67	内蒙古自治区妇幼保健院	372.36	内蒙古	呼和浩特	三甲	—/四级甲等/—
68	杭州市妇产科医院	368.92	浙江	杭州	三甲	—/四级甲等/—
69	临沂市妇幼保健院	362.73	山东	临沂	三甲	—/四级甲等/—

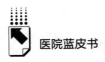

续表

名次	医院	得分	省（区、市）	城市	级别	信息化评级（EMR/互联互通/智慧服务）
70	郑州市妇幼保健院	359.04	河南	郑州	三甲	
71	绍兴市妇幼保健院	356.36	浙江	绍兴	三甲	
72	长沙市妇幼保健院	347.90	湖南	长沙	三甲	
73	淄博市妇幼保健院	340.95	山东	淄博	三甲	—/四级甲等/—
74	威海市妇幼保健院	340.31	山东	威海	三甲	
75	徐州市妇幼保健院	338.03	江苏	徐州	三甲	
76	无锡市儿童医院	332.77	江苏	无锡	三甲	
77	哈尔滨市儿童医院	319.67	黑龙江	哈尔滨	三甲	
78	长春市儿童医院	306.61	吉林	长春	三甲	
79	珠海市妇幼保健院	303.37	广东	珠海	三甲	—/四级甲等/—
80	常州市妇幼保健院	299.46	江苏	常州	三甲	
81	广州市番禺区妇幼保健院（何贤纪念医院）	295.63	广东	广州	三甲	—/四级甲等/—
82	青海省妇女儿童医院	289.18	青海	西宁	三甲	—/四级甲等/—
83	福建省福州儿童医院	274.31	福建	福州	三级	
84	海南省妇女儿童医学中心	263.64	海南	海口	三甲	—/四级乙等/—
85	乌鲁木齐儿童医院	260.03	新疆	乌鲁木齐	三甲	
86	潍坊市妇幼保健院	258.15	山东	潍坊	三甲	
87	江门市妇幼保健院	249.76	广东	江门	三甲	五级/四级甲等/—
88	广东医科大学顺德妇女儿童医院	246.61	广东	佛山	三甲	
89	宝鸡市妇幼保健院	235.40	陕西	宝鸡	三甲	
90	茂名市妇幼保健院	229.35	广东	茂名	三甲	
91	清远市妇幼保健院	224.92	广东	清远	三甲	
92	杭州市儿童医院	215.16	浙江	杭州	三甲	—/四级甲等/—
93	阜阳市妇女儿童医院	210.03	安徽	阜阳	三级	
94	淮安市妇幼保健院	207.37	江苏	淮安	三甲	
95	枣庄市妇幼保健院	202.01	山东	枣庄	三甲	
96	赣州市妇幼保健院	201.46	江西	赣州	三甲	
97	曲靖市妇幼保健院	196.68	云南	曲靖	三甲	
98	沈阳市儿童医院	192.63	辽宁	沈阳	三级	
99	常州市儿童医院	187.91	江苏	常州	三甲	
100	泉州市妇幼保健院（泉州市儿童医院）	183.31	福建	泉州	三级	

附录二　医院综合及专科评价方法与指标

庄一强　王兴琳　刘剑文*

广州艾力彼医院管理中心致力于构建与完善医院的定量评价体系——医院第三方分层分类评价体系。从 2010 年开始，广州艾力彼医院管理中心连续多年发布中国医院竞争力排行榜，为我国医院竞争力的研究提供参考信息。

一　参评对象

除中国·中东欧最佳医院、中国·东盟最佳医院和粤港澳大湾区最佳医院榜单以外，其他榜单仅评价中国内地（大陆）的机构，不包括中国香港、中国澳门、中国台湾的机构。

（一）中国·中东欧最佳医院

中国—中东欧国家的最佳综合医院，不含专科医院和部队医院。本排行榜数据截至 2021 年，涉及的中东欧国家包括阿尔巴尼亚、波黑、保加利亚、克罗地亚、捷克、爱沙尼亚、希腊、匈牙利、拉脱维亚、黑山、北马其顿、波兰、罗马尼亚、塞尔维亚、斯洛伐克和斯洛文尼亚。

---

* 庄一强，博士，广州艾力彼医院管理中心主任；王兴琳，博士，广东省卫生经济学会绩效管理与评估分会会长；刘剑文，广州艾力彼医院管理中心数据分析师。

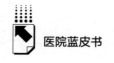
（二）中国·东盟最佳医院

位于中国大陆、东盟十国的最佳综合医院，不含专科医院和部队医院。东盟十国为文莱、柬埔寨、印度尼西亚、老挝、马来西亚、缅甸、菲律宾、新加坡、泰国和越南。

（三）粤港澳大湾区最佳医院

位于粤港澳大湾区（"9+2"城市）的最佳医院，包含综合医院和专科医院，不含部队医院。"9+2"城市为广州、深圳、珠海、佛山、惠州、东莞、中山、江门、肇庆以及香港特别行政区、澳门特别行政区。

（四）顶级医院

全国最佳综合医院，不含中医医院、专科医院和部队医院。

（五）省单医院

潜在上榜顶级医院100强的位于省会（首府）城市、计划单列市和直辖市的综合医院，包含医学院附属综合医院，不含中医医院、专科医院和部队医院。

（六）地级城市医院

位于地级城市的综合医院、各级医学院附属综合医院和区级医院，不含中医医院、专科医院和部队医院。地级城市包括地级城市［不含省会（首府）城市和计划单列市］、自治州、自治盟、地区。

（七）县级医院

位于县域的综合医院，不含中医医院、专科医院和部队医院。

（八）中医医院

由各级中医药管理局管辖的综合性中医医院，包含中西医结合医院和民族医院，不含专科医院和部队医院。

（九）肿瘤医院

肿瘤专科医院以及第二名称为肿瘤医院的大专科小综合医院。

（十）妇产、儿童医院

妇产专科医院、儿童专科医院，含妇幼保健院、妇儿医学中心，不含综合医院妇产科、儿科。

（十一）顶级综合医院专科

"顶级医院100强"上榜医院的18个专科，包含普通外科、骨科、泌尿外科、神经外科、心血管外科、胸外科、重症医学科、妇产科、心血管内科、呼吸内科、消化内科、神经内科、肾脏内科、内分泌科、肿瘤内科、儿科、急诊医学科、健康管理科。

（十二）省单综合医院专科

"省单医院100强"上榜医院的17个专科，包括普通外科、骨科、泌尿外科、神经外科、心胸外科、重症医学科、妇产科、心血管内科、呼吸内科、消化内科、神经内科、肾脏内科、内分泌科、肿瘤内科、儿科、急诊医学科、健康管理科。

（十三）地级城市综合医院专科

"地级城市医院100强"上榜医院的17个专科，包括普通外科、骨科、泌尿外科、神经外科、心胸外科、重症医学科、妇产科、心血管内科、呼吸内科、消化内科、神经内科、肾脏内科、内分泌科、肿瘤内科、儿科、急诊医学科、健康管理科。

（十四）县级综合医院专科

"县级医院100强"上榜医院的16个专科，包括普通外科、骨科、泌

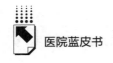

尿外科、神经外科、重症医学科、妇产科、心血管内科、呼吸内科、消化内科、神经内科、肾脏内科、内分泌科、肿瘤内科、儿科、急诊医学科、健康管理科。

（十五）中医综合医院专科

"中医医院 100 强"上榜医院的 17 个专科，包括普通外科、中医肛肠科、骨科（含骨伤科）、重症医学科、妇产科、心血管内科（含心病科）、呼吸内科（含肺病科）、消化内科（含脾胃病科）、神经内科（含脑病科）、肾脏内科（含肾病科）、内分泌科、肿瘤内科、儿科、急诊医学科、健康管理科（含体检科、治未病科）、推拿科、针灸科。

二 评价方法

（一）评价方法的确定

综合评价方法有很多，例如秩和比法、加权 TOPSIS 法、层次分析法、模糊评价法等，各种方法均具有不同的优劣势。秩和比法可以进行分档排序，消除异常值的干扰，但在对指标值进行秩代换的过程中会损失部分信息，导致对信息利用不完全。加权 TOPSIS 法的不足之处是只能对每个评价对象的优劣进行排序不能分档管理，但它能够充分利用原有数据信息、引入不同量纲的评价指标进行综合评价。为使评价结果更加客观、公正，尤其是为确保医院竞争力评价方法的科学性，评价专家组在正式评价前，选取了多种评价方法，并在经过多方论证和听取医院管理界专家意见后，采用了加权 TOPSIS 法来对医院竞争力进行定量分析，最后得出各医院的排名。

（二）指标权重的确定

权重是衡量某因素在被评价对象总体中相对重要程度的量值。目前权重系数的确定方法大致可分为两类：一类是主观赋权法，其原始数据主要由专家根据经验主观判断得到，如层次分析法、专家咨询法等；另一类是客观赋权法，其原始数据由被评价对象各指标的实际数据经处理后形成，如主成分分析法、离差最大化法、熵值法、探索性因子分析法等。这两类方法各有其优点和缺点：主观赋权法客观性较差，但解释性强；客观赋权法确定的权重大多数情况下精度较高，但有时会与实际情况相悖，而且对所得结果难以给予明确的解释。基于上述原因，有些学者提出了综合主、客观赋权法的第三类方法，即组合赋权法。广州艾力彼医院管理中心的医院竞争力评价以专家咨询法与探索性因子分析法相结合的方式来确定指标权重，这正是组合赋权法中的一种综合评价方法。

（三）研究方法详解

1. 探索性因子分析

探索性因子分析通过研究众多变量之间的内部依赖关系，用少数几个假想变量即因子来反映原来众多的观测变量所代表的主要信息，并解释这些观测变量之间的相互依存关系。权重的确定步骤如下。

（1）一级指标下二级指标权重的确定

对每个维度运用主成分方法提取公因子，用最大方差法对公因子进行旋转，以 Anderson-Rubin 法计算因子得分，可以得到所求公因子的载荷矩阵。每个因子载荷系数表示各个二级指标对一级指标的相对重要性，在一般情况下，其绝对值越大，则表明公因子对所代表的原始指标变量的解释效果越好，二者的相关性越强。因此，对因子载荷系数的绝对值进行归一化处理，可以得到各个二级指标相对于对应一级指标的权重。

（2）综合竞争力下一级指标权重的确定

针对各公因子（一级指标）的因子得分，再次进行因子提取，得到一级指标在综合竞争力上的因子载荷矩阵，经过归一化处理可以得到各个一级指标相对于综合竞争力的权重。

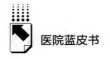
2. 加权 TOPSIS 法

TOPSIS 的全称是"逼近于理想值的排序方法"（Technique for Order Preference by Similarity to an Ideal Solution），是 C. L. Hwang 和 K. Yoon 于 1981 年提出的一种适用于多项指标、对多个对象进行比较选择的分析方法。TOPSIS 法根据有限个评价对象与理想化目标的接近程度进行排序，用于评价现有对象之间的优劣。理想化目标有两个，一个是最优目标，另一个是最劣目标。评价最好的对象应该是与最优目标的距离最近且与最劣目标最远。距离的计算可采用明考斯基距离，常用的欧几里德几何距离是明考斯基距离的特殊情况。加权 TOPSIS 法是对 TOPSIS 法的进一步深化，与普通的 TOPSIS 法相比，它更加强调各项评价指标的不同重要性，从而使评价结果更加合理。加权 TOPSIS 法的计算步骤如下。

（1）建立评价对象的数据矩阵

针对评价对象原始数据（见表 1）建立数据矩阵记为 X，i 为评价对象，j 为评价指标，x_{ij} 为第 i 个对象第 j 个指标的原始数据，其中 $i = 1, 2, \cdots, n$；$j = 1, 2, \cdots, m$。

表 1　TOPSIS 法评价指标原始数据

评价对象 i	评价指标 j			
	指标 1	指标 2	$\cdots$	指标 m
对象 1	x_{11}	x_{12}	$\cdots$	x_{1m}
对象 2	x_{21}	x_{22}	$\cdots$	x_{2m}
$\vdots$	$\vdots$	$\vdots$	$\ddots$	$\vdots$
对象 n	x_{n1}	x_{n2}	$\cdots$	x_{nm}

原始数据矩阵 X：

$$X = \begin{pmatrix} x_{11} & x_{12} & \cdots & x_{1m} \\ x_{21} & x_{22} & \cdots & x_{2m} \\ \vdots & \vdots & \ddots & \vdots \\ x_{n1} & x_{n2} & \cdots & x_{nm} \end{pmatrix}$$

（2）将指标数据同趋势化

在保持高优指标不变的情况下，对原始指标进行同趋势化变换，即将低优指标和适度指标进行高优化，同趋势化后的指标数据矩阵记为 Y：

$$Y = \begin{pmatrix} y_{11} & y_{12} & \cdots & y_{1m} \\ y_{21} & y_{22} & \cdots & y_{2m} \\ \vdots & \vdots & \ddots & \vdots \\ y_{n1} & y_{n2} & \cdots & y_{nm} \end{pmatrix}$$

其中，y_{ij} 为第 i 个对象第 j 个指标同趋势化后的数据。

（3）对同趋势化后的指标数据进行归一化

对指标数据进行归一化处理的目的是消除指标的单位和含义不同导致的数据上的不可比性，建立规范化矩阵。归一化后的指标数据矩阵记为 Z：

$$Z = \begin{pmatrix} z_{11} & z_{12} & \cdots & z_{1m} \\ z_{21} & z_{22} & \cdots & z_{2m} \\ \vdots & \vdots & \ddots & \vdots \\ z_{n1} & z_{n2} & \cdots & z_{nm} \end{pmatrix}, \, z_{ij} = \frac{y_{ij}}{\sqrt{\sum\limits_{i=1}^{n} y_{ij}^{2}}}$$

其中，z_{ij} 为第 i 个对象第 j 个指标归一化后的数据。

（4）寻找最优目标与最劣目标

针对每个指标，从归一化后的指标数据矩阵中找出最大值和最小值，分别构成最优目标及最劣目标，且最优目标 $Z^+ = (z_1^+, z_2^+, \cdots, z_m^+)$，最劣目标 $Z^- = (z_1^-, z_2^-, \cdots, z_m^-)$，其中 $z_j^+ = \max(z_{1j}, z_{2j}, \cdots, z_{nj})$ 与 $z_j^- = \min(z_{1j}, z_{2j}, \cdots, z_{nj})$ 分别为矩阵中第 j 列的最大值和最小值。

（5）计算评价对象与最优目标和最劣目标间的距离

各评价对象与最优目标的距离为 $D_i^+ = \sqrt{\sum\limits_{j=1}^{m} \varphi_j (z_{ij} - z_j^+)^2}$，各评价对象与最劣目标的距离为 $D_i^- = \sqrt{\sum\limits_{j=1}^{m} \varphi_j (z_{ij} - z_j^-)^2}$，其中 φ_j 为指标 j 的权重。

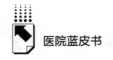
（6）计算相对贴近度，并据此对各评价对象进行排序

加权 TOPSIS 指数用以衡量各评价对象与最优目标的相对贴近度。

$$C_i = \frac{D_i^-}{D_i^+ + D_i^-}, i = 1, 2, \cdots, n$$

显然 $C_i \in [0, 1]$，其值越接近于 1，表示该评价对象越接近最优水平，按 C_i 的大小对评价对象进行排序，C_i 越大，排名越靠前，表明该评价对象的综合结果越好。

三　指标体系

医院竞争力是一个综合性的概念，需要构造完整的指标体系才能科学全面地对其竞争力做出综合评价。由于指标之间往往具有一定的相互关系，甚至有信息重叠的现象，并不是所有指标都有必要选入评价体系，指标的选取需要综合考虑。指标体系设置应遵循四大原则：一是科学性，即数据能代表被测量的对象，能表达设计的效果，这是数据的效度；二是可获得性，指的是数据获取的难易程度；三是准确性，即数据真实可靠，这是数据的信度；四是持续获得性，即数据收集可持续进行，形成时间序列，可供纵向分析，了解事物发展趋势。广州艾力彼医院管理中心的第三方分层分类评价体系从这四大原则出发进行综合考虑，对不同层级、不同类型的医院分别设置了不同的指标，兼顾评价对象的特性，并持续对指标体系进行调整与完善。

（一）中国·中东欧最佳医院、中国·东盟最佳医院和粤港澳大湾区最佳医院指标体系

中国·中东欧最佳医院、中国·东盟最佳医院和粤港澳大湾区最佳医院榜单的指标体系见表2。

表2　中国·中东欧最佳医院、中国·东盟最佳医院
和粤港澳大湾区最佳医院指标体系

一级指标	二级指标
医疗技术	高级医师人数[1]/医师人数
	医师人数/全院职工人数
	年住院手术量/年出院量
	本院开设专科总数
	ICU床占比[2]
	是否为医学中心[3]
资源配置[4]	医师人数/床位数
	临床护士人数/床位数
	全院职工人数/年出院量
	全院职工人数/年门诊量
	全院职工人数/年急诊量
	先进医疗设备配置,如PET/MR、达芬奇手术机器人、PET/CT等
医院运营	平均住院天数
	床位使用率[5]
	医疗旅游病人占比[6]
学术科研	Nature Index全球排名
	是否为医学院附属医院
	国际大学排名[7]
	学术领袖人数[8]
	医学研究中心
	专利授权件数
	SCI文章数和影响因子

注:

1. 当地最高级别职称的医师人数。

2. 含外科ICU(Intensive Care Unit)、NICU、CCU、HCU(High Care Unit)等。

3. 中国内地指中国卫健委委属委管医院,中国香港指区域联网总医院,新加坡等指卫生部属医院。

4. 该项指标与医院的服务能力和效率相关。

5. 与测算的最优床位使用率对比,两者越接近,该指标得分越高。

6. 中国内地指医院所在省以外的病人数,中国香港、中国澳门、东盟国家指医疗旅游病人数。

7. 指医院所属医学院所在高校的国际排名。

8. 本院医师在当地国家/地区医学会担任主任委员、副主任委员的人数。

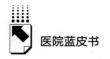

（二）医院综合评价体系

医院综合竞争力指标体系适用于顶级医院，省单医院，地级城市医院，县级医院，中医医院，肿瘤医院，妇产、儿童医院竞争力评价，详见表3。

表3 医院综合竞争力指标体系

一级指标	二级指标
医疗技术	正高、副高职称医师人数/医师人数
	博士、硕士学位医师人数/医师人数
	医师人数/全院职工人数
	护士人数/全院职工人数
	年门诊量/年住院量
	年住院手术量/年住院量
	日间手术、微创手术、四级手术、全麻手术、器官移植手术等各类手术占比
	DRG指标（DRGs组数、CMI、低风险组病例死亡率）
	手术患者并发症发生率
	I类切口手术部位感染率
	抗菌药物使用强度（DDDs）
	围生期孕妇死亡率（妇产、儿童）
	剖宫产率（妇产、儿童）
	新生儿、5岁以下儿童住院死亡率（妇产、儿童）
	年放疗病人数/年住院量（肿瘤）
	国家卫健委、省级卫健委临床重点专科数（不含顶级）[1]/总专科数
	国家疑难病症诊治中心[2]
	国家中医药管理局区域医学诊疗中心（中医）
	通过国家室间质量评价的临床检验项目数
	病理科开展项目数量（肿瘤）
	国医大师、国家级名中医、岐黄学者、全国优秀中医临床人才（国家中医药管理局）/医师人数（中医）
	重症医学科床位数/床位数[3]

续表

一级指标	二级指标
资源配置	医护比
	医师人数/床位数
	管床护士人数/床位数
	重症医学科医师人数/重症医学科床位数
	重症医学科护士人数/重症医学科床位数
	感染科床位数/床位数
	固定急诊医师人数/急诊在岗医师人数
	康复科床位数/床位数
	康复治疗师人数/康复床位数
	麻醉、儿科、病理、中医医师人数/医师人数
	年门诊量/医师人数
	年急诊量/医师人数
	年住院量/医师人数
	年放疗病人数/放疗物理师人数(肿瘤)
	手术室间数/床位数
	复合手术室间数
	医疗设备资产值/总资产值
	放疗设备资产值/医疗设备资产值(肿瘤)
医院运营	平均住院日
	床位使用率[4]
	年门诊患者平均预约诊疗率
	门诊次均费用/当地人均 GDP
	住院次均费用/当地人均 GDP
	医疗服务收入占医疗收入比例
	中药饮片药占比(中医)
	人员支出占业务支出比重
	资产负债率
	外省住院患者占比(顶级、肿瘤)
智慧医院建设	近三年医院信息化投入金额:硬件、软件、维保
	信息部门工作人员数:信息科人数、HIT 厂商长期驻点技术人员数
	终端数量:PC、平板、移动推车等
	全院性集成平台
	行业认证:EMR、互联互通、4S、等级保护、智慧医院 HIC 排名等

一级指标	二级指标
学术科研 （顶级、省 单、肿瘤医院 适用）	突出人才：院士、长江学者、杰青
	学术领袖人数[5]
	博导、硕导人数/医师人数
	博士点、硕士点数量
	医院住院医师首次参加住院医师规范化培训结业考核通过率
	国家临床研究中心数量[6]
	教育部重点学科和科技部重点实验室数量/总专科数
	科研项目经费/卫生技术人员数
	国家自然科学基金获批项目数量和金额/卫生技术人员数
	发明专利授权件数和被引数/卫生技术人员数
	科研成果转化金额/卫生技术人员数
	SCI 文章数和影响因子/卫生技术人员数
诚信服务	综合信用：一票否决四要素[7]
	社会责任：世界银行"医疗伦理原则"符合度[8]、社会公益活动参与度[9]、社会公益 捐赠
	品牌影响度：医院认证[10]项目
	患者满意度、医疗责任险

注：

1. 中医医院统计时包含国家中医药管理局临床重点专科。

2. 国家发改委、国家卫健委发布的疑难病症诊治能力提升工程项目遴选单位。

3. 实际开放床位数。

4. 与广州艾力彼医院管理中心测算的最优使用率进行对比，两者越接近，该指标得分越高。

5. 在中华医学会、中国医师协会担任主任委员、副主任委员的人数。

6. 科技部、国家卫生健康委、中央军委后勤保障部、国家药品监督管理局发布的国家临床医学研究中心。

7. 一票否决四要素包括一年内无骗保（无重大价格或收费违法事件、无恶意骗取医保基金）、无虚假广告、无欺诈病人（虚假检查、无病收治、乱收费等）和无医方承担主要责任的一级甲等医疗事故。

8. 广州艾力彼医院管理中心是全球首批采用世界银行（World Bank）"医疗伦理原则"（Ethical Principles in Health Care，EPIHC）的第三方医院评价机构。

9. 社会公益活动参与度："施予受"器官捐献志愿者登记人数、医疗扶贫、"一带一路"医疗、对口支援等。

10. 医院认证包括官方认证、本土第三方认证和国际认证，例如器官移植资质。

（三）专科能力评价体系

顶级综合医院专科、省单综合医院专科、地级城市综合医院专科、县级综合医院专科、中医综合医院专科能力指标体系见表4。

表4　专科能力指标体系

一级指标	二级指标
医疗技术	正高、副高职称医师数/医师人数
	博士、硕士学位医师数/医师人数
	年门诊量/年住院量
	年住院手术量/年住院量
	收治病种构成、住院术种构成
	日间手术、微创手术、三级手术、四级手术占比
	国家卫健委临床重点专科、国家中医药管理局重点专科、国家中医药管理局区域医学诊疗中心[1]
	省级质量控制中心
	外地患者占比
医疗质量	住院患者出院31天非计划再入院率
	住院术后非预期再手术率
	手术患者并发症发生率
	医院感染发病率
	I类切口手术部位感染率
	不良事件上报率
	低风险组病例死亡率
	围生期孕妇死亡率(妇产科)
	剖宫产率(妇产科)
	新生儿、5岁以下儿童住院死亡率(儿内科)
资源配置与运营	医师人数/床位数[2]
	护士人数/床位数
	年门急诊量/医师人数
	年住院量/医师人数
	年住院手术量/医师人数
	平均住院天数
	床位使用率[3]
	门急诊、住院次均费用
	医疗服务收入占医疗收入比例
	近三年医疗设备投入

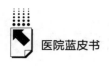

续表

一级指标	二级指标
科研教学	突出人才:院士、长江学者、杰青、国医大师、国家级名中医、岐黄学者、全国优秀中医临床人才[4]
	学术领袖人数[5]
	博导、硕导人数/医师人数
	博士点、硕士点数量
	国家临床研究中心[6]
	国家级、省级重点学科和重点实验室
	国家级、省级科研基金项目数和金额
	国家级、省级科研奖数量
	发明专利授权件数和被引数/医师人数
	科研成果转化金额/医师人数
	SCI 文章数和影响因子、核心期刊论文数/医师人数

注:

1. 国家中医药管理局重点专科与国家中医药管理局区域医学诊疗中心仅用于中医综合医院专科榜单。

2. 实际开放床位数。

3. 与广州艾力彼医院管理中心测算的最优使用率进行对比,两者越接近,该指标得分越高。

4. 国医大师、国家级名中医、岐黄学者、全国优秀中医临床人才仅用于中医综合医院专科榜单。

5. 在中华医学会、中国医师协会担任主任委员、副主任委员的人数。

6. 科技部、国家卫健委、中央军委后勤保障部、国家药品监督管理局发布的国家临床医学研究中心。

四 数据来源

竞争力评价的数据来源丰富,主要有以下渠道。

①广州艾力彼医院管理中心数据库。

②医院在广州艾力彼医院管理中心数据直报平台提交的数据。

③医院公开数据。

④各级人民政府公开数据。

⑤各级卫生健康委员会公开数据。

⑥各级医疗保障部门公开数据。

⑦各级人力资源和社会保障部门公开数据。

⑧各级统计部门公开数据。

参考文献

［1］庄一强、王兴琳主编《医院蓝皮书：中国医院竞争力报告（2022）》，社会科学文献出版社，2022。

［2］庄一强主编《医院蓝皮书：中国医院竞争力报告（2020～2021）》，社会科学文献出版社，2021。

［3］庄一强主编《医院蓝皮书：中国医院竞争力报告（2019～2020）》，社会科学文献出版社，2020。

［4］庄一强主编《医院蓝皮书：中国医院竞争力报告（2018～2019）》，社会科学文献出版社，2019。

［5］庄一强主编《医院蓝皮书：中国医院竞争力报告（2017～2018）》，社会科学文献出版社，2018。

［6］庄一强、曾益新主编《医院蓝皮书：中国医院竞争力报告（2017）》，社会科学文献出版社，2017。

［7］庄一强、曾益新主编《医院蓝皮书：中国医院竞争力报告（2016）》，社会科学文献出版社，2016。

［8］"Methodology U. S. News & World Report 2021 Best Hospitals：Specialty Rankings," U. S. News & World Report, 2021.

［9］American Hospital Association（AHA），Annual Survey of Hospitals Database Documentation Manual（paper represented at the American Hospital Association, Chicago, IL, 2016）.

［10］Peter E. Rivard, "Using Patient Safety Indicators to Estimate the Impact of Potential Adverse Events on Outcomes," *Medical Care Research and Review* 1（2008）.

附录三　名词解释

一　竞争力指数

（一）名词解释

医院竞争力指数代表某地域（省、自治区、直辖市、省会或首府城市、计划单列市以及地级城市）在医院分层排名体系中的竞争能力，分为分层竞争力指数和综合竞争力指数。

医院竞争力得分：在某个医院分层榜单中，为排名而计算得出某个医院的分数。该分数的高低决定该医院在该分层榜单中的排名。

医院分层竞争力指数：在某个医院分层榜单中，某地域进入该分层榜单的医院竞争力得分总和与该分层榜单全部医院竞争力得分总和的比值。

医院综合竞争力指数：某地域各医院分层竞争力指数乘以各医院分层榜单的权重之后的总和（仅顶级医院、省单医院、地级城市医院、县级医院、中医医院、社会办医·单体医院、肿瘤医院和妇产儿童医院排行榜参与计算）。

（二）计算公式

医院分层竞争力指数 $A = \dfrac{\sum\limits_{j=1}^{m} g_j}{\sum\limits_{i=1}^{n} f_i}$，$i = 1, 2, \cdots, n$；$j = 1, 2, \cdots, m$（公式

1)，其中 f_i 为某分层榜单医院竞争力得分，n 是该分层榜单的医院总数量；g_j 为某地域进入该分层榜单的医院的竞争力得分，m 是该地域进入该分层榜单的医院数量。

医院综合竞争力指数 $B = \sum_{p=1}^{q} A_p \times \varphi_p$，$p = 1$，$2$，$\cdots$，$q$（公式 2），其中 q 是分层榜单的数量，φ_p 是各个分层榜单的权重。

（三）范例

"县级医院 100 强"，安徽省入围 3 家医院，安徽省的县级医院分层竞争力指数为这 3 家医院竞争力得分总和与 100 强医院竞争力得分总和的比值，即

$$安徽省县级医院竞争力指数 = \frac{455.84 + 453.38 + 376.52}{52280.85} \approx 0.025$$

吉林省入围 1 家医院，该医院竞争力得分为 559.27，则

$$吉林省县级医院竞争力指数 = \frac{559.27}{52280.85} \approx 0.011$$

由此说明，安徽省的县级医院竞争力水平高于吉林省。

二　均衡指数

（一）名词解释

均衡指数又称 A/B 指数，A 表示某地域某分层上榜医院所在的行政区域数量，B 表示该地域所有行政区域①总数。例如：某省有 20 个地级城市，则 B = 20，该省中的 15 个地级城市的医院进入榜单，则该省地级城市医院的均衡指数为 15/20 = 0.75。均衡指数表示某地域医疗资源分布的均衡程度，指数越接近 1，表明该地医疗资源分布越均衡；越接近 0，则表明该地医疗资源分布越失衡。

---

① 随着分层分类排名目标行政区域的变化而变化，比如县、地级城市、省会（首府）城市等。

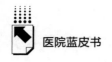
（二）范例

江苏省"地级城市医院 100 强"所在城市共 11 个，则 A = 11；江苏省共有 12 个地级城市（不包括省会城市），则 B = 12。因此，江苏省地级城市医院 100 强均衡指数为 0.917。

$$江苏省地级城市医院 100 强均衡指数 = \frac{11}{12} \approx 0.917$$

云南省"地级城市医院 100 强"所在城市只有 1 个，则 A = 1；云南省共有 15 个地级城市（不包括省会城市），则 B = 15。因此，云南省地级城市医院 100 强均衡指数为 0.067。

$$云南省地级城市医院 100 强均衡指数 = \frac{1}{15} \approx 0.067$$

因此，江苏省医疗资源分布相对均衡，而云南省医疗资源分布较不均衡。

权威报告·连续出版·独家资源

皮书数据库
ANNUAL REPORT(YEARBOOK)
DATABASE

分析解读当下中国发展变迁的高端智库平台

所获荣誉

- 2020年，入选全国新闻出版深度融合发展创新案例
- 2019年，入选国家新闻出版署数字出版精品遴选推荐计划
- 2016年，入选"十三五"国家重点电子出版物出版规划骨干工程
- 2013年，荣获"中国出版政府奖·网络出版物奖"提名奖
- 连续多年荣获中国数字出版博览会"数字出版·优秀品牌"奖

皮书数据库

"社科数托邦"
微信公众号

成为用户

登录网址www.pishu.com.cn访问皮书数据库网站或下载皮书数据库APP，通过手机号码验证或邮箱验证即可成为皮书数据库用户。

用户福利

- 已注册用户购书后可免费获赠100元皮书数据库充值卡。刮开充值卡涂层获取充值密码，登录并进入"会员中心"—"在线充值"—"充值卡充值"，充值成功即可购买和查看数据库内容。
- 用户福利最终解释权归社会科学文献出版社所有。

数据库服务热线：400-008-6695
数据库服务QQ：2475522410
数据库服务邮箱：database@ssap.cn
图书销售热线：010-59367070/7028
图书服务QQ：1265056568
图书服务邮箱：duzhe@ssap.cn

社会科学文献出版社 皮书系列
SOCIAL SCIENCES ACADEMIC PRESS (CHINA)
卡号：837561885187
密码：

S 基本子库
UB DATABASE

中国社会发展数据库（下设 12 个专题子库）

紧扣人口、政治、外交、法律、教育、医疗卫生、资源环境等 12 个社会发展领域的前沿和热点，全面整合专业著作、智库报告、学术资讯、调研数据等类型资源，帮助用户追踪中国社会发展动态、研究社会发展战略与政策、了解社会热点问题、分析社会发展趋势。

中国经济发展数据库（下设 12 专题子库）

内容涵盖宏观经济、产业经济、工业经济、农业经济、财政金融、房地产经济、城市经济、商业贸易等 12 个重点经济领域，为把握经济运行态势、洞察经济发展规律、研判经济发展趋势、进行经济调控决策提供参考和依据。

中国行业发展数据库（下设 17 个专题子库）

以中国国民经济行业分类为依据，覆盖金融业、旅游业、交通运输业、能源矿产业、制造业等 100 多个行业，跟踪分析国民经济相关行业市场运行状况和政策导向，汇集行业发展前沿资讯，为投资、从业及各种经济决策提供理论支撑和实践指导。

中国区域发展数据库（下设 4 个专题子库）

对中国特定区域内的经济、社会、文化等领域现状与发展情况进行深度分析和预测，涉及省级行政区、城市群、城市、农村等不同维度，研究层级至县及县以下行政区，为学者研究地方经济社会宏观态势、经验模式、发展案例提供支撑，为地方政府决策提供参考。

中国文化传媒数据库（下设 18 个专题子库）

内容覆盖文化产业、新闻传播、电影娱乐、文学艺术、群众文化、图书情报等 18 个重点研究领域，聚焦文化传媒领域发展前沿、热点话题、行业实践，服务用户的教学科研、文化投资、企业规划等需要。

世界经济与国际关系数据库（下设 6 个专题子库）

整合世界经济、国际政治、世界文化与科技、全球性问题、国际组织与国际法、区域研究 6 大领域研究成果，对世界经济形势、国际形势进行连续性深度分析，对年度热点问题进行专题解读，为研判全球发展趋势提供事实和数据支持。

法律声明

"皮书系列"（含蓝皮书、绿皮书、黄皮书）之品牌由社会科学文献出版社最早使用并持续至今，现已被中国图书行业所熟知。"皮书系列"的相关商标已在国家商标管理部门商标局注册，包括但不限于LOGO（▨）、皮书、Pishu、经济蓝皮书、社会蓝皮书等。"皮书系列"图书的注册商标专用权及封面设计、版式设计的著作权均为社会科学文献出版社所有。未经社会科学文献出版社书面授权许可，任何使用与"皮书系列"图书注册商标、封面设计、版式设计相同或者近似的文字、图形或其组合的行为均系侵权行为。

经作者授权，本书的专有出版权及信息网络传播权等为社会科学文献出版社享有。未经社会科学文献出版社书面授权许可，任何就本书内容的复制、发行或以数字形式进行网络传播的行为均系侵权行为。

社会科学文献出版社将通过法律途径追究上述侵权行为的法律责任，维护自身合法权益。

欢迎社会各界人士对侵犯社会科学文献出版社上述权利的侵权行为进行举报。电话：010-59367121，电子邮箱：fawubu@ssap.cn。

社会科学文献出版社